D1688899

Uwe Albrecht

Intuitive Diagnostik

Die evolutionäre
innerwise-Methode

KNAUR
MENSSANA

Uwe Albrecht

Intuitive Diagnostik

DIE EVOLUTIONÄRE
innerwise. METHODE

KNAUR
MENSSANA

Wichtiger Hinweis:
Die Übungen und Informationen in diesem Buch sind kein Ersatz für eine ärztliche, heilpraktische oder therapeutische Behandlung. Sie führen alle Anwendungen in eigener Verantwortung durch. Weder Autor noch Verlag können für eventuelle Folgen, die sich aus den im Buch gemachten praktischen Hinweisen ergeben, eine Haftung übernehmen.

Besuchen Sie uns im Internet:
www.mens-sana.de

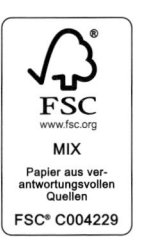

© 2015 Knaur Verlag
Ein Imprint der Verlagsgruppe
Droemer Knaur GmbH & Co. KG, München
Alle Rechte vorbehalten. Das Werk darf – auch teilweise –
nur mit Genehmigung des Verlags wiedergegeben werden.
Redaktion: Carlo Günther
Umschlaggestaltung: ZERO Werbeagentur, München
Umschlagabbildung: FinePic®, München
Bilder Innenteil:
Fotos Armlängentest: Uwe Albrecht, Jakob Albrecht
Grafiken: Rootz&Wingz
Organabbildungen: Sebastian Kaulitzki (sciepro.com)
Layout und Satz: Daniela Schulz, Puchheim
Druck und Bindung: Uhl, Radolfzell
ISBN 978-3-426-65766-9

Inhalt

Einführung 16
   Lebendiges Lernen 16
      Ein Buch für viele 17
      Dein Tourguide durch das Buch: die Mentorin 18
   Meine persönlichen Grundlagen 18

TEIL I
Die Grundlagen und Techniken 21

1. Voraussetzungen 22
Die Geburt der intuitiven Diagnostik 22
   Testungen 22
   Eintunen 22
   Impuls 23
   Rhythmen 23
   Die inneren Dirigenten 24
   Struktur und Cyberhand 24
   Scannen 25
   Imago und Lichthand 25
Medizin für das 21. Jahrhundert 27
   Medizin und die Herausforderungen unserer Zeit 27
   Die Re-Individualisierung der Heilkunst 29
   Konventionelle Medizin versus Traditionelle Chinesische Medizin 30
Es schaut 31
   Messbarkeit intuitiver versus gerätebasierter Diagnostik 31
   Von der persönlichen Perspektive zu objektiven Ergebnissen 32
Bewusste und unbewusste Anteile von Störungen 37
   »Ich will gesund werden!?« 37
   Die Komfortzone 41
Kommunikation mit dem Bewussten und Unbewussten 41
   Mit dem Bewussten reden 41
   Mit dem Unbewussten reden 43
Testen mit Biofeedbacksystemen 44
   Der Armlängentest 45
   Der Handtest 51

Der innere Test	52
Weitere Testmethoden	52
Praktische Anwendung	52
Empathie	**53**
Empathische Kompetenz	53
Beobachten	**54**
Diagnostik ohne Geräte	54
Die Kunst der Beobachtung	55
Objektivität der Ergebnisse	**59**
Bewusstheit und Fokussierung	59
Fehlerquellen in der intuitiven Diagnostik	60
Entdecken	**61**

2. Grundlagen — 62

Das System der Regulation	**62**
Das Feld	**65**
Prinzipien von Gesundheit und Krankheit	**66**
Fluss und Starre	66
Harmonie und Disharmonie	67
Liebe und Ladung	67
Vollkommenheit und Defekte	68
Eigenes und Fremdes	68
Hingabe und Wille	69
Integrität und Lügen	70
Selbstliebe und Selbstaufopferung	70
Energiegeben und Energienehmen	70
Ganzsein und Fragmentation	71
Bedarf und Notwendigkeit	71
Wie entstehen Krankheiten?	**72**
Phasenmodell	73
Blockaden	76
Ladungen	78
Irritationen und ihre Ursachen in Raum und Zeit	79
Irritationen aus der Umgebung, den Räumen	82
Eigenes, Fremdes und Resonanz	83
Der Erinnerungseffekt von Geweben und Strukturen	84
Sichtweisen auf Krankheit	**85**
Energetik von Systemen	87
Systemisches Verstehen	88

Interaktionen in Systemen	89
Ebenen der Störungen	91
Das System der acht Ebenen	91
Auf welcher Ebene beginnen Krankheiten?	93
Multiple Realitätsräume und die Dimensionen des Seins	94
Dualität, Trialität und multiple Realitätsräume	94
Die zwölf Dimensionen des Seins nach Burkhard Heim	96
Symptombehandlung versus Ursachenbehandlung	100
Unbewusste Blockaden	101
Mögliche Zustandsformen der Organe	103
Voraussetzungen für den Anwender	104
Checkliste für die innere Balance und Arbeitsfähigkeit	105
Energetik der Therapeuten-Patienten-Beziehung	105
Energetische Sauberkeit des Therapeuten	105
Energetische Sauberkeit der Räume und Umwelt	106

3. Intuitive Diagnostik in der Praxis und Klinik 110

Voraussetzungen der Anwendung der intuitiven Diagnostik	110
Testen und Spüren	110
Arten und Werkzeuge der Diagnostik	111
Eintunen und Wahrnehmen	111
Zustandsdiagnostik	115
Felddiagnostik	118
Funktionsdiagnostik	121
Systemische Diagnostik	123

4. Neue Parameter in der Diagnostik 128

Regulationsfähigkeit	128
Identität	129
Energien	130
Biologisches Alter	132
Soziale Reife	132
»Ich will leben«	133
Feld	133
Ladung	136
Disharmonie – das Chaos im System	137
Übereinstimmung mit dem Bedarf und der Notwendigkeit	139
Reaktionen auf Nahrungsmittel	139
Reaktionen auf Medikamente	140

Säurestatus … 140
Reaktionen auf den Schlaf- und Arbeitsplatz … 141

5. Intuitive Diagnostik – step by step … 142
Die Vorbereitung: Wann, wo, wer und was? … 142
Dauer der bestehenden Irritation … 143
Diagnostik der ursächlichen und betroffenen Ebenen … 143
Wessen Thema ist es? … 143
Die Durchführung – die zwölf Schritte … 144
Ethik der intuitiven Diagnostik … 147

TEIL II
Die Diagnostik der Organe, Strukturen, Rhythmen und Themen … 149

6. Diagnostik auf allen Ebenen … 150
Bauchorgane … 152
Leber … 152
Gallenblase … 154
Gallengang … 156
Magen … 158
Pankreas / Bauchspeicheldrüse … 160
Milz … 162
Nieren … 164
Nebennieren … 167
Harnleiter … 169
Harnblase … 171
Harnröhre … 173
Zwölffingerdarm … 175
Dünndarm … 177
Dickdarm … 179
Enddarm … 181
Hoden … 183
Prostata … 185
Samenwege … 187
Penis … 189
Scheide … 191
Muttermund … 193

Gebärmutter	194
Eileiter	196
Eierstöcke	198
Brustorgane	200
Zwerchfell	200
Lunge und Atmung	202
Bronchien	204
Herz	205
Thymus	207
Brüste	209
Hals- und Kopforgane	211
Kehlkopf	211
Schilddrüse	213
Nebenschilddrüsen	215
Zähne und Zahnwerkstoffe	216
Zahnstellung und -fehlstellung	219
Tonsillen / Mandeln	222
Nasennebenhöhlen	224
Augen	226
Ohren	228
Gehirn	230
Weitere Organe	232
Haut	232
Blut	234
Blutgefäße	235
Bindegewebe	237
Knochenmark	239
Lymphflüssigkeit	241
Lymphsystem	243
Knochen	245
Vegetatives Nervensystem	247
Ein neues Entdecken	247
Der vegetative Beckenplexus, das Beckengeflecht	249
Das vegetative Sonnengeflecht	251
Vagusnerven	253
Plexus cervicalis / Halsgeflecht	255
Peripheres Nervensystem	257
Sehnen und Faszien	259
Muskulatur	261

Herde	263
Herdgeschehen	263
Fernwirkungen der Herde im Gesichtsbereich	264
Narben	266

7. Diagnostik der Rhythmen — 267

Grundlagen und Technik — 267

Lungenatem — 267
- Die Technik — 268
- Mögliche Irritationen — 269

Herzrhythmus — 269

Schädelatem — 270
- Die Technik — 271
- Mögliche Irritationen — 272

Cranio-Sakral-Rhythmus — 272
- Die Technik — 272
- Mögliche Störungen — 272

Organrhythmen — 273

8. Diagnostik der Struktur — 274

Beine — 274
- Beinlänge — 274
- Fußknochen — 275
- Unteres und oberes Sprunggelenk — 276
- Unterschenkelknochen (inklusive Faszien und Gelenken) — 277
- Knie — 279
- Hüftgelenke — 282

Becken — 284
- Beckenring — 284
- Steißbein — 286
- Sakrum / Kreuzbein — 288

Wirbelsäule — 289
- Wirbelsäule und einzelne Wirbel — 289

Brustkorb — 291
- Sternum / Brustbein — 291
- Rippen — 292

Hals und Kopf — 294
- Zungenbein — 294

Unterkiefer	295
Schädelknochen	296
Schultern und Arme	**297**
Schultern	297
Ellenbeugen	298
Unterarmknochen (inklusive Faszien und Gelenken)	299
Handknochen	300
Diagnostik von Ungeborenen im Mutterleib	**302**
Diagnostik von Babys und Kleinkindern	**303**
Auswirkungen der Irritationen in der Schwangerschaft auf das Leben	**304**
Diagnostik entfernter und transplantierter Organe	**306**
Entfernte Organe	306
Transplantierte Organe	306
Diagnostik der Stimme	**307**
Allergien und Autoimmunerkrankungen	**308**
9. Individuelle Testung von Medikamenten und Heilmitteln	**309**
Grundlagen	**309**
Technik	**310**
Testablauf	310
Wirksamkeit (Bedarf und Effekt)	**310**
Verträglichkeit, Unverträglichkeit und Allergie	311
Dosierung	312
Dauer der Einnahme	312
Kombination verschiedener Mittel	312
Ausschleichen von Arzneimitteln	313
10. Umwelttoxikologie	**314**
Diagnostik von Raumluftbelastungen	**315**
Diagnostik von Elektrobelastungen	**315**
Diagnostik von Geopathien	**319**
Symptome von Geopathien	319
Hintergründe zu Geopathien	319
Diagnostik von Reaktionen auf Nahrung und Getränke	**321**
Reaktionen auf Rindereiweiß	322
Reaktionen auf Hühnereiweiß	323
Reaktionen auf Gluten	323
Reaktionen auf Süßstoffe, Farbstoffe, Konservierungsmittel	323

Diagnostik von Intoxikationen und Allergien auf
Werkstoffe im Körper ... 324
Das *innerwise*-Testsystem ... 325

11. Diagnostik von Tieren, Gebäuden und anderen Systemen ... 326
Diagnostik von Tieren ... 326
Diagnostik von Gebäuden ... 326
Das Feld unterstützt die Funktion ... 327
Diagnostik energetischer Irritationen in Gebäuden ... 327
Bestimmung optimaler Plätze ... 328
Diagnostik von Systemen ... 328
Systemisches Verständnis ... 328
Eintunen ... 329
Testung ... 329

TEIL III
EIN KURS IM FÜHLEN ... 331

12. Ein Kurs im Fühlen – Einführung ... 332
Heilung ist Kunst ... 332
Die neue Rolle von Therapeuten und Ärzten ... 332
Ausblick in neue Therapiesysteme ... 332
Öffne deine Sinne ... 333
Mitgefühl ... 334
Gesunde und gestörte Strukturen ... 335
Die Werkzeuge der intuitiven Diagnostik ... 336
Die Selbstwahrnehmung ... 336
Der Perspektivwechsel ... 338
Wahrnehmung von anderen ... 340
Herausforderungen und Fokussierung ... 341
Ebenen, Zeiten, Ursachen ... 342
Symptom suchen – Ursache finden ... 344
Weitere Wahrnehmungsübungen ... 344
Fühlen und Testen ... 345

**13. Intuitive Diagnostik live – eine fiktive Behandlung
mit Luise**   352
Der Ablauf der Diagnostik   352
Das Ergebnis   354
Einschätzung   356
Selbstdiagnostik   356
   Checklisten und Webseite   357
Willkommen im 21. Jahrhundert der Medizin!   358

Register   359
Bildnachweis   363

Videos

- Der Kugelblick
- Den Kugelblick erlernen
- *dance fingers dance*
- Armlängentest
- Armlängentest im Liegen
- Handtest
- Innerer Test
- Herzrhythmusdiagnostik
- Beckendiagnostik
- Steißbeindiagnostik
- Atemdiagnostik
- Diagnostik des Sonnengeflechtes
- Intuitive Diagnostik der Organe
- Zahndiagnostik (Zähne, Beweglichkeit, Zahnwerkstoffe)
- Diagnostik der Rhythmen
- Testung vegetativer Plexus
- Diagnostik der Struktur
- Testung von Medikamenten
- Testung von Umweltbelastungen
- Grundtechniken
- Organtest Ebenen, Dauer, Ursache, Parameter in % und Jahren
- Wahrnehmung und Erlaubnis
- Armlängentest und Regulation
- Selbstdiagnostik Überblick (Selbstanwendung)
- Nahrungsmitteltest

Audio

- Die Reise durch den Körper

Ich bin Arzt und habe noch erlebt,
dass Medizin und Heilung einst Kunst waren.
Meine Aufgabe ist es zu helfen,
dass es wieder eine Kunst wird.

Ich widme dieses Buch dem Entdeckergeist
in jedem Menschen, der Einzigartigkeit jedes
Menschen und der Schöpferkraft,
die sich durch jeden Menschen
manifestieren kann.

Einführung

Diagnose bedeutet nicht nur, der Krankheit einen Namen zu geben. Es ist vielmehr die gründliche Untersuchung des gegebenen Zustands auf allen Ebenen, um die dahinterliegenden Muster und Ursachen verstehen zu können und daraus eine individuelle und effektive Therapie abzuleiten. Geräte benötigen wir dafür oft nicht. Die Fähigkeiten der Wahrnehmung und Testung mit Hilfe unseres Körpers genügen. Ich habe dieses Buch für alle Menschen geschrieben, die eine neue Art der Diagnostik erlernen und praktizieren wollen
- an sich selbst,
- an Patienten,
- an der eigenen Familien,
- an Tieren und
- an Systemen.

Lebendiges Lernen

Ich war noch nie ein Freund des Auswendiglernens, und dieses Buch ist nicht dafür geschrieben, dass du Derartiges damit anstellst. Lernen ist nach meiner Überzeugung ein Selber-Entdecken. Und das Einzige, was mir erlaubt ist, ist, dir Hilfen zu geben, und sind die Werkzeuge, die ich dir im Weiteren vorstelle. Wenn du diese Werkzeuge verstanden hast und sie beherrschst, kannst du sie überall anwenden und wirst dein eigenes Wissen und deine Weisheit entdecken.

Dieses Buch besteht aus drei Teilen:
1. Die Grundlagen und Techniken
2. Die Diagnostik der Organe, Strukturen, Rhythmen und Themen
3. Ein Kurs im Fühlen (das Arbeitsprogramm zur intuitiven Diagnostik)

Ich verspreche dir, dass du mit diesem Buch innerhalb kurzer Zeit erlernst,
- eine komplette medizinische Diagnostik und Therapieplanung durchzuführen;
- die Ursachen der Symptome und Krankheiten selbst herauszufinden;
- Organe auf allen Ebenen (Struktur, Biochemie, Rhythmus, mental, emotional, energetisch, seelisch) zu diagnostizieren;
- Medikamente auf Wirksamkeit und Nebenwirkungsfreiheit auszutesten, schon bevor sie eingenommen werden;
- Allergien und Unverträglichkeiten festzustellen;

- Feldirritationen zu identifizieren;
- Störungen der Strukturen und Gelenke zu finden und zu fühlen;
- Irritationen der Rhythmen zu bestimmen;
- die Funktion des vegetativen Nervensystems zu diagnostizieren;
- den Zeitpunkt der Entstehung einer Störung zu bestimmen;
- systemische Zusammenhänge zu entdecken;
- Menschen und Tiere zu diagnostizieren;

Bei jeder Anwendung dieser Diagnostik wirst du etwas Neues erfahren und feststellen, welche Therapie sinnvoll und erfolgreich sein wird. All das wird dir gelingen *ohne Ultraschall, ohne Röntgen, ohne EKG und ohne Labortests.* Einfach nur mit deinen Händen, mit deiner Wahrnehmung und deiner Intuition. Es klingt fast zu schön, um wahr zu sein. Aber es ist wahr, und du kannst es auch.

Ein Buch für viele

All die unterschiedlichen Menschen anzusprechen ist für mich als Autor ein Spagat, der sprachlich nicht leicht zu bewältigen ist und gewisse Zugeständnisse erfordert. Die Therapeuten und Ärzte werden auf gewohnte Fachbegriffe für Körperteile und Organe wie auch für Krankheitssymptome (meist sind es lateinische Bezeichnungen) verzichten müssen. Die nicht medizinisch ausgebildeten Leser werden einzelne Themenbereiche für ihre Aufgaben nicht benötigen und die Systemberater und Coaches dürfen die Diagnostik erst bei Menschen üben, bevor sie sie auf Systeme übertragen. Ich werde nicht alle anatomischen Strukturen und Zusammenhänge erläutern, sondern mich auf die großen und wichtigsten beschränken. Du kannst die Diagnosetechnik jedoch, je nachdem, wie viel anatomisches Fachwissen du mitbringst, auf alle weiteren Strukturen übertragen.

Noch ein Wort dazu, wie ich dich im Text anspreche. Ich habe erst gar nicht versucht, abwechselnd von dem Patienten oder der Patientin zu sprechen bzw. dem Therapeuten oder der Therapeutin, denn das würde die Texte unnötig verlängern und verkomplizieren. Wen die Bevorzugung der männlichen Ansprache stört, kann sich damit trösten, dass es dafür eine Mentorin ist, die durchs Buch führt. Und versprochen, die intuitive Diagnostik funktioniert bei Männern gleichermaßen wie bei Frauen.

Dein Tourguide durch das Buch: die Mentorin

Dieses Buch behandelt ein komplexes Thema, es vermittelt Techniken und stellt Werkzeuge vor, die beim ersten Lesen möglicherweise nicht leicht zu erschließen sind. Ich bin dennoch davon überzeugt, dass du sie erlernen kannst. Damit du dich besser zurechtfindest, wird dich die Mentorin begleiten. Sie wird dich an das Wesentliche erinnern und dir immer wieder praktische Übungen vorschlagen. Die Mentorin ist eine erfahrene und weise Lehrerin, die sich im Hintergrund hält und nur, wenn es notwendig ist, Unterstützung anbietet.

Auf der Multimedia-DVD im hinteren Buchumschlag findest du Schritt für Schritt alle wichtigen Techniken und Methoden der intuitiven Diagnostik in Lehrvideos demonstriert. Zusätzlich findest du dort Meditationen für den dritten Teil des Buches, den Kurs im Fühlen, die die Schulung der Wahrnehmung und Öffnung der Sinne unterstützen. Im Text stehen zudem immer wieder Hinweise auf die jeweiligen Audio- und Videoinhalte, die mit den beiden Icons gekennzeichnet sind.

Meine persönlichen Grundlagen

Ich stamme aus einer alten Arztfamilie. Seit Generationen waren meine Vorfahren mütterlicherseits Ärzte oder Rechtsanwälte. Mein Großvater und meine Mutter waren mit Leib und Seele Ärzte und lebten das Ethos in allen Bereichen ihres Lebens. Für mich war schon mit zehn Jahren klar, dass auch ich Arzt werde, und erst viele Jahre später habe ich verstanden, dass es dabei nicht um den Erhalt einer Familientradition ging. Meine Lebensaufgabe besteht darin, die Medizin neu zu erfinden, und meine Herkunftsfamilie und meine Ausbildungen schenkten mir die Grundlagen, das Wissen und die Werte, um diesen Weg einsam und mit Beharrlichkeit gehen zu können.

Wegen einer leichten spastischen Lähmung, die ich seit meiner Geburt habe, wurde mir von dem für die Zulassung an der Humboldt-Universität zu Berlin bzw. der Charité zuständigen Biologieprofessor in den achtziger Jahren über drei Jahre lang die Zulassung zum Studium verwehrt. Seine offizielle Begründung: »Krank am Körper, krank am Geiste.« So wurde ich erst einmal Krankenpfleger. Das war ein Segen für mich, denn dort lernte ich die Medizin von Grund auf. Andererseits fehlte mir, als ich dann endlich Medizin studieren durfte, die Naivität, um all das so zu glauben und nicht zu hinterfragen, was uns vermittelt wurde. Meine große Hoffnung als Medizinstudent, dass es nach dem Physikum (dem

Abschluss der ersten beiden Jahre Medizinstudium) im dritten Studienjahr endlich auch praktisch losgehe mit dem Entdecken von Ursachen und der Möglichkeiten von Heilung, wurde jäh enttäuscht. Anstatt von Heilung wurde nur von Symptombehandlung gesprochen und auch nur so gedacht. Da begann die große Suche für mich, denn für Symptombehandlungen wollte ich nicht Arzt werden.

Seit dem dritten Studienjahr habe ich daher zusätzlich mehrere Jahre lang Traditionelle Chinesische Medizin studiert und konnte in der Folge beide Systeme vergleichen. Davon ausgehend, habe ich mich dann theoretisch und praktisch in die klassischen europäischen Heilweisen eingearbeitet. Dazu zählten die humoralpathologischen (auf der Säftelehre basierenden) Verfahren wie Aderlass, trockenes und blutiges Schröpfen, Baunscheidtieren, Fontanelle, die ich bei dem renommierten Arzt Dr. Ulrich Abele noch kurz vor seinem Tod erlernen durfte. Darauf folgte eine intensive Auseinandersetzung mit der Regulationsmedizin nach Alfred Pischinger und Felix Perger, eine Ausbildung in Kinesiologie und Homöopathie sowie osteopathischen Methoden.

Weitere Verfahren wie die Neuraltherapie und Herddiagnostik, die ich auch in der Klinik anwendete, ergänzten mein theoretisches Wissen und gaben mir reichlich praktische Möglichkeiten, sie auf ihre Wahrheit und Wirksamkeit zu überprüfen. Mit Unterstützung der Karl und Veronica Carstens-Stiftung habe ich schließlich zwei klinische Studien dazu durchgeführt. In einer konnte ich die Zusammenhänge zwischen chronischer Tonsillitis und Verquellungszonen im Nacken nachweisen und in einer weiteren die Möglichkeit, die Brachialgia paraesthetica nocturna (nächtlich einschlafende Hände) mittels blutigen Schröpfens im Schulterbereich erfolgreich zu therapieren. Beide Studien wurden international veröffentlicht.
Der Briefumschlag an den Promotionsausschuss mit den kompletten Unterlagen meiner Doktorarbeit ist dann allerdings in den Papierkorb gewandert, denn ich erkannte, dass ich mir damit nur selbst beweisen wollte, dass meine Ideen stimmen. Ich wollte weder den Doktortitel erlangen noch die Erwartung von Patienten, die auf den Titel achten, erfüllen.

Ein Jahr nach der Approbation als Arzt habe ich das Krankenhaus als Arbeitsstelle verlassen und meine Privatpraxis eröffnet. Die Kassenpraxis meiner Mutter, die ich übernehmen sollte, habe ich ausgeschlagen. Nun hieß es, gut und therapeutisch zu arbeiten und damit erfolgreich zu sein. Denn Patienten sind nur dann bereit, für Behandlungen selbst zu bezahlen, wenn sie heilsam sind. Und ich hatte bereits eine Familie mit zwei Kindern, die ernährt werden wollte.

Ich habe es nicht einen Tag bereut, diesen Weg gegangen zu sein, und war von Anfang an erfolgreich. Anderseits erforderte dies, ständig nach neuen und wirksamen Diagnose- und Therapieverfahren zu suchen oder sie selbst zu entwickeln, um weiter erfolgreich sein zu können, denn mit dem, was ich im Studium und Krankenhaus gelernt hatte, wäre ich als Privatarzt verhungert.

Und so ist seit 1996 das Diagnose- und Heilsystem *inner***wise** entstanden. Über 140 000 Menschen in vielen Ländern wenden es bereits an, meine Bücher sind in mehrere Sprachen übersetzt worden, und ich reise die meiste Zeit um die Welt, um Therapeuten und Anwender auszubilden.

Seit 1996 habe ich viele Tausende Patienten ausschließlich mit dem von mir entwickelten Heilverfahren diagnostiziert und behandelt, habe weder Blutuntersuchungen durchführen noch Röntgenaufnahmen anfertigen lassen – außer bei Beherdungsverdacht der Zähne – und nicht eine Ultraschalluntersuchung veranlasst. Hinzu kommt, dass ich in all den Jahren nicht ein Antibiotikum, kein Schmerzmittel, kein Kortison, keine Herzmedikamente oder andere konventionellmedizinische Arzneimittel verschrieben habe.

Es war nicht nötig.

Es ist möglich, auch wenn es unglaublich klingt.
Leben ist voller Überraschungen.
Entdecke sie!

TEIL I
Die Grundlagen und Techniken

1. Voraussetzungen

Diagnostik bedeutet gründlich kennenlernen, entscheiden und beschließen. Das Wort kommt aus dem Griechischen und setzt sich aus den Wörtern dia – *durch, hindurch, auseinander sowie* gnosis – die Erkenntnis *zusammen.*

Die Geburt der intuitiven Diagnostik

1996 hatte ich mit dreißig Jahren meine Arztpraxis in der Nähe Berlins eröffnet. Ich hatte klassische Medizin studiert, dazu chinesische Medizin, alte europäische Heilweisen, Neuraltherapie, Osteopathie, Homöopathie, Reflextherapien, Kinesiologie und einiges andere mehr erlernt, stand so mit einem riesigen Repertoire an therapeutischen Möglichkeiten da und musste entscheiden, welcher der vielen therapeutischen Ansätze am ehesten beim Patienten zum Erfolg führen würde.

Testungen

Mit Hilfe des Armlängentests, den ich von Raphael van Asche erlernt hatte, stand mir früh ein Werkzeug zur Verfügung, mit dem ich den Zustand von Organen diagnostizieren konnte. Dazu berühre ich die Haut über einem Organ und übe einen leichten, aber bestimmten Druck auf das Organ aus, um es zu provozieren. Direkt im Anschluss lasse ich meine oder die Arme des Patienten nebeneinander und vor dem Körper nach unten hängen. Ist ein Organ im Stress, tritt eine Differenz in den Armlängen auf. Hat das Organ keinen Stress, bleiben die Arme gleich lang. So einfach ist das Testverfahren.
Um die Qualität meiner Testungen zu steigern, beschloss ich bald, immer mehrere Ebenen zu betrachten, wenn ich ein Organ so testete. So schaffte ich es, meine innere Einschränkung zu beseitigen. Auch das funktionierte. Doch noch gelang der Armlängentest meistens nur mir selbst, vielen Patienten fiel er schwer.

Eintunen

Deshalb beschloss ich bald, nicht mehr die Arme der Patienten für den Armlängentest zu verwenden, sondern vieles über meine eigenen Arme für den Patienten zu testen. Dazu ist es notwendig, mich vorher ganz auf ihn einzustellen. Möglich wird das, indem ich mir zu Beginn der Behandlungen vorstelle, selbst der Patient zu sein und in mir zu fühlen, wie es ihm geht. Etwa so: »Wenn ich der Patient wäre, wie würde ich dann atmen? Wie würde ich mich bewegen, mich wahrneh-

Die Geburt der intuitiven Diagnostik

men? In welcher Stimmung würde ich sein, wenn ich zu Uwe Albrecht komme?« Durch dieses Hineinversetzen entstand eine so tiefe Verbindung zu den Patienten, dass ich meine Arme nutzen konnte, um für sie stellvertretend zu testen.

Impuls

Nicht bei allen Organen war eine Provokation möglich, oft war sie zu intim oder auch zu schmerzhaft. Deshalb entwickelte ich die Technik des Impulses. Dabei bewege ich die offene Hand (mit der Handfläche in Richtung des Organs) auf ca. zwanzig bis dreißig Zentimeter an den Körper heran und denke gleichzeitig den Namen des Organs. Es ist so, als ob man eine gerichtete Energiewelle auf das Organ schickt und dabei es auf allen Ebenen berührt, durch die Bewusstheit aller Ebenen. Und wenn auch nur auf einer der Ebenen das Organ aus der Balance geraten ist, antwortet der anschließende Armlängentest mit Stress.

Die Ebenen der Untersuchung habe ich über die Jahre erweitert auf strukturelle, biochemische, rhythmische, mentale, emotionale, energetische, seelische und die unbekannte Ebenen. Die unbekannten Ebenen stehen für alles noch nicht Entdeckte. Da ich mit jeder Diagnostik und Behandlung etwas Neues entdecke, wäre ein geschlossenes System auch eine Begrenzung der Erkenntnis. Diese Kombination verschiedener Techniken unter Einbeziehung aller Untersuchungsebenen funktionierte sehr gut bei nahezu allen Organen, von der Leber über die Augen bis zum Knochenmark.

Rhythmen

Eine besondere Herausforderung stellte allerdings die Lunge mit der ihr innewohnenden Atemfunktion dar. Um die Atmung mit ihrer ständigen und im Vergleich zu anderen Organfunktionen ausladenden Bewegung zu diagnostizieren, stellte ich mir vor, dass meine Hände und Unterarme zur Atmung des Patienten würden. Ich bewegte sie für die Einatmung in einem großen, nach oben öffnenden Bogen und entgegengesetzt nach unten für die Ausatmung. Dabei spürte ich in meinen Händen, welche Freiheit der Patient bei der Atmung hatte. So wurden komplette oder auch teilweise Blockierungen der Ein- und Ausatmung ebenso messbar wie einseitige Blockierungen, da ich die Atemdiagnostik mit beiden Händen gleichzeitig durchführte.

Aber es wurde noch mehr deutlich. Atmung besteht aus zwei Phasen: Der Bewegung von Luft folgt die Bewegung von Energie. Bei der Einatmung füllen wir erst die Lunge mit Luft, dann das Universum mit Energie. Erst leeren wir die Lunge von Luft, und dann atmet das unbegrenzte Universum Energie durch uns aus.

Diese Zwei-Phasen-Atmung entspricht dem Pranayama-Konzept aus dem indischen Yoga.
Zur Kontrolle meiner Wahrnehmungen mit den Händen ließ ich den Patienten währenddessen atmen und überprüfte meine Ergebnisse wiederum direkt mit seinen Händen mittels Armlängentest.

Die inneren Dirigenten

Unsere inneren Organe werden von vegetativen Plexus (Geflechten) dirigiert. Um sie zu diagnostizieren, hielt ich meine Hand über den jeweiligen Plexus, zum Beispiel das Sonnengeflecht (Solarplexus), und stellte mir vor, sie sei nicht mehr meine Hand, sondern das Geflecht selbst. So konnte ich in der Nach-oben-Bewegung meiner Hand den Freiheitsgrad des Plexus in ihr spüren. Das vegetative Nervensystem lässt sich wunderbar in dieser Art diagnostizieren.

Ich stellte auch fest, dass viele Organirritationen und -fehlfunktionen bedingt sind durch Blockierungen der zugehörigen Geflechte. So erklärt sich auch der Erfolg der Neuraltherapie, bei der Lokalanästhetika an den jeweiligen Plexus gespritzt werden und damit Wirkungen in das oder die von ihm dirigierten Organe erzielen können. Die spannendsten Entdeckungen machte ich beim Behandeln des Vagusnervs links in Bezug auf Herzbeschwerden. Dazu mehr im Kapitel zum vegetativen Nervensystem ab Seite 247.

Struktur und Cyberhand

Um die Struktur, Knochen, Faszien und Gelenke zu diagnostizieren, stellte ich mir wieder vor, meine Hand sei das jeweilige Gelenk oder der Knochen, und führte virtuell die multiaxialen Bewegungen in der Luft durch. Mit dieser Methode konnte ich die Blockierungen und Einschränkungen exakt mit einer Hand bestimmen. Die Ergebnisse überprüfte ich mit dem Armlängentest direkt nach der Bewegung des Gelenks in alle Richtungen, und die Ergebnisse stimmten immer überein.

Bis heute wende ich die Methode erfolgreich an, in der meine Hände zu den jeweiligen Körperteilen bzw. Organen werden. So bewege ich mich wie mit Cyberhänden virtuell durch den Körper und teste Gelenke in allen Achsen. Die Patienten hatten oft das Gefühl, sie würden meine Hand im Körper spüren, besonders häufig am Steiß- und Kreuzbein, obwohl ich sie zirka dreißig Zentimeter über dem Körper bewege.

Scannen

Eine weitere Methode entwickelte ich für die Diagnose des Dickdarms. Um dieses Organ zu untersuchen, das nicht nur einen großen Raum im Körperinneren einnimmt, sondern normalerweise auch mit körperfremden Stoffen gefüllt ist, konzentrierte ich mich darauf, es mit der Handinnenfläche auf Veränderungen des Feldes abzuscannen (mehr dazu im Kapitel 3 ab S 118). Nach einiger Zeit konnte ich so Entzündungen und Tumoren unterscheiden, weil jede Erkrankung ein anderes Gefühl in der Hand erzeugte.

In ähnlicher Weise begann ich Zähne auf Entzündungen mit den Fingerspitzen abzuscannen (besonders unterhalb der Wurzel), indem ich zwei Zentimeter über dem Kiefer das Feld abtastete. Da die Irritationszonen hier klein sind, wäre die Handfläche zu groß zur präzisen Wahrnehmung. Durch die Verwendung der zwei Fingerspitzen hast du durch die doppelte Wahrnehmung eine Kontrolle der Ergebnisse. Sobald ich etwas im Feld gefunden hatte, überprüfte ich das Ergebnis durch Palpation (Abtasten) der Körperregion, um es zu verifizieren. Denn Entzündungen machen dort schmerzhafte Schwellungen, die aber nur wahrgenommen werden, wenn man sie direkt abtastet.

Im nächsten Schritt weitete ich das Scannen auf den ganzen Körper aus. Um Entzündungen, Tumoren, Herde und Feldveränderungen zu messen, tastete ich mit der Handkante das Feld über dem Körper von oben nach unten und von rechts nach links wie mit einem flachen Laserstrahl ab.

Imago und Lichthand

Für die gemeinsame Diagnose der inneren Organe von Patient und Therapeut habe ich zusätzlich in den letzten Jahren die Imagotechnik entwickelt. *Imago* als Wort bedeutet *Bild* oder *Abbild*. Dabei stellt der Patient sich vor, das Organ sei ein Raum, den er betreten kann. Er hält die Augen geschlossen und beschreibt dann, was er in dem jeweiligen Organ sieht. So übersetzen Patienten Irritationen aller Art in Bilder. Der Therapeut wiederum ist in der Lage, dieselben Bilder zu sehen und wie ein Supervisor den Patienten durch das Organ zu führen. Die Technik ist primär für die Untersuchung von Gebärmutter und Prostata entstanden, um die Folgen energetischer Manipulationen und sexueller Gewalt sichtbar und damit behandelbar zu machen. Aber die Technik funktioniert auch in jedem anderen Organ: Augen, Gehirn, Knochen usw.

Unterstützt und verifiziert werden die Bilder der Imagotechnik durch eine Diagnosetechnik, die ich die *Lichthand* nenne. Dabei stellt sich der Therapeut vor, die eigene Hand sei ein Licht und könne sich durch die inneren Organe bewegen.

Bei einer strukturellen, biochemischen, rhythmischen, mentalen, emotionalen, energetischen oder seelischen Irritation im Organ ist das Feld an dieser Stelle verändert und disharmonisch, und die Hand spürt einen Widerstand, durch den sie sich nicht hindurchbewegen kann.

Die Imagotechnik hat im Laufe der Jahre noch weitere wunderbare Spielarten hinzubekommen. So kann der Patient in ein bestimmtes Alter gehen und den Raum seiner Familie beschreiben. Ähnlich einer Aufstellungsarbeit, nur dass der Patient alle Bilder selbst sieht und alle Begrenzungen von Raum und Zeit aufgehoben sind. Eine andere Art ist eine Imagozeichnung, bei der komplexe Situationen in abstrakte Bilder gewandelt werden, die die wirkenden Kräfte sichtbar machen, wodurch eine gezielte Veränderung ermöglicht wird. Diese Technik macht Behandlungen insbesondere von Teams, Projekten, Situationen – beispielsweise in Firmen –, also allen Arten von Systemen, möglich. Daraus ergibt sich übrigens eine einfache systemische Therapiemöglichkeit, auf die ich in diesem Buch aber nur beschränkt eingehen werde.

Ein Hinweis: Du wirst bestimmte zentrale Themen an mehreren Stellen in ähnlicher Weise erwähnt finden. Wundere dich nicht. Es ist kein Fehler, sondern ganz bewusst so gesetzt. Denn so kannst du dir die oftmals neuen Begriffe schneller einprägen. Und du musst nicht ständig im Buch hin- und herblättern, um die Zusammenhänge wiederherstellen zu können.

Mit der jahrelangen Entwicklung und Evolution der Techniken und Methoden habe ich mir meine eigene Forschungseinrichtung geschaffen, und es machte und macht noch immer einen riesigen Spaß, selbst das Leben und den Körper zu entdecken. Und das Wunderbare daran ist, dass jeder Mensch die Techniken der intuitiven Diagnostik selbst erlernen kann. In Workshops dauert das meist nicht länger als zwei bis drei Tage, und die Teilnehmer können dann alles genauso gut wie ich.

Ich bin sogar davon überzeugt, dass es die meisten Menschen allein mit diesem Buch und den beigefügten Lehrvideos und Audio-Mediationen erlernen können. Und wem das noch nicht ausreicht oder wer sich nicht sicher ist, der kann gerne zu mir oder einem der *innerwise*-Mentoren in einen Workshop kommen. Angebote dazu findest du unter www.innerwise.com.

Medizin für das 21. Jahrhundert

»2004 wurden in den USA 1,9 Billionen Dollar für das Gesundheitswesen ausgegeben, das sind 16 Prozent des Bruttoinlandsprodukts. Und was haben wir im Gegenzug dafür erhalten? Nun, je nach Quelle ist die häufigste (vielleicht auch nur die dritthäufigste) Todesursache in den USA nicht Krebs, nicht Herz-Kreislauf-Erkrankungen, sondern (…) die Ausübung der Medizin. (…) Die geschätzte Anzahl iatrogener Todesfälle – das heißt Todesfälle, die unabsichtlich durch Ärzte, medizinische Behandlungen oder diagnostische Verfahren zustande kamen – liegen in den Vereinigten Staaten bei jährlich 783 936. Diese Zahl tauchte in einem Bericht auf, der passenderweise ›Death by Medicine‹ (Tod durch Medizin) heißt und von drei Ärzten und zwei promovierten Philosophen verfasst wurde. Im Vergleich zu diesen fast 784 000 Toten durch iatrogene Folgewirkungen verursachte die zweithäufigste Todesursache, die Herz-Kreislauf-Erkrankungen, knapp 700 000 Todesfälle, und die dritthäufigste Ursache war Krebs mit 550 000 Toten. Diese Zahlen zeigen, dass man die Medizin mit Fug und Recht als wichtigsten Feind der öffentlichen Gesundheit bezeichnen könnte.«

Bruce Lipton / Steve Bhaerman,
Spontane Evolution, Burgrain 2009

Medizin und die Herausforderungen unserer Zeit

»Ärzte sind Menschen, die Medikamente verschreiben, von denen sie wenig wissen, die Krankheiten heilen sollen, von denen sie auch nichts wissen, bei Menschen, von denen sie überhaupt nichts wissen.«

Zitat aus dem Film *Escape Plan*

Ist unsere Medizin noch zeitgemäß? Hat sie Antworten auf die bestehenden Herausforderungen und die dringenden Fragen von uns Menschen? Bringt sie denen, die sie anwenden, die erhoffte Gesundheit und Lebensfreude? Bringt sie denen, die sie praktizieren, Erfüllung? Alle diese Fragen können mit nein beantwortet werden.

Die Menschen werden mit der derzeit praktizierten konventionellen Art der medizinischen Versorgung nicht gesünder, auch wenn sie länger leben. Immer mehr Menschen können nur noch mit Medikamenten überleben, sind chronisch krank und das im immer jüngeren Lebensalter.

Nur zur Erinnerung: Normal ist, dass wir keinerlei Medikamente einnehmen, auf nichts allergisch sind, über Jahre hinweg keine medizinische Hilfe benötigen, weil wir gesund sind, unser Körper kraftvoll und geschmeidig, unser Gemüt ausgeglichen und glücklich ist und wir das Leben als erfüllend und schön empfinden. Normal ist, dass wir die Krankenversicherung völlig umsonst bezahlen. Alles andere ist nicht normal!

Im alten China wurden die Ärzte dafür bezahlt, dass die Menschen gesund bleiben. Und wenn sie krank wurden, haftete der Arzt mit geringerem Lohn oder sogar mit körperlichen Strafen dafür, je nachdem welchem Stand derjenige angehörte, der krank wurde. Denn dann hatte der Arzt ja in seiner Aufgabe versagt. Dieses Buch ist die Einladung an alle, eine neue, intuitive Medizin für das 21. Jahrhundert anzuwenden, und es schenkt dir die nötigen Werkzeuge dazu, um Leben zu erforschen. Ich lade dich ein, finde deine eigenen Wahrheiten, indem du den Menschen in seinem gesamten Sein und den komplexen Zusammenhängen lesen und verstehen lernst.

Die heutige Medizin, wie wir sie gemeinhin kennen, ist der Ausdruck einer Zeit und ihrer Paradigmen, die in ihren Auswirkungen die Menschheit an den Rand der Überlebensfähigkeit gebracht haben. Ethik, Demut, Liebe und das Verständnis des Gesamtsystems Erde mit seinen wechselseitigen Abhängigkeiten gingen verloren. Systemisches Verständnis wird in dieser Medizin nicht mehr geschult oder praktiziert. Schlimmer noch: In den letzten Jahren führten menschliche Arroganz und symptomorientiertes Denken in ihrer Kurzsichtigkeit zu einer Erschöpfung der Ressourcen, zur Vergiftung der Umwelt, zum Auslaugen der Böden mit dauerhafter künstlicher Substitution der Nährstoffe – in der Natur und unserer Umwelt genauso wie in uns Menschen.

Gleichzeitig steigen die Anforderungen, denen wir unsere Körper aussetzen, ständig an. Geschwindigkeit, Informationsexplosion, zunehmende Vergiftung, minderwertige Ernährung sind nur ein Teil dessen, was unsere Regulationsfähigkeit überfordert. Es ist eine neue Sichtweise auf den Menschen und die Zusammenhänge notwendig: was Gesundheit wirklich ist, wie wir mit den Anforderungen der Zeit besser klarkommen.

Mit der evolutionären *inner**wise***-Methode der intuitiven Diagnostik sparen wir nicht nur unglaublich viel Zeit und Geld, die wir normalerweise an die Gerätediagnostik verschwenden, wir sind auch in der Lage, den Menschen als Ganzes zu betrachten und so innerhalb von Sekunden die Auslöser für Schmerzen und Erkrankungen zu finden, wie Wut, die die Leber irritiert, ein gebrochenes Herz, ein irritiertes Knochenmark, eine Entzündung im Darm und vieles mehr, um dann effektive Lösungen zu bestimmen.

Die Re-Individualisierung der Heilkunst

Das Individuelle hat die westliche Medizin in den letzten fünfzig Jahren eingebüßt. Mit der immer größeren Bedeutung von Geräten in der Diagnostik und hochpotenten Arzneimitteln ging die jahrtausendealte und sorgsam entwickelte Kunst der Heilung weitgehend verloren. Wenn wir allein in Europa ein wenig in der Zeit zurückgehen zu großen Ärzten wie Bernhard Aschner, Christoph Wilhelm Hufeland oder auch Paracelsus – so stoßen wir immer auf individuelle Behandlungsansätze, die die Grundlage ihres Erfolgs darstellten. Ich selbst habe in der Ausbildung in Traditioneller Chinesischer Medizin meinen individuellen Blick erlernt.

Der Unterschied zur westlichen Medizin liegt in ihrer Verachtung der Individualität, denn sie fasst verschiedene Symptome zu Krankheitsbildern zusammen – was seinen Höhepunkt im Begriff AIDS erlangt hat, der über sechzig Krankheitsbilder einschließt und sie in einen Ansatz der Behandlung presst. Im Gegensatz dazu gibt es in der Traditionellen Chinesischen Medizin nur individuelle Muster. Gleiche Symptome mit unterschiedlichen Ursachen ergeben dort individuelle Muster mit individuellen Behandlungsansätzen. Also zwei genau entgegengesetzte Ansätze: die Vielfalt in wenige Kategorien einordnen oder ähnliche Symptome in die Vielfalt der möglichen Ursachenketten aufspalten. Damit ist die Traditionelle Chinesische Medizin seit über 4000 Jahren wirksam in der Lage, Krankheiten vorzubeugen und effektiv zu behandeln.)

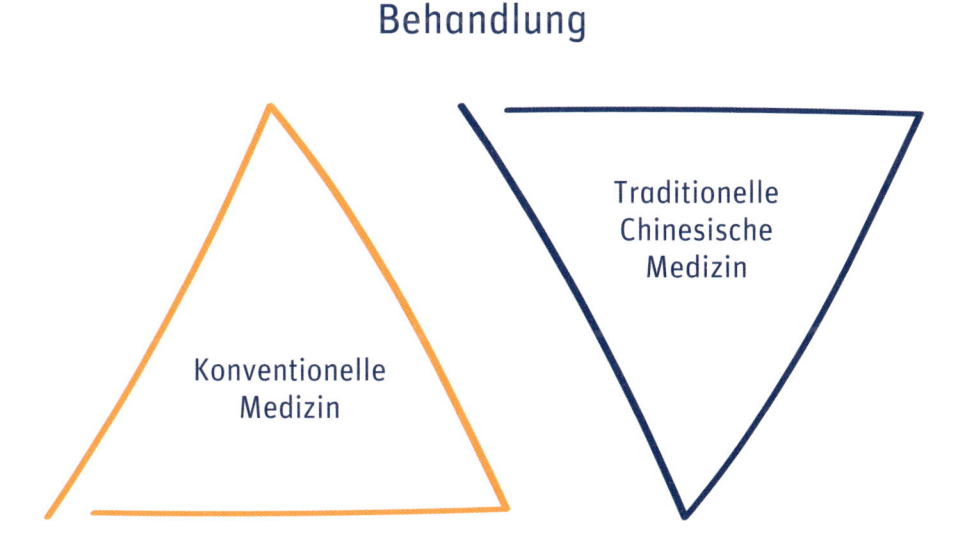

Behandlung

Konventionelle Medizin

Traditionelle Chinesische Medizin

Konventionelle Medizin versus Traditionelle Chinesische Medizin

Diese negative Entwicklung der westlichen Medizin entstand nicht aus den klassischen europäischen Heilweisen, sondern ist eine Folge davon, dass die eigentliche Kunst der Heilung verlorengeht und der Mensch sich als Diagnostiker und Therapeut immer mehr selbst verdrängt. Stattdessen haben Geräte die Diagnostik weitestgehend übernommen.

Jeder Mensch ist ein einzigartiges Wesen, jedes Symptom hat eine einzigartige Geschichte, jeder Weg der Heilung ist einzigartig. Doch unsere heutige Medizin basiert auf Statistiken. Wenn etwas laut Studien bei so und so viel Prozent der Menschen geholfen hat, soll es bei allen helfen. Das ist aber nicht so. Und achtzig Prozent aller Studien, die diesen Statistiken zugrunde liegen, sind bekanntermaßen gefälscht. Auch ist es ein Irrglaube, dass eine individuelle Diagnostik und Therapie mehr Zeit benötige, aufwendiger sei und dabei weniger erfolgreich als klassische Gerätediagnostik. Aber ich kann mich als Untersuchender hinter den Ergebnissen der Geräte verstecken. Ich brauche also nicht die Verantwortung für die Ergebnisse meiner eigenen Diagnose übernehmen. Wenn ein Gerät nicht weiterhilft, dann kann man auch nichts machen. Das ist einer der wahren Gründe für den Siegeszug der Gerätediagnostik.

Als Entschuldigung für die meist unnötige Verwendung von Geräten könnte man gelten lassen, dass die Werkzeuge für eine praxistaugliche individuelle Testung fehlten oder, besser gesagt, die existierenden Werkzeuge von den meisten Medizinern nicht akzeptiert werden. Aber die Werkzeuge existieren, sind gut belegt, werden von Millionen Menschen mit Erfolg angewendet. Es ist Zeit, dass sie auch in die Arzt- und Therapeutenpraxen Einzug halten. Mit den individuellen Testungen mit Hilfe von Biofeedbackmethoden wie dem Armlängentest ließen sich nicht nur mindestens ein Drittel der Kosten des medizinische Systems einsparen, sondern wir wären in der Lage, mittels individueller Ermittlung der Krankheitsursachen erfolgreiche Lösungsansätze zu bieten.

Hinzu kommt, dass jeder Mensch mit der intuitiven Diagnostik Werkzeuge an die Hand bekommt, um selbst besser für die eigene Gesundheit und das Lebensglück sorgen zu können. Die Abhängigkeit vom bestehenden medizinischen System wird deutlich verringert.

Mit diagnostischer »Handarbeit« könnten wir so viele hilfreiche und einzigartige Fähigkeiten in uns erwecken und schulen. Ich selbst hatte das Glück, noch bei einem guten Kardiologen im Studium zu lernen, alle Feinheiten von Herzerkrankungen nur mit Hilfe des Stethoskops, wie er sagte, »erhören zu können«. Wenn ich diese Fähigkeiten jedoch nicht benutze, verkümmern sie. Wenn ich nur noch

...rbeit für mich machen, wenn ich mich nicht mehr
... mein Gespür. Ich gebe meinen inneren Reichtum auf
...skraft und mein Talent in die Hände, besser gesagt die
... intuitiven Diagnostik bin ich in der Lage, innerhalb
... Komplettdiagnostik des Menschen auf allen Ebenen
... untersuchungen und bildgebende Diagnostik weitge-
... fort mit einer individuellen Behandlung der Ursachen
... beginnen.

...Wiese stehst und plötzlich ein Baum vor dir umfällt, kannst ...ennen. Da aus deiner Perspektive keine Berge sichtbar sind, ... flach, und es ist halt gerade ein Baum gestorben. Wenn du das Gleiche aus der Perspektive des Mondes betrachtest, ist die Erde schon nicht mehr flach, sondern eine Kugel, und sie rotiert sogar. Aus Sicht der Sonne wirst du sehen, dass sich die Erde um dich, die Sonne, dreht. Wenn du jedoch von weit weg auf die Milchstraße schaust, wirst du sehen, dass, direkt bevor der Baum umgefallen ist, auf der anderen Seite der Milchstraße ein Blitz zu sehen war. Und jetzt musst du zumindest in Erwägung ziehen, dass das Umfallen des Baumes etwas mit dem Lichtblitz auf der anderen Seite der Milchstraße zu tun haben könnte. Verlass deine begrenzte Perspektive und erlaube dir, überrascht zu werden.

Messbarkeit intuitiver versus gerätebasierter Diagnostik

Das Problem der meisten nicht gerätebasierten Diagnosen liegt in ihrer Subjektivität. Das ist bei der Urinschau, der Pulsdiagnostik, der Antlitzdiagnostik, Reflexzonendiagnostik und vor allem den kinesiologischen Verfahren so. Andererseits haben diese Verfahren im Einzelfall seit vielen Jahren hervorragende Ergebnisse hervorgebracht, abhängig von der Erfahrung und den Fähigkeiten des jeweiligen Diagnostikers. Die Gerätediagnostik liefert zwar unabhängig vom Diagnostiker konstante Ergebnisse, überprüfbar durch andere Geräte, die entsprechend geeicht sind. Sie ist jedoch sehr oberflächlich und lebensfremd, weil sie nur die strukturelle und biochemische Ebene in Betracht zieht und nicht die komplexen systemischen Zusammenhänge des Lebens nicht einbezieht.
Einige Beispiele: Ultraschall benötigt zwei bis vier Millionen Zellen, die sich zu

einer Struktur verbinden, damit sie überhaupt im Gerät sichtbar werden. Nierenparameter steigen in der Labordiagnostik erst an, wenn mindestens fünfzig Prozent der Nierenfunktion ausgesetzt hat, das Gleiche gilt für Leberparameter. Wäre es da nicht ehrlicher, wenn der Ultraschalldiagnostiker dem Patienten nach einer Untersuchung nicht sagte: »Sie sind gesund«, sondern: »Es gibt keine Struktur über einen halben Zentimeter Durchmesser, die ich in der Region sehen kann.« Oder wenn es nach der Laboruntersuchung der Niere hieße: »Die Hälfte der Funktion der Niere muss noch intakt sein, denn ihr Kreatininwert ist im Normbereich.« Die derzeit von den Medien vielbeachtete Gendiagnostik sieht allein das Potenzial für eine Störung, kann jedoch keine Aussage treffen, wann und ob sich diese Störung manifestieren wird. Und damit bleibt oft nur die Angst beim Patienten als ihr Ergebnis. In Kalifornien, wo ich einen Teil des Jahres lebe, läuft ständig eine Werbung im Radio, in der angeboten wird, dass man sich für nur 99 US-Dollar mittels Gendiagnostik auf die Möglichkeit untersuchen lassen kann, eventuell fünfzig schwere Krankheiten zu bekommen. Das ist aus meiner Sicht ethisch nicht besser als esoterisches Karmaorakel, nach dem Motto: »Weil du in deinen Vorleben Schuld auf dich geladen hast, wirst du nächstes Jahr einen schweren Unfall erleiden.«

Es kommt durch derartige Vorhersagen, ob gentechnisch oder esoterisch, zu einer negativen Fokussierung auf die Themen und nichts ist stärker in der Erschaffung einer Wirklichkeit, als die Angst vor etwas. Weder die Esoterik noch die Gentechnik kennen die kompletten Zusammenhänge und Faktoren, die zur Ausprägung von vorhandenem Potenzial führen.

Von der persönlichen Perspektive zu objektiven Ergebnissen

Das ist das wichtigste Kapitel des Buches. Die Integration und Anwendung seines Inhalts ist für die Qualität der intuitiven Diagnostik verantwortlich. Lies das Kapitel ruhig zwei Mal und schau dir das Video Der Kugelblick *und* Den Kugelblick erlernen *auf der DVD an.*

Wenn wir bei der Diagnostik auf Geräte verzichten und intuitiv und mit Biofeedbacktesten und der Feldanalyse arbeiten, besteht die größte Herausforderung für uns darin, objektive Ergebnisse zu erzielen. Solange wir von unserer persönlichen Perspektive ausgehen, werden wir dieses Ziel und damit den qualitativen Anspruch der intuitiven Diagnostik nicht erreichen. Mit nur wenigen Voraussetzungen ist es aber möglich, die notwendige Qualität zu erreichen. Dazu zählt, dass wir in unserem Verstand die Begrenzungen der Dimensionen Ort, Identität und Zeit überwinden. Das wird in der Meditation oder auch im Zustand hoher Konzentration erreicht und setzt voraus, dass der Therapeut sich selbst in Balance befindet und damit testfähig wird. Wichtig ist aber auch, dass wir darin übereinstimmen, was und auf welchen Ebenen wir testen. Dieses Verständnis werden wir in den nächsten Kapiteln erarbeiten.

Die Befreiung vom Ort

Wenn sich zehn Therapeuten im Kreis um einen liegenden Patienten aufstellen und sie alle aus ihrer Perspektive, aus ihrer Position den Zustand eines irritierten Herzens mit dem Armlängentest feststellen, werden alle verschiedene Ergebnisse erhalten. Sie werden von »kein Stress« bis hin zu »großer Stress« reichen.

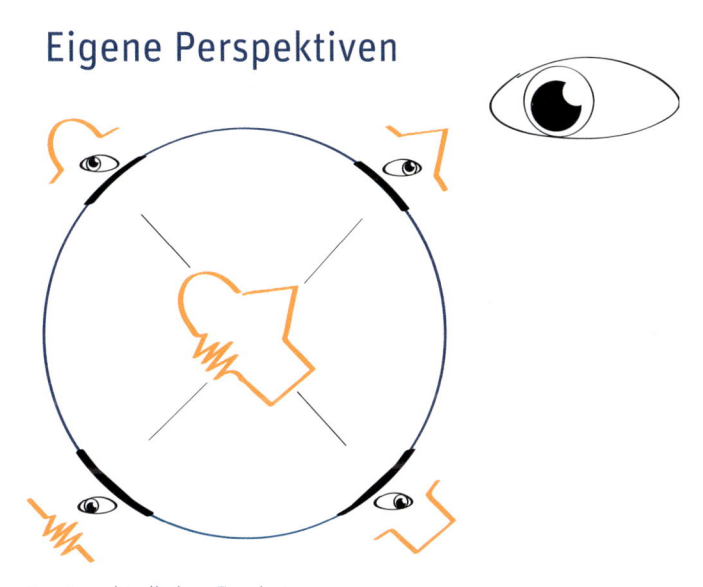

Eigene Perspektiven

Diagnostische Fenster mit unterschiedlichen Ergebnissen

Alle haben aus ihrer persönlichen Perspektive geschaut, die durch ihre persönlichen Erfahrungen und Erwartungen, ihre Ängste und Projektionen geprägt wird. Damit sind ihre Ergebnisse nicht verwertbar, weil nicht von unabhängigen Testern reproduzierbar. Wenn sich aber jeder Untersuchende vorstellt, an jeder möglichen Stelle zum Patienten gewandt zu stehen und aus allen möglichen Richtungen, auch von oben und unten, und ohne Erwartungen und Vorbehalte zu schauen, dann erhalten alle dasselbe Resultat.

Es muss egal werden, wo ich bin.

Die Befreiung von der Identität

Mir fiel die Problematik der Identität in der Praxis auf. Ich war mit einer Behandlung fertig und prüfte über den Armlängentest, ob noch irgendetwas zu tun sei. Die Antwort war »Nein«. Aber die Behandlung fühlte sich nicht beendet an, und das irritierte mich. So kam mir die Idee, folgende Frage zu stellen: »Wenn ich eine Frau wäre, könnte ich dann noch etwas für die Patientin tun?« Und aus dieser Perspektive war die Behandlung noch längst nicht beendet. Aus der weiblichen Perspektive war noch etwas sichtbar, was ich aus der männlichen Perspektive nicht sehen konnte.

Dann stellte ich mir vor, ein japanisches Kind oder auch eine indianische Großmutter zu sein, und testete, durch welche Identität sich welche Sichtweise ergab und zu welchen Ergebnissen dies führen würde.

Mein Ergebnis: Ich muss innerlich diejenige Position und dasjenige Gefühl einnehmen, das es nicht mehr wichtig macht, *wer* ich bin.

> Es muss egal werden, wer ich bin.

Die Befreiung von der Zeit

Es gibt Themen, die nur zu bestimmten Zeiten sichtbar und testbar sind. Der Schmerz und die Trauer um ein gestorbenes Kind sind einige Jahre später oft nur noch kurz vor oder kurz nach dem Todestag testbar. Nur dann wird der Schmerz von den Betroffenen zugelassen, für den Rest des Jahres verdrängen sie ihn, um normal leben und eine ungetrübte Freude empfinden zu können. Andere Themen sind nur zu bestimmten Tageszeiten testbar. Manche nur in der Nacht, andere nur am Tag. Viele Therapeuten helfen sich damit, dass sie die Patienten sich nacheinander Tag und Nacht vorstellen lassen, während sie damit die Themen zu beiden Zeiten austesten können. Eine andere Möglichkeit ist, dass ein Patient bei den Tests, die doppelt durchgeführt werden müssen, einmal die Augen offen und einmal zu hat. Damit werden Tag und Nacht simuliert, und erstaunlicherweise sind die Ergebnisse oft unterschiedlich. Entsprechend der Organuhr der Traditionellen Chinesischen Medizin gibt es Maximalzeiten der Funktion von Organen. Auch diese können zur Sicht- oder Unsichtbarkeit von Themen der Organe bei Biofeedbacktestungen führen.

Wenn wir innerlich jedoch die Position und das Gefühl einnehmen, aus allen Zeiten gleichzeitig zu sehen, bekommen wir zu jeder Zeit nachvollziehbare und damit objektive Testergebnisse.

> Es muss egal sein, wann wir testen.

Der Kugelblick

Viele Themen zeigen sich uns nur in bestimmten Sektoren: zeitlichen, räumlichen und individuell bedingten. Damit benötigen wir einen Blick, der alle möglichen Sektoren und Sichtweisen erfassen kann. Nur dann kommen wir zu objektiven Testergebnissen. Am besten stellst du dir vor, dass das zu betrachtende Thema sich in einer Kugel aus Augen befindet und du es als alle Augen gleichzeitig anschauen kannst.

Ein weiterer Aspekt ist die Fokussierung

Sicher kennst du die Bücher *Das magische Auge* von Tom Baccei. Wenn du deinen Blick nur auf die Oberfläche einer der bunten Innenseiten mit den computergenerierten Mustern fokussierst, wie beim Lesen üblich, siehst du nur Farbpixel.
Wenn du dich jedoch auf einen imaginären Punkt hinter dem Papier oder vor dem Papier fokussierst, erkennst du irgendwann dreidimensionale Strukturen – mehr Dimensionen. Genauso funktioniert es in der Diagnostik: Schau auf einen Punkt hinter den Patienten oder einen Punkt vor den Patienten, und du wirst mehr erkennen.

Solange wir glauben, dass wir sehen, werden wir immer subjektive Ergebnisse erzielen. Erst wenn wir zulassen, dass wir ein Instrument des Sehens werden, also einen Zustand erreichen, bei dem wir nicht mehr wichtig sind, erst wenn *es* durch uns sieht, sind die Ergebnisse objektiv. Und wir bekommen mit jedem, der die gleiche Sichtweise einnimmt, identische und objektive Testergebnisse.

Es schaut durch mich. Ich bin ein Instrument des Sehens.

Der Raum

Ein weiterer wichtiger Faktor ist der Raum, der Ort und dessen Einflüsse. Wenn Lärm herrscht, können wir uns schlecht konzentrieren. Wenn wir uns nicht wohl fühlen in dem Raum, sind wir nicht mehr in Balance, und das verfälscht die Testergebnisse. Wenn es an der Stelle, an der wir stehen oder der Patient sich befindet, Irritationen wie geopathische Einflüsse gibt, die uns, wenn auch unbewusst, stressen, sind Verfahren wie der Armlängentest nicht nutzbar, und dann muss ich eine andere Stelle wählen oder den Raum entstören.

Erschaffe einen Raum beziehungsweise kläre deinen Arbeitsraum so, dass du dich gegen keine äußeren Irritationen erwehren oder sie mit deiner eigenen Energie kompensieren musst. Denn sonst kommt es zu verfälschten Ergebnissen und du bist schnell erschöpft. Irritationen können Lärm, Unruhe, Unordnung im Raum, energetische Irritationen oder auch geopathische Belastungen sein. Beseitige störende Umwelteinflüsse, um dich ganz zu öffnen und dem Entdecken der Diagnostik hingeben zu können.

Der ausbalancierte Therapeut

Wenn der Therapeut selbst nicht in der Balance, gestresst und nervös ist, ist er nicht testfähig.

Dann heißt es für ihn, sich selbst zuerst wieder in die Balance bringen und dann mit anderen Menschen arbeiten. Problematischer ist das in der Selbstdiagnostik, wenn der Therapeut gleichzeitig der Patient ist. Da der Therapeut in diesem Fall in der Regel keine externe Hilfe hat, um sich zu betrachten und auszubalancieren, benötigt er Hilfsmittel:

- den Kugelblick (wie ab Seite 338 beschrieben). Vereinfacht ausgedrückt: der Blick von außen auf sich selbst;
- die Vorstellung, jemand anders zu sein (wie ab Seite 111 und 329 beschrieben), um zu testen, was die andere Person sehen und wahrnehmen würde und welche Testergebnisse sie hätte;
- die Testkarten des *innerwise*-Systems, um zuerst mit sich selbst zu arbeiten und die zu klärenden Themen zu identifizieren.

Teste dich als Untersucher immer erst selbst mit dem Armlängentest aus, ob du normale Ergebnisse bekommst, ehe du mit Patienten arbeitest. Stelle deine Balance und damit Arbeitsfähigkeit her. Den für die Testung notwendigen Armlängentest erkläre ich dir ab Seite 45, und auf der DVD findest du auch ein Video dazu.

Verwenden wir den Kugelblick, stehen wir als Betrachter nicht mehr selbst im Fokus und vergleichen das, was wir sehen, mit unseren inneren Wertungen und Erwartungen. Mit dem Kugelblick sind wir nur noch Instrument für *Das Sehen*. Es sieht, und es sieht mehr, als ein einzelner Mensch sehen kann. Die einfachste Kontrolle, ob du den Kugelblick anwendest, ist das Austesten der Aussagen mit dem Armlängentest:
»Ich schaue.« Die Antwort mit Hilfe des Armlängentests sollte sein: »Nein.«
»Es schaut.« Die Antwort mit Hilfe des Armlängentests sollte sein: »Ja.«
Wenn »Ich schaue« mit »Ja« beantwortet wird, ist es die persönliche Perspektive. Wenn »Es schaut« mit »Ja« beantwortet wird, ist es der Kugelblick.

Die Präsenz des Therapeuten

Die Präsenz des Therapeuten ist eine weitere entscheidende Eigenschaft für den Erfolg der therapeutischen Maßnahme. Ich erkläre es dir am Beispiel der Hand. Eine geöffnete Hand steht für Offenheit, raumfüllende Präsenz, Sicherheit, Klarheit. Und genau so sollte der Therapeut sein – eine offene Hand.
Wenn die Hand zugeht oder gar zur Faust wird, weil es zu einer Verunsicherung kommt oder eigene Prozesse und Themen getriggert werden, ist der Therapeut nicht mehr im Raum präsent. Er zieht sich zurück und überlässt dem Patienten den Raum. Und damit leitet ab diesem Moment der Patient die Behandlung, und sie wird chaotisch werden und das Ziel nicht erreichen. Sei wie eine offene Hand, fülle den Raum mit deiner Präsenz als Therapeut, und jede Behandlung wird gut und schön werden.

> Bringe eine Hand vor den Körper und öffne sie weit.
> Fühle dich, den Raum und deine Präsenz im Raum.
> Nun schließe die Hand und nimm die Veränderungen wahr.

Bewusste und unbewusste Anteile von Störungen

»Ich will gesund werden!?«

»Ich will gesund werden.«
»Ich möchte, dass der Schmerz verschwindet.«
»Ich will glücklich sein.«
»Mein größter Wunsch ist es, weiterleben zu können.«
»Meine Pickel sollen weg.«
»Alles, was wir wollen, ist, endlich ein Kind zu bekommen.«

Als Therapeuten hören wir diese Worte jeden Tag. Es sind die Wünsche und Hoffnungen der Patienten, die sie an uns richten. Wenn wir darauf jedoch Biofeedbackmethoden, wie den Armlängentest, anwenden, die die Antwortfähigkeit des Organismus auf Reize prüfen und die Reaktionen des Körpers, des Unbewussten auf die Wünsche ausmessen, dann erhalten wir fast immer ein exakt gegenteiliges Ergebnis.

»Ich will gesund werden.« – *»Ich will krank bleiben.«*
»Ich möchte, dass der Schmerz verschwindet.« – *»Bleib bei mir, Schmerz.«*
»Ich will glücklich sein.« – *»Unglück? Ja!«*

»Mein größter Wunsch ist es, weiterleben zu können.« – »*Ich will sterben.*«
»Meine Pickel sollen weg.« – »*Nein.*«
»Alles, was wir wollen, ist endlich ein Kind zu bekommen.« – »*Schwanger zu sein macht mir den größten Stress.*«

Als ich diese Messungen bei den genannten Patienten durchgeführt hatte, konnte ich den Ergebnissen fast nicht glauben. Im Grunde hatte jeder Patient einen inneren Widerstand gegen seine eigenen Wünsche. Daraufhin stellte ich mir zwei Fragen:
1. Wer oder was sagt nein zu den Wünschen?
2. Welchen Machtanteil hat unser Bewusstes an der Erschaffung unserer Realität?

- *Wer oder was sagt nein zu den Wünschen?* Zum Verständnis, wer da nein sagt, haben mir Testungen und Behandlungen von Patienten, die im Koma lagen, verholfen. Auch bei ihnen sind eindeutige und klare Messergebnisse mit dem Armlängentest zu erzielen. Da Komapatienten per Definition nicht bei Bewusstsein sind, bleibt nur das Unbewusste als Quelle der Antworten übrig. »Ich will wieder aufwachen« als Testaussage erzeugte zum Beispiel bei manchen Patienten eine Stressreaktion, bei anderen nicht. Bei vielen Patienten habe ich schließlich die nachfolgenden beiden Fragen ausgetestet, denn nun wollte ich den Zusammenhang verstehen:
- »Kommen die Antworten auf die Reize aus dem Bewussten?« – Die Antwort war immer: »Nein.«
- »Kommen die Antworten auf die Reize aus dem Unbewussten?« – Die Antwort war immer: »Ja.«
- Frage eins, »Wer oder was sagt nein zu den Wünschen?«, hatte damit eine mögliche Antwort gefunden: »Das Unbewusste.«
- *Welchen Machtanteil hat unser Bewusstes an der Erschaffung unserer Realität?* Zur Beantwortung der zweiten Frage habe ich neben anderen Testverfahren wieder den Armlängentest. Da dabei, wie schon erläutert, der Organismus auf Reize mit Stress oder Wohlfühlen antwortet, hängt die Antwort logischerweise vom Reizinhalt ab. Ich kann also auch fragen: »Welchen Anteil hat das Bewusste an der Erschaffung der Realität?«
    - »Mindestens 50 Prozent?« – Antwort: »Nein.«
    - »Mindestens 25 Prozent?« – Antwort: »Nein.«
    - »Mindestens 10 Prozent?« – Antwort: »Nein.«
    - »Mindestens 5 Prozent?« – Antwort: »Nein.«
    - »Mindestens 3 Prozent?« – Antwort: »Ja.«

Dieses Ergebnis war ernüchternd. Und die Ergebnisse bei Tausenden weiteren Messungen sind bis heute übereinstimmend: Unser Bewusstes hat einen Anteil an der Erschaffung der Realität von ein bis fünf Prozent. Damit hat im Umkehrschluss das Unbewusste einen Anteil von 95 bis 99 Prozent bei uns Menschen. Das stellt vieles in Frage, was bisher therapeutisch verwendet wird. Und es drängen sich weitere Fragen auf.

- *Welchen Nutzen haben mentale Therapieverfahren langfristig?* Keinen. Sie können gar keinen haben, und das gilt für alle mentalen Therapiemethoden wie Affirmationen und Leitsätze. Hundert Mal an den Spiegel zu schreiben »Ich liebe mich!« erzeugt keinerlei Liebe für mich selbst. Negative Gedanken zu beseitigen, auszulöschen ändert nichts an 95 Prozent Widerstand in uns gegen die Veränderung.
- *Warum hat das Bewusste einen so geringen Anteil?* Die Antwort auf diese Frage habe ich in der Behandlung eines buddhistischen Mönches in Toronto gefunden. Sein Bewusstes hatte einen Anteil von über vierzig Prozent an der Realitätserschaffung. Er hatte eine besondere Präsenz, die voller Liebe war. Ich habe den Negativfokus bei ihm ausgetestet: Dieser war bei fünf Prozent. Mit Negativfokus bezeichne ich die Menge an negativen Gedanken im Vergleich zu positiven. Es ist aber auch die Summe aller Ladungen, all dessen, was nicht in Liebe angenommen wurde. Die Vergleichswerte, die ich daraufhin bei Tausenden von Patienten ermitteln konnte, sprachen eine andere Sprache. Der Durchschnittswert der Ladung, des Negativfokus, liegt bei 50 bis 80 Prozent. Damit war klar, warum beim Mönch das Bewusste so aktiv an der Erschaffung der Realität teilhaben darf: Es besteht bei ihm keine Gefahr der Selbstzerstörung oder Schädigung anderer durch eine hohe innere Ladung. Die übliche Machtverteilung ist somit ein Schutz des Menschen vor sich selbst, davor, dass all das Negative Leben zerstört – eigenes und fremdes. Wenn all die negativen Gedanken und Wünsche in uns sich realisieren würden, würden die meisten Menschen nicht mehr leben.

> Achte bewusst auf alle negativen Gedanken dir selbst und anderen gegenüber, die du im Lauf eines Tages hegst. Im Auto, während der Bahnfahrt, bei der Arbeit, beim Einkaufen, mit der Familie, Freunden, am Telefon, beim Fernsehen …

Mit dem Abfall der negativen Ladungen und Gedanken steigt die Manifestationskraft des Bewussten, und sie kann sogar gleichwertig werden mit der des Unbewussten. Das wäre ein integrierter, integrer Mensch.

- *Was erzeugt unsere Gedanken?* Diese Antwort ist einfach: Gefühle.
- *Und was erzeugt unsere Gefühle?* Energien und Felder – die Musik dahinter. Das klingt so einfach und logisch, und ich konnte es empirisch immer wieder bestätigen. Ich könnte es dir mit dieser Metapher erklären: Wenn du auf einer Tanzfläche bist, wirst du dich nach der Musik bewegen, da diese Resonanzen in deinem Körper erzeugt, der Rhythmus überträgt sich in Bewegungen, der Charakter der Musik erzeugt den Charakter deines Tanzes. Die Stimmung der Musik erzeugt deine Gefühle, und diese erschaffen deine Gedanken.

Du kannst auch folgenden Versuch anstellen:
Mache freudige, lebensfrohe Musik an und beobachte deine Gefühle und Gedanken. Lass depressive, traurige Musik erklingen und beobachte wieder deine Gefühle und Gedanken. Du könntest in einem mit der notwendigen Technik ausgestatteten Tonstudio die jeweilige Musik in ihren Klangfrequenzen so modulieren, dass du sie mit deinen Ohren nicht mehr wahrnehmen kannst. Dennoch wird sie jeweils dieselbe Wirkung in deinen Gefühlen und Gedanken erzeugen wie die Musik, die du hörst.

- *Können wir Gedanken kontrollieren?* Ja, wir können unsere Gedanken mit hohem Kraftaufwand verändern und mit hohem Aufwand dies gegen den Widerstand des Unbewussten aufrechterhalten. Wenn wir jedoch die Kontrolle aufgeben, brechen die künstlichen Konstrukte wieder zusammen, und wir fallen in die alten Muster zurück. Und mindestens einmal pro Tag müssen wir die Kontrolle abgeben – wenn wir schlafen.

Im Klartext: Fast alle Patienten haben Widerstände aus dem Unbewussten gegen die Wünsche des Bewussten. Und das Unbewusste hat die entscheidende Macht an der Erschaffung der Realität. Wenn etwas im Unbewussten Stress erzeugt, kann es nicht eintreten, egal, wie sehr es sich die Patienten ersehnen, und egal, wie sehr wir uns als Therapeuten bemühen. Deshalb brauchen wir Möglichkeiten, mit dem Unbewussten zu kommunizieren, um eine verlässliche Diagnostik durchführen zu können. Und wir benötigen Heilmittel, die auch auf den unbewussten Ebenen wirken, um nicht länger an der Oberfläche Symptome zu jagen.

Ich gebe dir ein Beispiel aus der Kieferorthopädie: Sobald ein Patient versucht, einen schief stehenden Zahn mit der Zunge in die optimale Position zu schieben, wird der Armlängentest Stress anzeigen. Der Zahn will gar nicht in eine optimale Position gelangen, etwas Tieferes als das Bewusste und der Wille hindert ihn daran. Du kannst nun mit viel Kraft und Zeit und Hilfsmitteln wie Spangen den Zahn nötigen, sich dorthin zu bewegen, er aber wird versuchen, in die alte Position zurückzukehren. Deshalb muss die Spange dauerhaft getragen werden. Wenn du jedoch erst einmal die blockierenden Themen auf den unbewussten Ebenen klärst, die den Zahn am Erreichen der Normalposition hindern, wird er sich entweder ohne Spange oder mit nur kurzer Tragezeit der Spange quasi freiwillig in die natürliche Ordnung einfügen.

Die Komfortzone

Im Grunde ist es ganz einfach: Wir versuchen immer unsere individuelle Komfortzone zu erreichen und uns in ihr aufzuhalten. Und für wenige Menschen ist diese Komfortzone identisch mit Glück, Energie, Gesundheit, Lebensfreude und Erfolg. Die meisten Menschen fühlen sich – wenn auch unbewusst – mit einer erhöhten inneren Ladung, etwas Krankheit, schlechter Laune, einem gewissen Grad der Erschöpfung recht wohl. Und sie werden so bleiben, egal, was wir therapeutisch unternehmen, um sie ins Optimum zu bringen – dem Optimum aus unserer Sicht.
Erst wenn wir es schaffen, dass sich die individuelle Komfortzone des Patienten dem Optimum nähert oder beide deckungsgleich werden, kann Therapie wirklich erfolgreich sein. Solange Patienten mit Defiziten und Erkrankungen andere Themen kompensieren, oder sogar einen Nutzen davon haben, können sie die Defizite und Erkrankungen nicht loslassen. Denn sie brauchen sie.

Kommunikation mit dem Bewussten und Unbewussten

Mit dem Bewussten reden

Mit dem Bewussten zu kommunizieren ist auf den ersten Blick recht einfach. Unsere Sprache macht es möglich. Allerdings weiß auch jeder, dass Gespräch nicht gleich Gespräch ist. Oft kommt uns von unserem Gesprächspartner eine Fülle von Wertungen und Urteilen entgegen, die unsere Lust auf Kommunikation erstickt. Dann besteht kein angstfreier Raum mehr zwischen uns, und wir erzählen unserem Gegenüber weniger oder auch etwas anderes, als uns wirklich bewegt.
Wertfreie Kommunikation ist die Tür in die Ehrlichkeit. Dabei geht es nicht nur um ausgesprochene Wertungen, sondern genauso um die nur gedachten, gefühlten und unausgesprochenen. Jeder Mensch spürt, ob ein Gespräch im

bewertungsfreien Raum stattfindet, in Liebe und Achtung füreinander oder die Aussagen in Schemen gepresst, mit Projektionen vermischt und mit Erfahrungen abgeglichen werden.

Mir persönlich vergeht die Lust aufs Reden, sobald mein Gegenüber kein Interesse daran zeigt, Neues zu entdecken, sich von mir und meinem Leben überraschen zu lassen. Vorgefasste Bewertungen schnüren mir den Hals zu und lassen nicht zu, dass ich das wirklich Wichtige mitteile. Meine Regel als Arzt lautet daher: Egal, ob die Füße des Patienten stinken oder er ein Mörder ist, ich möchte ihm auf Augenhöhe und in Liebe begegnen. Denn ich darf ja vom Patienten wieder einmal etwas mehr über das Leben lernen.

Ich hatte eine Patientin, die zur Behandlung kam, weil sie vom Alkohol loskommen wollte. Sie hatte schon jahrelang Probleme in ihrer Firma, steckte in einer schwierigen Beziehung und stand vor krassen Herausforderungen mit dem pubertierenden Sohn. Ich hatte kein Recht, sie für ihren täglichen Alkoholkonsum zu verurteilen, denn sie hat damit nur den überschüssigen Druck abgebaut, der sich anders nicht entladen konnte. Während ich diese Frau therapierte, erkannte ich plötzlich, dass auch ehemalige Alkoholiker nie frei sein werden, weil sie sich schuldig fühlen dafür, getrunken zu haben. Sobald sie auch nur einen Schluck Bier oder Wein trinken, erleiden sie einen Rückfall. Trinken sie jedoch Kefir oder Obstsaft, haben sie keinen Rückfall – einfach, weil sie nicht wissen, dass und wie viel Alkohol in diesen Getränken enthalten ist. Es geht also gar nicht um den Alkohol als solchen.

Wenn wir uns für all das, was wir getan und gelebt haben, lieben können, nehmen wir der Vergangenheit die Macht über uns. Daher: Erst wenn ehemalige Alkoholiker sich dafür lieben können, getrunken zu haben, sind sie frei.

So habe ich der Frau gesagt, dass sie mit dem Alkohol das Beste getan hat, was sie tun konnte, um ihre Probleme zu ertragen und zu verhindern, dass sie irgendwann jemanden ge- oder erschlagen hat. Ehrlich gesagt, hätte ich in ihrer Situation vielleicht ähnlich gehandelt. Danach haben wir therapeutisch daran gearbeitet, dass sie lernte, sich auch dafür lieben zu können, dafür, dass sie getrunken hat.

Wir Therapeuten haben oft viel weniger Lebenserfahrungen als unsere Patienten, maßen uns aber an, sie zu bewerten. Wir wissen gar nichts besser, nur weil wir mehr Statistiken kennen und mehr Bücher gelesen haben. Erst wenn wir die Patienten lieben und achten, können wir Partner der Heilung werden.

Achte in den Gesprächen in den nächsten drei Tagen auf alle deine inneren Wertungen – ausgesprochen oder nicht – und bemühe dich, diese nach dem Erkennen loszulassen und wieder einen neutralen Raum zu schaffen. Noch besser ist es, wenn du in der Lage bist, es deinem Gesprächspartner mitzuteilen, wenn du innerlich wertest. Sei ganz und gar ehrlich, und du kannst sicher sein, deine Ehrlichkeit wird gut angenommen werden. Denn deine Wertungen spürt dein Gegenüber sowieso. Wenn du in Kommunikationen Wertungen, Urteile, Erwartungen spürst, sage innerlich danke und entlade damit deren Energie, zum Beispiel:
»Ich hasse dich!«
»Danke.«

Mit dem Unbewussten reden

Das ist oft viel einfacher und klarer als die Kommunikation mit dem Bewussten. Das Unbewusste drückt sich über viele Reaktionen des Körpers aus. Wir kennen die Schweißausbrüche bei Angst, das Wasserlassen vor Prüfungen, den schnellen Puls bei glücklicher Erregung und vieles mehr.

Dazu eine kleine Übung:

Stelle dich hin und nimm dich wahr: deine Atmung, deinen Stand, deinen Muskeltonus, dein Energiefeld, deine Mimik. Nun denke an etwas Negatives aus deinem Leben. Was verändert sich in dir? Dann denke an etwas Positives aus deinem Leben. Was verändert sich damit in dir? Nun wechsle zwischen einigen positiven und negativen Erfahrungen hin und her und vergleiche die Reaktionen deines Körpers.

Jetzt mache mit geschlossenen Augen noch die ergänzende Übung: Anstatt von Positivem und Negativem zu sprechen, verwendest du nur noch die Wörter *ja* und *nein* und vergleichst die Reaktionen deines Körpers darauf. Du wirst deutliche Unterschiede feststellen. Bei Positivem, bei einem Ja, entspannt sich dein Körper, du bist zentrierter, die Mundwinkel gehen nach oben, die Atmung geht auf, das Energiefeld weitet sich. Bei Negativem, bei einem Nein, kommt Spannung in deinem Körper auf, du verschließt dich, das Energiefeld geht nach innen, die Atmung geht zu. Im Grunde ändert sich fast alles im Körper bei einem Ja und einem Nein. Von den Rhythmen über die Spannung, die Atmung, die Haltung, die Gefühle bis hin zur Pulswelle in der Peripherie. Und du kannst es spüren und die Zeichen verstehen lernen.

Wir benötigen nun nur noch die Werkzeuge, um die im Körper stattfindenden Reaktionen auf Reize messen zu können, und schon haben wir eine Möglichkeit, mit dem Unbewussten zu reden. Der Armlängentest und der Fingertest sind die schnellsten und verlässlichsten unter den bekannten Tests und benötigen keine weiteren externen Hilfsmittel. Und da der Armlängentest auch verlässliche Reaktionen bei Patienten im Koma hervorruft, die per Definition bewusstlos sind, kann die Antwort auf die Reize, die sich über verschiedene Armlängen darstellt, nur aus dem Unbewussten kommen. Auch bei Tieren wie Hunden und Katzen gibt es auf positive und negative Reize eine Veränderung der Länge der Beine, die durch Zug daran sichtbar wird.

Testen mit Biofeedbacksystemen

Es gibt einige Biofeedbacktests. Dazu zählen vor allem sämtliche kinesiologischen Teste, wie der Muskeltest, der O-Ringtest und der Armlängentest.

Deine Finger sind nicht geschmeidig genug, schüchtern, blockiert? Dann macht weder Klavierspielen noch Testen Spaß. Hier eine Übung für die Geschmeidigkeit deiner Finger, mit dem schönen Namen *dance fingers dance*:
Lass deine Finger und Hände in deiner Vorstellung auf die Bühne gehen und tanzen. Dort sind sie frei, das zu tun, was sie möchten. Nichts ist ihnen peinlich, nichts ist unerlaubt, blockiert.
Sie sind auf der Bühne wie Balletttänzer, die eine große Geschichte in einfachen Bewegungen ausdrücken, die den Raum entdecken und sich selbst entdecken. Sie werden zum Ausdruck der Musik. Wer nicht hören kann, kann durch sie die Musik sehen. Und da die Finger und Hände, die zu Tänzern geworden sind, nicht mehr deine Hände sind, nicht mehr eingebunden in deine Muster zu tanzen, nicht mehr Teil der Peinlichkeit, die deinen freien Ausdruck verhindert, können sie die Schönheit der Bewegung entdecken. Sie können sich sanft, schnell, liebevoll, dramatisch, verzückt, leidenschaftlich, verrückt bewegen und ihre Geschichte erzählen.

Auf der DVD findest du ein Video zu dance fingers dance.

Der Armlängentest

Der Test ist keine esoterische Modeerscheinung, sondern ein neurologischer Reflex, ein körpereigenes Biofeedbacksystem, bei dem sich auf der einen Seite des Körpers Muskeln, Bänder und Faszien entspannen und auf der anderen anspannen. So bekommen die herunterhängenden Arme eine unterschiedliche Länge, die sich in der Höhenpositionierung der Hände ausdrückt. Du kannst also leicht ablesen, ob sich deine Hände auf der gleichen Position befinden oder eine etwas unter der anderen. Es ist eine Reaktion unseres Muskelsystems auf Stress. Dabei werden vom Gehirn über ein Neuropeptid, die Substanz P, unsere Muskeln so gesteuert, dass bisher starke Muskeln, wie die Armmuskeln, plötzlich schwach werden.

Auf der DVD findest du das Video zum Armlängentest.

Den Test erlernen

- Lass deine Arme im Stehen locker neben deinem Körper hängen und entspanne deine Schultern und Arme.
- Nun bringe deine Hände entspannt genau in der Mitte vor deinem Körper zusammen. Drehe die Daumen so nach außen, dass du die Daumennägel als Messinstrument nutzen kannst.
- Wenn du in Balance, im Gleichgewicht bist, befinden sich die Daumen auf gleicher Höhe.

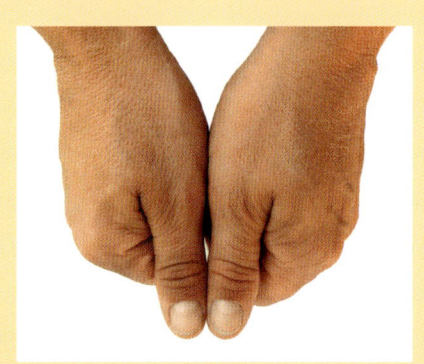

Armlängentest: Ja, Balance

- Bring die Arme wieder neben deinen Körper und begib dich in den Kugelblick.
- Sage einmal ja und führe die Daumen wieder vor dem Körper zusammen. Sie werden wieder die gleiche Länge haben.
- Entspanne die Arme wieder und lass sie locker an der Seite hängen.
- Sage nein und führe die Arme vor dem Körper zusammen.
- Dieses Mal werden die Daumen nicht auf gleicher Höhe sein, sie werden sozusagen eine unterschiedliche Länge haben. Es sei denn, du bist in einer Erstarrung.

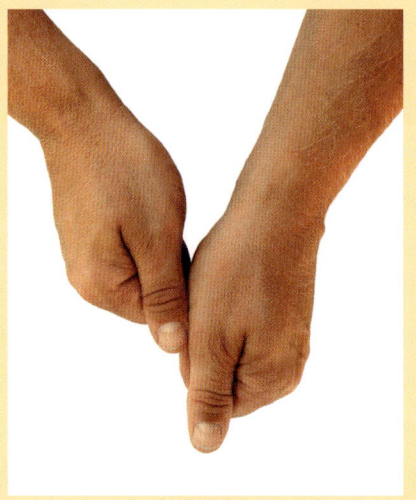

Armlängentest: Nein, Stress

- Dein Körper sagt nein. Es macht ihm Stress, etwas Negatives zu sagen. Nun wiederhole die Übung noch einmal mit geschlossenen Augen.

Ich schließe oft meine Augen, wenn ich wahrnehmen möchte. Denn mit geschlossenen Augen sieht man in der Regel besser.

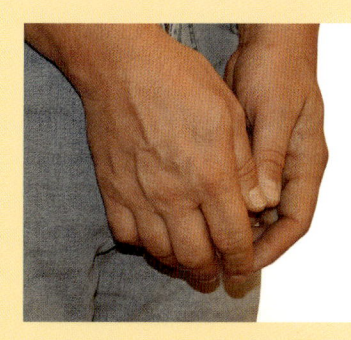

Armlängentest: Armposition

Am Anfang sind die Differenzen der Armlängen häufig noch recht klein, das heißt ein bis drei Zentimeter. Je entspannter du wirst und je mehr du übst, desto größer werden sie. Auch sieben bis zehn Zentimeter sind dann nicht ungewöhnlich. Lass einfach locker, und du bekommst ganz klare Antworten. Mit der Zeit wird es dir egal sein, wie die Antwort deiner Daumen ausfällt, weil du dann deinem Körper vertraust – nun bist du ein perfekter Tester. So kannst du mit Hilfe deines Körpers mit deinem Unbewussten kommunizieren, mit ihm reden.
- Denke an etwas Positives, und die Arme sind gleich lang.
- Denke an etwas Negatives, und die Arme sind verschieden lang.

Du hast deinen Stress- und Lügendetektor immer dabei.

Die Ausgangssituationen beim Testen
- Normaler Test: Sagst du ja und testest, sind die Arme gleich lang. Sagst du nein und testest, sind die Arme unterschiedlich lang. Du bist fähig zu testen!

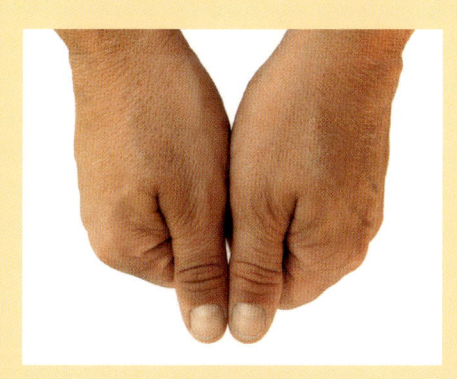

Armlängentest: Ja – Balance

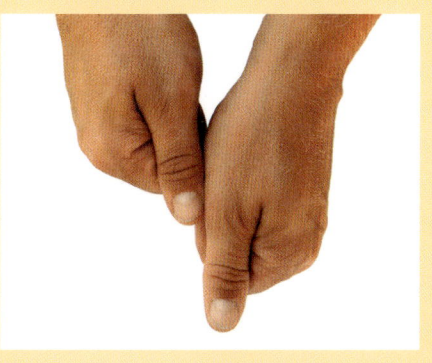

Armlängentest: Nein – Stress

- Anfangsstress: Sind beim »Ja« die Arme unterschiedlich lang, bist du aus deiner Balance geraten. Deine innere Waage ist auf einer Seite bereits mit einem Gewicht beladen.
- Nun legst du mit dem »Nein« auch noch ein Gewicht auf die andere Seite. Die Waage sieht wieder gleich aus, obwohl sie mit Gewichten auf jeder Seite beladen ist. Für die mehr mathematisch denkenden Menschen: Zweimal nein ergibt ein Ja.
- Du musst dich nun erst einmal selbst behandeln, um testfähig zu werden. Nutze Farben, ätherische Öle, Tees, Musik, Meditationen oder alle anderen Heilmöglichkeiten, die dir zur Verfügung stehen.
- Blockade oder Starre: Du bist eingefroren. Schockgefrostet. In der Balance eingefroren oder im Stress eingefroren. Deine Arme antworten beim »Ja« und »Nein« nicht mehr. Sie bleiben, wie sie waren, gleich oder verschieden lang. Du musst dich erst einmal selbst behandeln!

Antwortmöglichkeiten des Armlängentests

Der Armlängentest kann mehr als nur »Ja« oder »Nein« aussagen, er kann auch »kleines Nein, geringer Stress« sowie »großes Nein, großer Stress« anzeigen. Und er kann Allergie und Panik anzeigen.

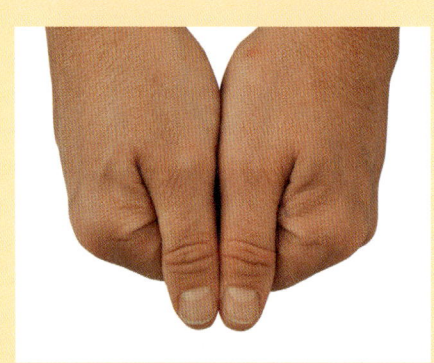

Ja – Balance

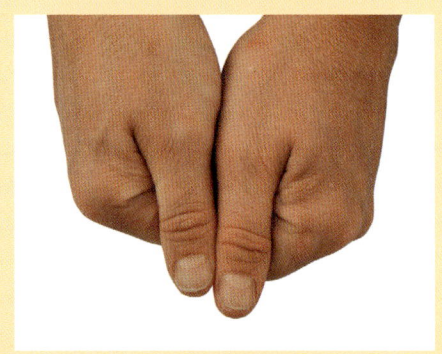

Armlängentest: kleines Nein – geringer Stress

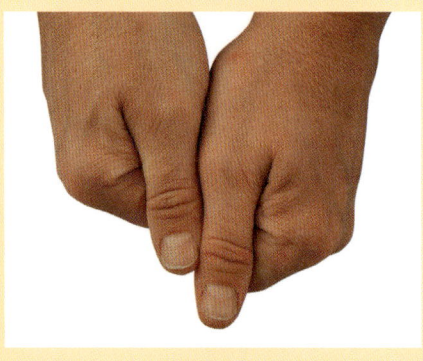

Armlängentest: mittleres Nein – Stressantwort

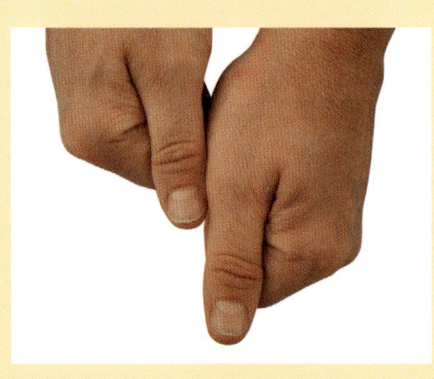

Armlängentest: großes Nein – Stressantwort

- Allergie oder Panik: Bei mehrfach und direkt nacheinander durchgeführten Tests wird die Differenz immer größer. Das kann durch eine Allergie oder eine emotionale Panik bedingt sein.
- Eine Allergie liegt vor, wenn du gerade ein Nahrungsmittel, ein Shampoo, eine Zahnfüllung oder einen anderen Stoff testest, auf den du allergisch bist.
- Eine Panik kommt, wenn du an eine Situation denkst, auf die du panisch reagierst.

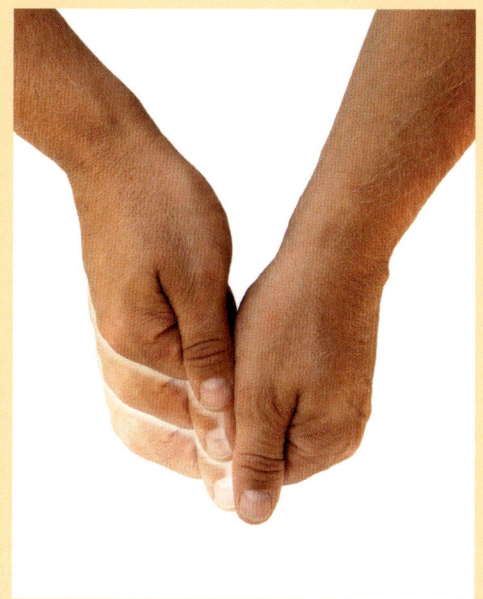

Armlängentest: Allergie / Panikantwort

Fragen oder Aussagen – ja / nein oder Balance / Stress

Wie sind die Antworten der Arme zu interpretieren? Das hängt davon ab, was du testest:

- Wenn du mit Aussagen testest wie »Ich tue dies ...«, dann bedeuten gleich lange Arme »Balance. Es tut mir gut«, unterschiedlich lange Arme jedoch: »Stress. Es tut mir nicht gut.« Mit solchen Aussagen kannst du bereits als Anfänger sicher testen.
- Wenn du mit Fragen testest wie »Soll ich das ... tun?«, »Schadet mir das ...?«, hängt die Wertung der Antwort ganz von deiner Fragestellung ab. Der Test kann nur ja oder nein sagen. Wenn es dir bei der Fragestellung wirklich schadet, sind die Arme gleich lang, der Körper sagt: »Ja.«

Die Variante, mit Fragen zu testen, empfehle ich denen, die schon sicherer mit dem Test sind und sich vorher überlegen, wie die Antwort zu werten ist.

Wertung der Testantwort
- Bei Aussagen: Die Arme sind gleich lang, bedeutet: »In Balance. Es tut mir gut.« Die Arme sind verschieden lang, bedeutet: »Stress. Es tut mir nicht gut.«
- Bei Fragen: Die Arme sind gleich lang, bedeutet: »Ja, das ist richtig.« Die Arme sind verschieden lang, bedeutet: »Nein, das ist falsch.«

Beispiele für Aussagen:
- Ich stelle mir vor, den Joghurt zu essen.
- Ich stelle mir vor, das Kleidungsstück in der Farbe zu tragen – den ganzen Tag.
- Leber. (Also einfach nur das Wort *Leber,* um sie zu testen.)
- Ich visualisiere, ein Medikament einzunehmen.

Beispiele für Fragen:
- Besteht die Störung in der Leber schon mehr als fünf Monate?
- Kann ich das Symptom an dieser Stelle beeinflussen?
- Ist das das richtige Medikament?
- Ist es ein eigenes Thema?
- Ist es ein übernommenes Thema?
- Soll ich, um das kranke Kind zu behandeln, zuerst die Mutter des Kindes behandeln?

Testen mit Biofeedbacksystemen

Der Handtest

Es gibt viele Situationen, in denen dir zum Testen nicht beide Hände zur Verfügung stehen. Dann ist es notwendig, auch mit einer Hand klare Antworten zu erhalten. Auch wenn der Handtest im Gegensatz zum Armlängentest nur eine Ja- oder Nein-Antwort geben kann und kein kleines, mittelgroßes oder großes Nein anzeigt, funktioniert er hervorragend. Und es ist ein Schnelltest.

- Für diesen Test bringst du eine Hand vor deinen Körper mit der Handfläche nach oben, als ob du einen Apfel pflücken möchtest. Die Finger werden nun gestreckt und immer gestreckt gehalten.
- Nun erhöhst du die Spannung in der Hand auf das maximal Mögliche (das ist nur in der Übungsphase nötig, und in wenigen Minuten kannst du den Test mit entspannter Hand und immer gestreckten Fingern durchführen).
- Nun sagst du ja und führst den Daumen und den kleinen Finger so zusammen, dass sich ihre Spitzen berühren. Das ist bei der hohen Spannung in der Hand gerade noch möglich.
- Dann sagst du nein und versuchst es noch einmal, Daumen und kleinen Finger an der Spitze zusammenzubringen (mit gestreckten Fingern). Das Wort *nein* erhöht die bestehende Spannung weiter, und so kann der kleine Finger sich nicht mehr so weit in Richtung Daumen bewegen. Der Daumen hingegen kann sich im Grundgelenk noch bewegen und wird damit den kleinen Finger nicht mehr an der Spitze, sondern an einer anderen Stelle berühren.
- Damit erhältst du einen deutlichen Unterschied in deiner Hand bei Ja- oder Nein-Aussagen.
- Wenn du einen Unterschied festgestellt hast, reduzierst du die Grundspannung der Hand. Immer weiter, bis sie völlig entspannt ist. Die Finger bleiben gestreckt.

Wenn du bessere Ergebnisse mit dem Daumen und einem anderen Finger erzielst, dann verwende diese Kombination. Manchmal funktioniert der Test auch besser mit der anderen Hand. Ich verwende normalerweise den Daumen und den Zeigefinger zum Testen.

Auf der DVD findest du das Video mit der Anleitung zum Handtest.

Der innere Test

Und schließlich gibt es Situationen, in denen du keine Hände frei hast. Das ist der Fall, wenn du an einer Klippe hängst und entscheiden musst, ob du loslässt oder nicht. Auch in dieser und ähnlichen Situationen musst du in der Lage sein, eine klare Ja- oder Nein-Aussage zu erhalten. Dazu eignet sich am besten dein Kopf. Das Feld in deinem Kopf ändert seine Richtung bei Ja- und Nein-Aussagen. Der Test ist quasi ein Hineinhören in die Rhythmen und Felder, die in deinem Kopf vorhanden sind. Das macht diesen Innentest ganz einfach.

- Um es zu üben, schließe deine Augen und sage abwechselnd ja und nein.
- Spüre dann die Veränderungen im Feld und in den Energien im Kopf.
- Wenn du die Antwort im Kopf gefunden hast, stütze beide Hände auf oder drücke beide Füße in den Boden. Damit erhöhst du die Spannung im Körper.
- Dann versuche noch einmal, die Antwort im Kopf auf *ja* und *nein* wahrzunehmen. Das ist der Reality-Check. Denn es sind genau diese Situationen, wenn die Spannung hoch ist und die Hände nicht frei sind, wenn du diesen Test benötigst.

Auf der DVD findest du eine Anleitung zum inneren Test als Video.

Weitere Testmethoden

Neben den beschriebenen Tests gibt es viele weitere, von denen ich hier nur einige wenige nennen möchte. Einige benötigen die Zuhilfenahme von Instrumenten, andere funktionieren ohne. Tests mit Instrumenten sind zum Beispiel Elektroakupunkturmessungen oder Messungen mit Pendeln oder Ruten, die die Veränderungen des Feldes im Handteller verstärken. Tests ohne Instrumente sind zum Beispiel der Pulstest, der Muskeltest und der O-Ringtest. Ihre Funktionsweise und Anwendung werden in zahlreichen Veröffentlichungen hinreichend beschrieben, und sie sind für bestimmte Testsituationen durchaus zu empfehlen.

Praktische Anwendung

Zu Beginn der Behandlung teste ich mit den Armen des Patienten. Erst im Stehen und dann im Liegen. Der Patient liegt dabei entspannt auf der Liege vor mir. Um Zeit abzukürzen und nicht immer an Patienten »herumziehen« zu müssen, teste ich im zweiten Schritt viele Themen mit meinen eigenen Armen oder meiner Hand für den Patienten und verwende nur ab und zu als Bestätigungstest die Arme des Patienten.

Als Faustregel könnte gelten: Auf einen Test mit den Armen des Patienten kommen fünf Tests mit meinen Armen und 15 Teste mit meiner Hand. Dadurch bin ich schnell und effizient im Testen, und dieses Vorgehen empfehle ich auch dir. Alle Zwischenfragen testet der Therapeut über sich selbst, und nur die Kontrollfragen testet er über den Patienten.

Empathie

> Vom Bücherlesen allein wirst du klug. Vom Erfahren und Ausprobieren wirst du weise. Mich interessiert deine Klugheit nicht, all das angelesene und gelernte Wissen, sondern nur, was du selbst erkannt und erfahren hast.

Empathische Kompetenz

Mit dem Einfühlungsvermögen sind wir in der Lage, andere Menschen in ihren Emotionen, Gedanken, physiologischen Reaktionen, Erinnerungen und Mustern zu verstehen. Es ist eine Kompetenz, die wir im Laufe unseres Lebens ausprägen und entwickeln oder auch wiederentdecken können. Jedes kleine Kind besitzt nämlich empathische Kompetenz als natürlich gegebene Fähigkeit. Aber durch das Umfeld und unsere Gesellschaft, die solche Fähigkeiten nicht unterstützen oder sogar unterdrücken, wird seine natürliche Empathie blockiert. Empathie braucht nur wieder freigelegt werden, sie ist in jedem von uns vorhanden.

In der intuitiven Diagnostik bedienen wir uns unserer empathischen Fähigkeiten, entdecken sie wieder und entwickeln sie gleichzeitig weiter. Die Kombination mit dem Armlängentest ermöglicht uns, unsere Gefühle und Wahrnehmungen auf Wahrhaftigkeit zu überprüfen und damit ihnen immer mehr zu vertrauen lernen.

Ein guter Diagnostiker ist ein empathischer Mensch, und ich habe noch keinen Teilnehmer in all meinen Workshops in vielen Ländern erlebt, der diese Fähigkeiten nicht innerhalb von wenigen Tagen wieder freilegen konnte und überwältigt war, wie viel und detailliert wir in der Lage sind, mit unseren Sinnen wahrzunehmen.

Während der Armlängentest eine Funktion unserer rechten, männlichen Seite beziehungsweise der linken Hirnhälfte darstellt (er ist präzise, logisch, eindeutig und bietet im Grunde nur ein Null/eins-Antwortsystem, wie wir es aus der Basissprache der Computer kennen), ist die Empathie eine Funktion unserer linken, weiblichen Seite beziehungsweise der rechten Hirnhälfte. Sie setzt sich aus einer Fülle von Eindrücken und Sinnen zusammen.

Diagnostische Qualität bedarf der Integration beider Seiten, der männlich-rationalen und der weiblich-intuitiven. Nur zu testen ist zu einseitig, nicht differenziert genug, denn es ermöglicht nur Ja/Nein-Antworten. Andererseits führt das Fühlen, Spüren und Wahrnehmen allein oft zu einem Sichverlieren in der Fülle der Eindrücke und zur Unfähigkeit, Wesentliches vom Unwesentlichen zu unterscheiden.

In Bildern ausgedrückt, ist die intuitive Seite der Wahrnehmung wie ein Zauberwald und die rationale Seite der Wahrnehmung der Weg durch diesen Wald – ohne ihn würden wir darin verlorengehen.

Mit ein wenig Übung kommen wir wieder in die Lage, mitfühlen zu können. Der einfachste Weg dazu ist, uns vorzustellen, selbst derjenige Mensch zu sein, den wir wahrnehmen wollen. Wir erlauben uns, kurz zu dem anderen Menschen zu werden, und spüren damit den Menschen quasi von innen. Das ist wohl die ursprüngliche Bedeutung des Wortes *Mitgefühl*. Von außen auf ihn zu schauen und in ihn hineinzusehen erlaubt das Mitfühlen nicht und ist angstbasiert – meist die Angst vor dem Unbekannten, das uns erwartet. Die Angst, etwas zu spüren, was unangenehm ist, uns an etwas erinnert, was wir selbst erfahren und gut verdrängt haben.

Jede Berührung mit einem anderen Menschen ist eine Konfrontation mit uns selbst und damit das Geschenk, eigener Themen bewusst zu werden und diese damit klären zu können.

Beobachten

Diagnostik ohne Geräte

Welcher Absolvent eines Medizinstudiums ist noch in der Lage, ohne all die Geräte und ohne Labordiagnostik eine Erkrankung oder Krankheit zu diagnostizieren, sie zu verstehen und eine erfolgreiche Behandlung durchzuführen. Wer beherrscht noch eine klare Anamneseerhebung, wer hat Abhören, Abklopfen oder Antlitzdiagnostik gelernt, wer kann Ausscheidungen beurteilen … und wer beherrscht das liebevolle Einfühlen in den Patienten? All diese Fähigkeiten und Fertigkeiten werden als nicht mehr notwendig erachtet und an Geräte abgegeben. Doch Labor, Röntgen, Ultraschall sind diagnostische Verfahren, die nur bei bereits fortgeschrittenen Krankheitszuständen sinnvolle Ergebnisse erzielen. Sie sind nur in der Lage, die Struktur und Biochemie zu untersuchen. Aber genau da beginnen die Krankheiten nicht, mal abgesehen von Vergiftungen und Unfällen. Fast alle Krankheiten und Störungen nehmen ihren Anfang in einer Veränderung und Irritation des Feldes, also auf der rhythmischen, mentalen, emotionalen oder energetischen Ebene. Aber der klassischen Medizin fehlen die Augen, um dorthin zu sehen.

So gehen Wochen, Monate und Jahre verloren, bis die Irritationen auch die Biochemie und Struktur geschädigt haben und dort sichtbar werden. Und damit wird die Behandlung, die am Beginn der Störung noch einfach gewesen wäre, kompliziert, langwierig, teuer und oft erfolglos oder nur noch symptomunterdrückend. Heilung ist dann oft nicht mehr möglich. Aus der Irritation wird eine chronische und leidvolle Erkrankung, deren Behandlung der langjährigen Einnahme von Medikamenten bedarf und wiederum noch mehr Leiden erzeugt.

Die meisten Menschen spüren sehr schnell, wenn etwas in ihnen nicht mehr stimmt. Wenn die Energie abfällt, die Körperwahrnehmung sich verändert, die Beweglichkeit nachlässt, Schmerzen oder Beklemmungen auftreten. Nur werden ihre Wahrnehmungen in den meisten Fällen mit der bestehenden Gerätediagnostik nicht bestätigt, da diese Methode der Diagnostik viel zu grob ist und damit nicht qualitativ hochwertig. Ich gehe sogar noch einen Schritt weiter in meiner Forderung an die intuitive Diagnostik: Wir brauchen eine hochwertige Diagnostik, die Veränderungen bei den Betroffenen gleichzeitig mit ihren eigenen Wahrnehmungen oder, besser noch, davor anzeigen kann, sobald die Veränderungen sich im Feld manifestieren.

Denn dann sind die Störungen oft auch noch auf der Ebene des Feldes behandelbar, und zwar mit moderner energetischer Medizin, die jeder Mensch selbst praktizieren kann. So können die Störungen in Sekunden, Minuten, Stunden, maximal Tagen wieder komplett verschwunden sein. Bei der intuitiven Diagnostik nutzen wir all unsere inneren Fähigkeiten und Sinne und verbinden diese miteinander.

Die Kunst der Beobachtung

Ich möchte dich stufenweise in die Kunst der Beobachtung einführen. Sie ist die Grundlage der intuitiven Diagnostik. Wenn wir einen Menschen oder auch ein System betrachten, gibt es drei grundsätzliche Arten der Beobachtung:
1. Beobachtung von außen,
2. Beobachtung über eine Blaupause,
3. Beobachtung von innen.

Dem Entdecken geht das Beobachten voraus, und das muss wertungsfrei sein. Es gleicht dem Staunen eines Kindes. Es ist frei vom vorhandenen Wissen und von den Glaubenssätzen. Es ist ein Infragestellen all des Gelernten. Willst du Neues entdecken, musst du beobachten. Damit sammelst du ein Puzzleteil nach dem anderen zusammen und kannst sie zu Erkenntnis zusammensetzen.

- *Beobachtung von außen:* Dabei bleibst du in dir und schaust aus deinen Augen, deiner Perspektive von außen auf einen Menschen, eine Situation, ein System. Du bist verleitet, die äußeren Eindrücke mit inneren Wertungen und Erwartungen abzugleichen, und es wird dir schwerfallen, die Beweggründe und Ursachen des aktuellen Zustands zu verstehen. Diese Art der Beobachtung ist für die intuitive Diagnostik nicht geeignet.
- *Beobachtung über eine Blaupause:* Die Beobachtung über eine Blaupause ist ein Zwischenschritt zwischen dem Außen und dem Innen und erlaubt Interaktionen von Menschen sowie Veränderungen in der Zeit wahrzunehmen. Dabei erschaffst du eine virtuelle Bühne, zum Beispiel auf deiner geöffneten Hand, und stellst den zu beobachtenden Menschen verkleinert drauf. Die Größe entspricht ungefähr einer Puppe. Da du die Details nur mit dem inneren Auge sehen kannst, ist es besser, du schließt deine Augen und konzentriert dich. Sobald die kleine Person auf deiner Hand steht, kannst du ihr Gewicht spüren und die Veränderung des Feldes. Du kannst die Hand drehen und dir die Person aus verschiedenen Richtungen ansehen, und du kannst in die Person hineinsehen.
Du kannst auf deine andere Hand die gleiche Person in einem anderen Alter stellen und die Wahrnehmungen vergleichen. Du kannst andere Personen auf die andere Hand stellen (Partner, Kinder, Ex-Partner, Mutter, Vater …) und die Interaktionen der Felder betrachten. Für die Diagnostik einer Partnerschaft kannst du auch beide Partner auf je eine Hand stellen und die Hände voneinander entfernen und wieder näher zusammenbringen und die Veränderungen der Felder beobachten.
Oder du bringst eine ganze Ahnenreihe auf die imaginäre Bühne und schaust die Interaktionen an. So kannst du zum Beispiel erkennen, dass das Thema des Patienten schon seit drei Generationen vorhanden ist und einfach immer nur an die nächste Generation weitergegeben wurde. Damit wird auch klar, dass dein therapeutischer Ansatz geändert werden muss, denn Themen lassen sich immer nur an ihrer Wurzel klären.
- *Beobachtung von innen:* Du kannst die Beobachtung von innen auch als Einfühlen bezeichnen. Dabei identifizierst du dich mit dem Menschen, wirst selbst zu dem Menschen. Das kannst du auch mit Tieren, Gebäuden und

Firmen tun. Sie alle sind lebendige Systeme. Die Beobachtung von innen ist die Grundtechnik für die intuitive Diagnostik.

Ich empfehle dir, dich zu Beginn einer Behandlung zuerst mit dem Menschen zu identifizieren, um ihn überhaupt verstehen zu können. Ich frage dazu den Patient immer vorher, ob ich ihn oder sie wahrnehmen darf. Wenn du das während der Behandlung und zum Abschluss wiederholst, kannst du die durch die Behandlung erreichten Unterschiede wahrnehmen und spüren, wie sich der Mensch danach fühlt.

Es ist auch möglich, anstatt in den Menschen einzutauchen, dir nur einzelne Organe von innen anzusehen. Wenn dich zum Beispiel die Lunge oder das Herz interessiert, gehst du nur in dieses Organ hinein und spürst es in dir. Damit kannst du es am besten mit dem abgleichen, was du als gesundes und freies Organ wahrnimmst. Wichtig ist bei der Beobachtung von innen, dass du selbst in einem gesunden und ausbalancierten Zustand sein solltest, um nicht deine Themen in den Patienten hineinzuprojizieren.

Diese Technik ist weniger für die Selbstdiagnostik als für die Fremddiagnostik geeignet. Für die Selbstdiagnostik nimmst du dich selbst genau wahr und vergleichst mit anderen Zeiten aus deinem Leben, um Unterschiede wahrzunehmen und dich eventuell auch daran zu erinnern, wie sich ein freies und gesundes Organ anfühlt, und damit, was dein Ziel für die Therapie ist.

Hier eine Übung, um die Arten des Beobachtens zu lernen:

- Komme mit ein paar Menschen zusammen. Stellt euch im Kreis auf.
- Zuerst nimmt jeder Teilnehmer sich selbst wahr, fühlt in sich hinein, spürt Atmung, Stand, Haltung, Mimik, Muskulatur und Energiefeld – ist es eng oder weit …
- Dann geht ein Teilnehmer freiwillig in die Mitte und erlaubt, von den anderen beobachtet bzw. betrachtet zu werden.
- Zuerst schauen alle von außen auf die Person: Haltung, Körperform, Mimik …
- Dann stellt sich jeder Teilnehmer im äußeren Ring vor, selbst die Person in der Mitte zu sein. Man wird zu diesem anderen Menschen und nimmt wahr, wie sich die Person fühlt, wie sie atmet, steht, wie sie sich bewegen würde, wo Blockaden sind, wo Schmerzen, wie das Energiefeld ist.
- Man kann auch wahrnehmen, wie sich die Person vor einer Stunde, vor fünf Tagen, vor zehn Jahren oder im dritten Monat der Schwangerschaft gefühlt hat.
- Alles bleibt gespeichert, und mit deinem Mitgefühl kannst du das alles lesen.

- Es ist auch möglich, in verschiedene Situationen zu gehen. Also, wie würde sich der Mensch fühlen, wenn er mit dem Partner zusammen oder auf der Arbeit wäre oder die Eltern besuchen würde oder allein auf einer Insel wäre?
- Du kannst dich mit Hilfe deines Mitgefühls frei in dem anderen Menschen bewegen und bist nicht mehr durch Raum, Situation und Zeit begrenzt.
- Jeder nimmt sich anders wahr, wenn er sich vorstellt, in einer bestimmten Situation zu sein, und du kannst das in anderen Menschen spüren.
- Wichtig ist nur, dass du nach der Übung wieder bei dir selbst ankommst. Also einmal tief durchatmen und wieder dich selbst wahrnehmen.

- Die dritte Form erlaubt noch ganz andere Möglichkeiten: Du kannst die Interaktionen zwischen Menschen wahrnehmen.
- Dazu stellst du den zu beobachtenden Menschen in Puppengröße auf deine Hand, die vor deinem Körper und nach oben geöffnet ist.
- Schließe die Augen und betrachte mit dem inneren Auge.
- Du kannst die Hand nun etwas rotieren und die Person von allen Seiten ansehen.
- Du kannst die zweite Hand auch nach vorne bringen und dieselbe Person zu einer anderen Zeit draufstellen und beide miteinander vergleichen. Das Gewicht kann sich unterschiedlich anfühlen, oder du siehst unterschiedliche innere Bilder.
- Du kannst aber auch eine andere Person auf die andere Hand stellen: den Partner, die Partnerin, die Mutter, den Vater, Ex-Partner ... und dann dir die Interaktionen zwischen beiden betrachten mit dem inneren Auge.
- Wenn du dann die Hände weiter voneinander entfernst und wieder näher zusammenbringst, kannst du die Interaktionen der Felder beobachten.
- Schaue dabei auf den Raum über deinen Händen und darunter.
- Der Raum darüber steht für die Plusrealität (Tag), der Raum darunter für die Minusrealität (Nacht) unserer Dualität.
- Es ist auch möglich, auf dieser Bühne, die du für die Blaupausen erschaffst, mehrere Generationen der Ahnen zu visualisieren und deren Interaktionen zu betrachten.

Du kannst die Blaupausentechnik auch verwenden, wenn der Patient eine so negative Ausstrahlung hat, dass du primär nicht in das Feld eintauchen möchtest, um dich selbst nicht zu gefährden.

Objektivität der Ergebnisse
Bewusstheit und Fokussierung

Wie bereits erläutert, ist eine der großen Herausforderungen an uns Therapeuten, klar zu sein in der Fragestellung, um über die Tests verwertbare Ergebnisse zu erhalten. Nochmals: Ein Chirurg beispielsweise wird mit dem Organ Leber etwas anderes verbinden als ein Psychologe oder ein Anwender der Traditionellen Chinesischen Medizin. Wenn jeder in seiner Sichtweise verharrt, werden alle beim Testen verschiedene Ergebnisse erzielen. Um das zu überwinden, helfen die sogenannten acht Ebenen der Störungen: Struktur, Biochemie, Rhythmus, Mentales, Emotionales, Energetisches, Seelisches, Unbekanntes. Denn darin sind alle Sichtweisen enthalten. Ich erkläre sie dir im nachfolgenden Kapitel (ab Seite 62) ausführlich.

Komplexer ist es, eine Bewusstheit und Vorstellung von Raum, Zeit und Identität zu entwickeln, wie ich bereits im Kapitel *Es schaut* zum Kugelblick erklärt habe. Es erfordert ein permanentes Erinnern an die Art der Sicht, und das ist auch für langjährige Anwender oft noch eine Herausforderung. Noch komplexer wird es bei der Vorstellung von Realitätsräumen. Vom dualen Modell mit Plus- und Minusräumen zur Trialität mit unendlich vielen Realitätsräumen. Auch darauf werde ich noch ausführlich eingehen. Das Schöne ist, dass mit immer mehr Erfahrung und Beobachtung die Weisheit hinzukommt. Und sie ist es, die uns ermöglicht, präzise Fragen zu stellen.

Zusammengefasst: Je mehr Weite und Offenheit wir beim Testen zulassen können und je mehr wir uns von begrenzenden Modellen verabschieden, desto genauer sind unsere Testergebnisse und damit auch vergleichbarer.

> Die Anwendung der intuitiven Diagnostik lässt sich mit einer Meditation vergleichen: Fokussiert, balanciert, konzentriert und ganz weit und offen schaut es durch uns als Instrument des Sehens.

Und am Ende macht im Vergleich zu anderen Behandelnden nur die Bewusstheit des Therapeuten den Unterschied bei den Behandlungserfolgen.

Fehlerquellen in der intuitiven Diagnostik

- *Verlassen des Kugelblicks:* Die größte Fehlerquelle ist das Verlassen des Kugelblicks. Der Kugelblick ist wie eine weit geöffnete Hand, die einem Therapeuten erlaubt, den Raum mit seiner Präsenz zu füllen. Verlassen wir den Kugelblick, weil wir unsicher werden, Angst bekommen oder unsere eigenen Themen getriggert werden, schließen wir bildlich gesprochen die Hand und machen das Energiefeld eng. Unsere Präsenz bricht zusammen. Dann kann es dazu kommen, dass der Patient unsere Rolle übernimmt, er bestimmt den Raum, das Feld. Damit geschieht energetisch ein klassischer Therapeuten-Patienten-Rollenwechsel. Und die Testergebnisse stimmen nicht mehr.
- *Unterschiedliches Verständnis:* Dass mehrere Therapeuten zusammenarbeiten, fällt am deutlichsten auf, wenn sie ein unterschiedliches Verständnis der Themen haben. Der eine möchte alle Probleme im Patienten finden, der andere hat den Filter »Zeige mir nur das Wesentliche« für sich erschaffen. Dieser Filter ist oft sinnvoll, denn eine Ursache hat oft viele Entsprechungen, erzeugt viele Symptome. Und da man an denen eh nicht arbeiten kann, kann man in der Diagnostik auch oft auf die nachgeordneten Symptome verzichten und sich auf das Wesentliche konzentrieren. Das Problem bleibt dennoch: Durch ihr unterschiedliches Verständnis können sie zu unterschiedlichen Ergebnissen kommen.
- *Projektionen:* Ein ernsthaftes Problem liegt vor, wenn ein Therapeut seine eigenen Themen in den Patienten hineinprojiziert. Wenn er so die eigenen ungelösten Themen stellvertretend im Patienten findet und dort versucht zu behandeln, anstatt sie bei sich selbst zu klären. Leider kommt das Problem häufig vor.
- *Manipulationen:* Wenn ein Therapeut aus Angst, Gier, Machtstreben oder Kompensation eigener Unzulänglichkeiten manipulativ Patienten beeinflusst, ist es schlichtweg Missbrauch. Schwierig ist nur, für sich selbst herauszufinden, wann man beginnt zu manipulieren.
- *Energetische Unsauberkeit:* Wenn der Patient die Praxis eines Therapeuten energetisch unsauberer verlässt, als er sie betreten hat, muss etwas komplett falsch gelaufen sein. Denn es ist die oberste Pflicht des Therapeuten, für die eigene energetische Klarheit und die Klarheit der Räume zu sorgen. Deshalb erhalten diejenigen meiner Therapeuten, die blockiert oder irritiert sind, auch sofort »Berufsverbot«. Und das gilt so lange, bis sie wieder klar sind. Die einfachste Möglichkeit, wie wir energetische Unsauberkeit feststellen können, ist, nach der eigenen Identität zu fragen (»Ich bin ich« austesten) und wie hoch unsere Ladung ist (Ladung in Prozent austesten). Diese Punkte werden auf den nachfolgenden Seiten noch ausführlich erläutert.

- *Eine Mischung aus Fragen und Aussagen beim Testen:* Wir müssen uns völlig klar darüber sein, ob wir beim Testen mit Fragen oder Aussagen arbeiten. Aussagen haben den Vorteil, dass die Antworten des Körpers ohne Übersetzung zu verstehen sind. Unterschiedlich lange Arme bedeuten Stress, gleich lange Arme Balance. Aussagen haben auch den Vorteil, dass sie für Routinetestungen sehr sparsam in Hinblick auf unsere Energie und Konzentration sind. Bei Fragen hängt die Bewertung der Antwort von der Frage selbst ab. Fragen brauchen zudem die Aufmerksamkeit und Zeit, darüber nachzudenken, wie die Antwort zu werten ist.

Mein Tipp:
Verwende im Normalfall immer Aussagen. Und wenn du bei einem Thema tiefer gehen willst, dann wechsle zu Fragen über.

Entdecken

Warum ich Arzt geworden bin? Nicht primär, um anderen zu helfen, sondern weil ich Spaß am Entdecken habe. Ich will verstehen, wie das Leben funktioniert. Dem Faust Goethes ähnlich, nur dass ich dafür zu keinem Pakt bereit bin. Und wenn der Tag kommt, an dem du in einer Behandlung nichts Neues mehr entdeckst, ist es vorbei, und du solltest dir eine neue Tätigkeit suchen, denn das solltest du weder dir noch den Patienten zumuten.
Noch bin ich Arzt und habe in den fast zwanzig Jahren Heilpraxis nicht einen Tag erlebt, der mir nicht eine neue Erkenntnis brachte. Wenn wir den Patienten unsere Hilfe anbieten, so nur deshalb, damit es ihnen bessergeht, und nicht, weil wir die Arbeit lieben, denn dann benutzen wir die Patienten nur, um uns besser zu fühlen. Das ist nicht fair. Es ist ein Missbrauch.

Wenn wir unsere Arbeit hingegen machen, weil wir die Patienten lieben und weil die Arbeit uns Freude und Erkenntnis bringt, dann haben die Patienten davon einen Nutzen – wie wundervoll. Ich schreibe dieses Buch doch auch nicht nur für dich, lieber Leser, denn dann würde ich dich benutzen, und das möchten weder du noch ich. Ich schreibe es für mich, weil es mir Freude und Erfüllung bringt und eine Herausforderung darstellt. Ein Buch zu schreiben ist wie eine intensive Liebesbeziehung, ein einander Entdecken. Und wenn diese Liebe dich inspiriert und dir etwas schenkt – wie wundervoll. Paracelsus schrieb bereits vor 500 Jahren, dass das einzige Buch, das es sich lohne zu lesen, der Mensch selbst sei. Und dem kann ich nichts hinzufügen außer: Viel Spaß auf deiner Entdeckungsreise!

2. Grundlagen

Bevor wir uns ganz dem Praktischen widmen können, brauchen wir erst einige theoretische Grundlagen, um in unserer Arbeit die Zusammenhänge zu verstehen. Ich versuche, sie dir nicht trocken zu präsentieren, denn nichts ist in meinen Augen schlimmer als Bücher, bei denen man gähnen muss – langweilige Bücher sind keine Minute unsere Lebens wert.

Und da ich mich noch gut an all die Jahre der Schulzeit und des Studiums erinnern konnte, in denen die Lehrbücher an Telefonbücher erinnerten und das Erlernen der Inhalte dem Auswendiglernen von Telefonnummern nahe kam, beschloss ich, ein Lehrbuch zu schreiben, das zu lachen beginnt und dessen Inhalte du mit Freude lernen kannst.

Das System der Regulation

Für mich sind die meisten Menschen in Zeit, Feld und Identität multipel fragmentierte quietschende Systeme. Von Schönheit, innerer Harmonie und Vollkommenheit sind sie so weit entfernt wie ich hier gerade in Kalifornien vom Himalaja. Der Unterschied ist jedoch, dass ich ihre Schönheit, Harmonie und Vollkommenheit noch erahnen kann, sonst könnte ich nicht mit ihnen arbeiten. Wenn ich die Menschen, die zu mir zu Behandlungen oder in Workshops kommen, nicht lieben könnte, könnte ich nicht mit ihnen arbeiten.

Frau Dr. Draschinski – eine Mitarbeiterin von Prof. Perger, der ich auf der Suche nach den Vätern der Regulationsmedizin begegnete – hat mir vor vielen Jahren einen dicken Stapel Papiere übergeben. Es waren die Vortragsunterlagen zu den Forschungen zur Regulationsmedizin der Professoren Pischinger und Perger aus den siebziger Jahren, die die Regulationsmedizin entwickelten. Viel ist von Pischinger und Perger heute nicht mehr zu hören, weil die moderne Medizin glaubte, die Wunderwaffen Antibiotika und Kortison würden sie von der Suche nach den Ursachen von Störungen und der Vertiefung des Verständnisses des menschlichen Organismus befreien. Der letzte Autor, der über die Regulationsmedizin in moderner Weise geschrieben hat, war der Anatomieprofessor Hartmut Heine in seinem Werk *Biologische Medizin*. Ansonsten ignoriert die Medizin in der Klinik und Ausbildung die Regualationsmedizin.

Und doch haben die beiden Wiener Professoren die Medizin für immer verändert, denn sie haben sich mit den Regulationsmechanismen im Körper beschäftigt. Ihre Forschungen widmeten zum ersten Mal in der Medizingeschichte der Rolle des Bindegewebes als zentraler Informations- und Transportstrecke

Das System der Regulation

besondere Aufmerksamkeit. Ein weiterer Schwerpunkt ihrer Arbeit lag auf der sogenannten Herdforschung, wie die Untersuchung von Tausenden beherdeten Tonsillen und deren Auswirkungen auf den Gesamtorganismus genannt wird (dazu an späterer Stelle mehr).

Aus meinem Medizinstudium besaß ich die Vorstellung, dass jede einzelne Zelle von Nerven und Blutgefäßen versorgt wird. Doch damit lag ich falsch. Ebenso hätte ich annehmen können, dass jedes einzelne Haus einen exklusiven und direkten Privatanschluss an eine Autobahn oder zumindest an eine Bundesstraße hätte. Hätten alle unsere Zellen einen solchen Privatanschluss, dann wären wir Menschen so groß wie Elefanten. In den Vortragsschriften von Alfred Pischinger und Felix Perger lernte ich nun ein neues Organ kennen: das Bindegewebe. Dieses leitet Informationen von den Nerven zu den einzelnen Zellen und zurück. Und es transportiert die Nahrung von den Gefäßen zu den einzelnen Zellen und die Abfälle wieder zurück. Das Bindegewebe ist das größte Organ des menschlichen Körpers. Es kann verschlacken und übersäuern – und dadurch in seiner Funktion drastisch eingeschränkt werden. Darüber hinaus kann es sich auch Informationen merken: Emotionen und Energien. Doch wo findet diese essenzielle Bedeutung für den Körper in der konventionellen Medizin eine entsprechende Würdigung? Welche Diagnostik und welche Therapie kann die heutige konventionelle Medizin dafür anbieten? Keine!

Die klassischen Systeme der europäischen Medizin hatten dafür noch ein Verständnis, wenngleich kein so stark auf der Anatomie basierendes. Auch die Traditionelle Chinesische Medizin und der Ayurveda werden dem Organ Bindegewebe weitgehend gerecht. Sie alle wussten um die Bedeutung der regelmäßigen Reinigung, der Entschlackung und des Fastens. Dabei wird die Regulations- und damit Arbeitsfähigkeit des Bindegewebes wiederhergestellt.

Dieses wertvolle intuitive Wissen ging in der modernen medikamenten- und gerätebasierten Medizin nahezu verloren. Wenn ich an meine ärztliche Zeit in der Geriatrie (der Behandlung älterer Menschen) und der Chirurgie zurückdenke, kann ich mich fast nur schämen. Wurde beispielsweise Wasser in den Beinen diagnostiziert, gab man Diuretika, Wassertabletten, um das Wasser über die Nieren aus dem Körper zu ziehen. Dabei lagert der Körper grundsätzlich Wasser ein, um abgelagerte Säuren zu verdünnen und so zu verhindern, dass sie das Gewebe schädigen. Der Körper versucht also, sich selbst zu helfen, und das Wasser in den Beinen hat eine wichtige Funktion. Therapeutisch sinnvoll wäre es daher gewesen, die Säurezufuhr oder -produktion im Körper, etwa durch Allergien, zu reduzieren. Kaffee, Tee, Weizenprodukte, unverträgliche Medikamente etc. weglassen. Und reichlich stilles Wasser trinken, um die Säuren herauszuspülen.

Eine derartige therapeutische Herangehensweise setzt jedoch voraus, dass man den Menschen nicht als Maschine, sondern als intelligentes selbstregulierendes biologisches System betrachtet. Verabreicht man diesem System Wassertabletten, setzt man nicht nur die Selbstregulierung außer Kraft, man schädigt es auch nachhaltig und bringt die Patienten so über kurz oder lang ins Grab (wenn auch ausgetrocknet und damit leichter zu tragen). Und bis dahin bekommen viele von ihnen noch Geschwüre an den Beinen. Damit schafft der Körper sich Öffnungen, über die er versucht, die konzentrierten Säuren und Gifte loszuwerden. Bis vor hundert Jahren wurden diese Öffnungen über erkrankten Bereichen von Ärzten noch künstlich geschaffen mit der sogenannten Fontanelle, um die lokale Entgiftung zu ermöglichen.

Dass man einfach nur durch Wasser viele Störungen und Krankheiten wirksam behandeln kann, hat auch der iranische Arzt Fereydoon Batmanghelidj eindrucksvoll bewiesen. Er hat es in seiner Gefangenschaft am eigenen Leib erfahren und später daraus eine Therapie entwickelt und sie weltweit gelehrt. Ich finde, der Titel seines bahnbrechenden Buches *Sie sind nicht krank, Sie sind durstig!* sagt alles.

Ist ein System fähig zu regulieren? Oder ist die Regulation, der natürliche Mechanismus des Systems, in irgendeiner Form beschränkt oder blockiert? Was hat die Regulation blockiert? Gifte, emotionale Schockreaktionen, Fehlentscheidungen, Beeinflussungen von außen, oder ist es einfach eine Form des Selbstschutzes bei anhaltender Überforderung? Oder alles zusammen? Das herauszufinden ist unsere Aufgabe als Therapeuten.

Meine Buchtipps für dich:
- Alfred Pischinger, *Das System der Grundregulation – Grundlagen einer ganzheitsbiologischen Medizin,* Stuttgart 2004, ISBN 3-8304-7194-7
- Hartmut Heine, *Lehrbuch der biologischen Medizin – Grundregulation und extrazelluläre Matrix,* Stuttgart 1997, ISBN 3-7773-1230-4
- Fereydoon Batmanghelidj, *Sie sind nicht krank, Sie sind durstig! Heilung von innen mit Wasser und Salz,* Berlin 2011, ISBN 3-9357-6725-0

Das Feld

Das Feld ist wie eine energetische Wolke, erfüllt mit einer besonderen Musik. Wenn du dich in sie hineinbegibst, beginnt sie dich zu verändern, ob du es willst oder nicht.

Noch vor zwanzig Jahren war es nicht möglich, in der konventionellen Medizin ernsthaft über Akupunktur zu reden. Zumindest nicht in Mitteleuropa. Das hat sich glücklicherweise geändert, und die Methode ist mittlerweile anerkannt, auch wenn sie in China nicht so betrieben und verabsolutiert wird wie von vielen westlichen Therapeuten, die ohne das philosophische Verständnis der Grundlagen der Traditionellen Chinesischen Medizin arbeiten. In China sind die Behandlungen mit Heilkräutern in Kombination mit Diätetik (der ganzheitlichen Versorgung und Beratung von Kranken) und Bewegungen die Hauptbehandlungsstrategie, denn nur damit erreicht man effektiv die tiefen, auf Erschöpfung basierenden Störungen. Akupunktur spielt dort eine Rolle bei oberflächlichen, leichten Störungen und macht auch nur etwa zwanzig Prozent der Behandlungen aus.
Über Energieflüsse, Energiefelder, Schwingungen und Irritationen derselben zu reden wird hierzulande aber immer noch von vielen Menschen und speziell »naturwissenschaftlich« (ich muss diesen Begriff einfach in Anführungszeichen setzen, denn mit den Gesetzen der Natur, die auf Schwingung, Harmonie, Geometrie und Energien basieren, hat es nicht viel zu tun) ausgebildeten Ärzten und Therapeuten in arroganter Weise abgetan und belächelt.

Anders verhält es sich erstaunlicherweise mit dem Feld. Dieser Begriff setzt sich nicht nur in der naturwissenschaftlichen Welt mehr und mehr durch, sondern auch in der täglichen Arbeitswelt. Das Feld eines Projekts, eines Teams, einer Idee – das sind gesellschaftsfähige Begriffe geworden. Und da es mir darum geht, nicht durch Wörter, die wie rote Tücher wirken, Menschen abzuschrecken, verwende ich gerne den Begriff *Feld*.
Hinzu kommt, dass für mich das Wort *Feld* viel eher die Brücke zu dem zurzeit sehr häufig verwendeten Begriffspaar *intelligente Felder* baut, weil darin das im Wort *Feld* bereits als Selbstorganisationsprinzip enthalten ist. Genau das sind Felder: komplexe Systeme mit Sinn, Ziel und Wirkmechanismen. Sie haben oft eine eigene Intelligenz.

Prinzipien von Gesundheit und Krankheit

Ich nehme die meisten Menschen als in Zeit und Identität multiple fragmentierte, quietschende Systeme wahr. Leider sind sie so. Und da ich sie hören kann, tut es meinen Ohren und meinem Herzen oft weh, aber zumindest kann ich wegschauen. Nur sie können nicht vor sich selbst weglaufen und erschaffen im Äußeren dann genau das, was sie im Inneren sind.

Wenn ich Gesundheit und Krankheit philosophisch und gleichzeitig praktisch betrachte, komme ich auf zwölf Grundprinzipien, die beides voneinander unterscheiden.
- Fluss oder Starre,
- Veränderung oder Festhalten,
- Harmonie oder Disharmonie,
- Liebe oder Ladung,
- Vollkommenheit oder Defekte,
- Eigenes oder Fremdes,
- Hingabe oder Wille,
- Integrität oder Lügen,
- Selbstliebe oder Selbstaufopferung,
- Energiegeben oder Energienehmen,
- Ganzsein oder Fragmentation,
- Bedarf beziehungsweise Notwendigkeit oder Mögliches.

Ein gesundes System entwickelt keine Krankheit.

Fluss und Starre

Jedes gesunde System befindet sich im Zustand des Flow, also in einem fließenden Zustand. Die Reaktion auf Reize und Herausforderungen ist frei möglich, und sie können adäquat beantwortet werden. Es ist die Fähigkeit, zu schwingen und zu leben. Aus dieser Auseinandersetzung, diesem Erschaffen von Erfahrungen entstehen Wachstum und Weisheit. Ein Festhalten findet nicht statt. Oder wie Heraklit sagte: »Alles fließt, nichts bleibt. Es gibt nur ein ewiges Werden und Wandeln.« Dadurch kann sich das System immer erneuern und anpassen, und es bleibt gesund.
Erstarrungen können ein ganzes System betreffen, zum Beispiel einen ganzen Menschen, oder auch nur Teile von ihm, zum Beispiel Organe. In der Erstarrung bleibt die Zeit stehen, und damit beginnt das Sterben. Die verfügbare Lebens-

energie halbiert sich bei einer kompletten Starre sofort, das System lebt von den rasch schwindenden Reserven.

Leben ist ein immerwährendes Loslassen. Leben beschenkt uns mit Schönem und Herausforderndem. Loslassen erzeugt Unsicherheit, weil wir zumeist Sicherheit mit Festhalten, Besitzen und Nichtloslassen verbinden. Kranke Systeme versuchen festzuhalten, wandeln Bewegung in Starre um. Wie oft versuchen wir, an etwas festzuhalten: schöne und unschöne Erinnerungen, der besondere Moment, das schwere Leid. Es scheint natürlich zu sein, das zu tun. Aber wir verlieren unsere Flexibilität, die Präsenz im Jetzt. Wir beginnen mehr und mehr in der Vergangenheit zu leben. Jede Art von Festhalten, Verfestigung erzeugt am Ende eine Ladung. Und Ladungen erzeugen Leid und Krankheit, denn sie sind das Gegenteil von Liebe.

Harmonie und Disharmonie

Gesunde Systeme sind schön. Ihre Schönheit ergibt sich aus der inneren Harmonie, der Übereinstimmung mit den Gesetzen der Harmonie. Sie sind klar, geklärt. So kann jeder auf eigene Weise erklingen, kann er selbst und einzigartig sein. Und miteinander harmonieren sie dennoch. Harmonie führt zu Öffnung, zu Vertrauen, zu Begegnung, zu Austausch, zu Freude. Disharmonie quietscht. Sie tut weh, und sie erschafft auf der Basis der Resonanz noch mehr Disharmonie. In der Disharmonie hat der Mensch den großen Plan verlassen, ein Leben ohne Führung, Sinn und Ziel setzt sich mehr und mehr durch. Dies führt automatisch zu Leid, zu Schmerzen und zu Fehlfunktionen, denn das ordnende und heilende Prinzip der Harmonie ist abwesend. Disharmonie kann den ganzen Menschen betreffen oder auch nur Teile davon.

Liebe und Ladung

Liebe ist. Sie hat keine Absicht, keine Gerichtetheit, sie will nichts außer sein, schenken und genießen. Alles, was nicht Liebe ist, hat eine Ladung, ist Ladung. Wir können es auch Hass, Angst, Schuld, Aggression, Autoaggression etc. nennen, es bleibt Ladung.
Und diese Ladung erschafft Krankheit. Es ist so wichtig, das Prinzip der Ladung zu verstehen, dass das Thema ein eigenes Kapitel bekommen hat, zu dem du noch kommen wirst.

Vollkommenheit und Defekte

Wenn wir davon ausgehen, dass wir alle am Beginn unseres Seins als Mensch so vollkommen wie nur möglich waren, dann machte diese Vollkommenheit auch unser Leuchten und unsere Präsenz aus. Wir können unsere schon mal vorhandene Vollkommenheit auf Einzelparameter aufspalten: Seele, Liebe, Energie, und die Präsenz von jedem dieser Parameter mit dem Armlängentest prozentual messen. Oft werden wir dabei zu sehr ernüchternden Ergebnissen kommen. Vieles von uns und unserer Vollkommenheit haben wir verloren. Durch die Traumen und Verletzungen des Lebens haben sich Anteile von uns abgespalten und sind scheinbar verlorengegangen. Das ist geschehen, damit diese Anteile Ladungen, Themen mit sich mitnehmen konnten, die wir nicht bewältigt hätten. Sie haben sich gleichsam aufgeopfert, damit wir weiterleben können. Oder sie sind durch Manipulation verlorengegangen. Zur Heilung ist es notwendig, alles Verlorene – soweit möglich – wieder zurückzuholen und zu integrieren.

Eigenes und Fremdes

In der Leber kann die Wut des Vaters stecken, im Unterleib die durch Sexualität abgeladenen Themen des Ex-Partners, in den Augen das unbewältigte fremde Leid. Wir können oft nicht unterscheiden, welche unsere Themen sind und welche wir von anderen übernommen haben. Das ist gefährlich. Es gibt zwei wesentliche Arten, Fremdes in uns aufzunehmen:

1. Zum einen, wenn wir für andere Leid mittragen, übernehmen wir ein Teil von ihm. Wir packen es in unseren Rucksack. Und fühlen uns wie Helden – wie viel wir doch tragen können. Wir glauben, dem anderen damit geholfen zu haben. Genau das Gegenteil haben wir getan. Wir haben uns und dem anderen geschadet. Uns, weil wir an dem Getragenen erkranken, und dem anderen, weil wir ihn der Notwendigkeit der Veränderung berauben. Er braucht sein Leben nicht zu verändern, denn irgendein Idiot wird schon kommen und wieder Ladung abnehmen. Wir entmündigen den anderen damit sogar: »Ich vertraue dir nicht, dass du mit deinem Leben klarkommst, also muss ich es für dich tun.«
2. Zum anderen nehmen wir Leid in uns auf, wenn wir mehr oder weniger unfreiwillig Fremdes übernehmen, wenn wir Manipulationen erlauben. Manipulationen haben das Ziel, uns zu kontrollieren oder energetisch von uns zu leben. Das kann bewusst oder unbewusst geschehen.

Nur wenn alles in uns, all unsere Anteile auch unsere eigenen sind, können wir gesund und glücklich sein.

Hingabe und Wille

Es lebt durch uns.

Die Kunst des Lebens besteht darin, sich dem Leben hinzugeben mit allem, was es uns schenkt. Wenn wir unseren Sinn leben, wird uns auch all das an Hilfen und Erfahrungen zur Verfügung stehen, was dazu nötig ist. Wenn wir aus Angst versuchen, zu bestimmen und mit unserem Willen und mit Macht etwas gegen den Fluss der Dinge durchzusetzen, verlieren wir die Unterstützung des Lebens und erfahren Leben als Kampf.

Burkhard Heim war einer der größten deutschen Forscher des letzten Jahrhunderts. Im Krieg verlor er als junger Mann bei der Herstellung von neuartigem Sprengstoff beide Hände und einen Großteil seines Augenlichts. Nur zwei Jahre nach diesem Unfall studierte er bereits Chemie, und weitere zwei Jahre später wechselte er ins Physikstudium, weil ihn die Chemie nicht mehr herausforderte. Burkhard Heim ließ sich 36-mal operieren, um in seinem noch vorhandenen Körper immer lebensfähiger zu werden. Seine wissenschaftlichen Leistungen sind denen Einsteins ebenbürtig, manche sagen, sie seien denen sogar weit überlegen, da Heim als Erster eine einheitliche Feldtheorie geschaffen hat. Hier seine Aussagen zu seinem Schicksal und zum Sinn seines Lebens:

»Ich habe den Eindruck, dass alles, was eigentlich geschieht, von vornherein seine Richtigkeit hat. Dass ich am eigentlichen Plan, der hinter allem steht, nicht viel ändern sollte. Ich bin auf dem Standpunkt, dass das, was auf mich zukommt, seine Richtigkeit hat und für die Gegebenheiten, die nun mal da sind, sowieso das Optimum sind. Manches mag mir schlimm erscheinen, ist es jedoch in Wirklichkeit überhaupt nicht, weil alles seine Richtigkeit hat. Und ich sage mir, ich habe eine bestimmte Aufgabe, zweifellos, denn es hat einen Sinn, dass ich überhaupt als Mensch existiere, ich habe also die Aufgabe, eine bestimmte Sinngebung zu erfüllen, und das ist der Sinn meines ganzen Daseins überhaupt, und dieser Sinn ist zu erfüllen, das ist mal das Wesentliche. Und das, was ich zur Erfüllung dieser Sinngebung brauche, das kriege ich sowieso, denn wenn ich das nicht bekommen würde, dann wäre es überhaupt sinnlos, dass ich da bin. Ich bejahe, dass ich einen Sinn habe. Wichtig ist für mich zu erfahren, wo dieser Sinn liegt. Und darauf muss man hinarbeiten. Natürlich fällt einem gar nichts in den Schoß. Ich muss immer versuchen, mit Spannung und Energie dahinter zu sein, dass ich diese Sinnerfüllung besser erreichen kann. Das fällt mir nicht zu. Ich kann mich nicht einfach hinsetzen und alle viere von mir strecken und sagen: Wird schon alles werden. Das ist mal klar.«

Burkhard Heim an seinem vierzigsten Geburtstag (Aus Illobrand von Ludwiger *Das neue Weltbild des Physikers Burkhard Heim*, Grünwald 2006)

Integrität und Lügen

Integrität bedeutet, ehrlich, ganz, vollkommen, heil, ungebrochen und unkorrumpierbar zu sein. Integrität setzt den Mut und die Beharrlichkeit voraus, diesen Zustand zu erschaffen, zu erhalten oder immer wieder neu zu erschaffen. Integrität passt nicht zusammen mit Kompromissen, die in ihrem Wesen immer Lügen zu uns selbst sind. Wir können mit der besten Diagnostik und Therapie den Patienten nicht heilen. Das kann er nur selbst tun, indem er mit unserer Hilfe beginnt, sein Leben zu verändern, denn Krankheit ist die Folge des bestehenden Lebens. Mit Kompromissen ist keine dauerhafte Gesundheit möglich, denn wir zahlen für jeden Kompromiss einen Preis.

Selbstliebe und Selbstaufopferung

Gesunde Menschen lieben sich selbst und werden immer primär darauf achten, dass es ihnen gutgeht. Wer sich selbst nicht liebt, versucht, von anderen geliebt zu werden, und ist dafür bereit, sich selbst aufzuopfern. Er wird anderen zuliebe etwas tun, was nicht gut für ihn selbst ist. Er wird sich kümmern und damit sein Gegenüber benutzen, um Aufmerksamkeit zu erhalten. Er wird mit dem Kümmern dem anderen gegenüber die unterschwellige Botschaft geben, dass er es selbst nicht schaffen kann und immer seine Hilfe benötigt. Das ist eine klassische Manipulation.
Wir können keine anderen Menschen erziehen, auch keine Kinder. Aber wir können eine Inspiration sein durch unsere Art zu leben. Und dann werden die anderen auch die Kraft finden, ihr eigenes Leben zu verändern.

Energiegeben und Energienehmen

Gesunde Systeme geben Energie, sie leuchten. Das können sie, weil sie selbst ausreichend Energie haben durch ihre Klarheit und Angebundenheit. Kranke Systeme benötigen Energie und ziehen diese aus ihrer Umwelt ab. Sie sind permanent im energetischen Defizit und können nur durch Energiediebstahl überleben. Das typische Beispiel sind die klassischen Opfer. Wir müssen lernen, Menschen die Wahrheit zu sagen, die uns Energie abziehen, was in uns beispielsweise Müdigkeit, Erschöpfung und Unlust zu kommunizieren auslöst. Wir sollten etwa sagen: »Es interessiert mich nicht, wer für all dein Leid verantwortlich ist. Aber es interessiert mich, warum die Energie im Raum abfällt, seitdem du die Verantwortung für dein Leben in anderen suchst.« Oder auch: »Ich muss dich unterbrechen, denn so kommen wir nicht weiter. Du hast dein Leben selbst erschaffen und kein anderer Mensch ist dafür verantwortlich. Und ich verliere in den letzten fünf Minuten, seitdem ich dir zuhöre, immer mehr Energie. Dazu bin ich nicht bereit.«

Das Zeichen eines guten Therapeuten ist, dass er nach der Behandlung von Patienten mehr Energie hat als vorher. Wenn nicht, hat er etwas falsch gemacht (siehe auch *Energetische Unsauberkeit* im vorangegangenen Kapitel, Seite 60).

Ganzsein und Fragmentation

Einklang zu sein und im Einklang zu sein ist nur möglich, wenn uns ein Klang durchdringen kann und wenn wir ganz sind. Doch in Wirklichkeit sind wir allzu oft fragmentiert. Verschiedene Bereiche, verschiedene Organe in uns leben in verschiedenen Zeiten. Das Herz wurde vor fünf Jahren gebrochen und ist immer noch dort. Das Steißbein wurde im achten Lebensjahr bei einem Rodelunfall irritiert, ist zeitlich noch dort und seitdem blockiert. Unser Selbstvertrauen haben wir mit vierzehn Jahren verloren und seitdem immer noch nicht wieder ganz zurückbekommen.

Fragmentiert sind wir nicht nur in der Zeit, sondern auch in der Identität. Wenn wir Fremdes in uns tragen, fremde Klänge, Energien, Programme, Lasten, Themen, so sind wir dort, wo sich dieses in uns befindet, nicht präsent. Wenn wir erstarrt sind, kommt es zu Unfällen, Verletzungen, und wenn die beschädigten Bereiche des Körpers einen fremden Klang, eine fremde Energie tragen, können sie nicht heilen, da sie nicht in die Regulation unseres Körpers eingebunden sind.

Bedarf und Notwendigkeit

Machen wir das, was möglich ist, oder das, was notwendig ist?

Die Wörter *Bedarf* und *Notwendigkeit* stehen für: »im Sinne unseres Lebensplanes und des großen Plans von allem«. Wenn wir das tun, was wir wollen und was möglich ist, ist es oft gegen den Lebensplan, und wir beginnen zu kämpfen, denn es gibt einen natürlichen Widerstand dagegen. Leben wird anstrengend. Wir können zu Helden werden und die Widerstände mit Kraft und Macht überwinden, werden aber am Ende verlieren.

Wenn wir dagegen in Übereinstimmung mit dem Bedarf und der Notwendigkeit handeln und leben, ist Leben leicht, denn der Kampf ist vorbei, und wir brauchen nur noch zugreifen, wenn uns das Leben das gibt, was wir benötigen, um unsern Sinn zu erfüllen. Jedes gesunde System hält sich an dieses Grundgesetz des Lebens und ist damit stabil und nachhaltig, zerstört nicht. Jedes kranke System verletzt dieses Gesetz und zerstört sich damit am Ende selbst. So wie es die Menschheit derzeit mit ihrem kranken Wahn nach permanentem Wachstum tut. Wenn ich nach dem Bedarf und der Notwendigkeit lebe, also mich meinem Lebensplan und dem großen Plan von allem hingebe, erfahre ich eine fast unvorstellbare Fülle und Schönheit im Leben. Ich kann von Fügungen leben und Leichtigkeit erfahren.

Wie entstehen Krankheiten?

Sind Bakterien und Viren die Ursachen von Erkrankungen?

> »Diese Theorie ist heutzutage allgemein akzeptiert, doch zu Kochs Zeiten war sie heftig umstritten. Einer von Kochs Kritikern war so davon überzeugt, dass diese Theorie falsch sei, dass er forsch ein Glas Wasser mit Vibrio cholerae (den Bakterien, die Koch als Ursache der Cholera-Erkrankung ansah) austrank. Zum allgemeinen Erstaunen schienen die virulenten pathogenen Bakterien dem Mann überhaupt nichts auszumachen. In dem Science-Artikel von 2000 wird über das Ereignis berichtet: ›Aus unerklärlichen Gründen entwickelte er keine Symptome, doch nichtsdestotrotz hatte er Unrecht.‹ Der Mann überlebte, und die Wissenschaft besaß die Dreistigkeit, zu behaupten, er habe Unrecht! Wenn man behauptet, dieses Bakterium verursache Cholera, und er gezeigt hat, dass die Bakterien ihm nichts anhaben können, wie kann man dann weiterhin behaupten, trotzdem Recht zu haben?«
>
> (Aus: Bruce Lipton, *Intelligente Zellen,* Burgrain 2012)

Streptokokken, die Mandelentzündungen hervorrufen sollen, befinden sich immer im Mundraum. Der Pilz *Candida,* der die Candidiasis hervorrufen soll (eine Schleimhauterkrankung im Mund und Rachenbereich, auch *Soor* genannt), befindet sich immer im Darm. Machen wir es uns da nicht etwas leicht, den Bakterien, Pilzen und Viren die Schuld für Erkrankungen zu geben? Stimmt die Theorie überhaupt? Oder unterstützen Bakterien und Viren den Körper bei der Reinigung, Aktivierung des Immunsystems und Heilung?
Wenn wir den Menschen als System verstehen, mit körperlichen, biochemischen, rhythmischen, mentalen, emotionalen, energetischen und seelischen Aspekten, können wir bei Irritationen nicht nur die Biochemie verantwortlich machen. Alle Aspekte und Ebenen sind gleichermaßen verantwortlich bei der Entstehung von Irritationen und Erkrankungen. Aber aus Erfahrung kann ich sagen, dass die häufigste Ebene, auf der Störungen entstehen, die energetische ist.

Phasenmodell

Krankheit ist gar nicht so schwer zu verstehen. Das einfache Zwei-Phasen-Modell macht es möglich. Dazu angeregt hatten mich die Regulationmedizin und die Arbeiten von Dr. Hans-Heinrich Reckeweg, einem der Wegbereiter der Homöopathie in Deutschland. Normalerweise ist ein System, also auch ein Mensch, im Zustand der Harmonie. Du kannst dir diesen Zustand bildlich vorstellen wie eine Sinuskurve. Die Amplitude der Kurve sagt etwas über die Intensität des Lebens aus. Doch in diesem Zustand findet keine Erkenntnis statt, auch wenn es der Optimalzustand des Lebens ist.

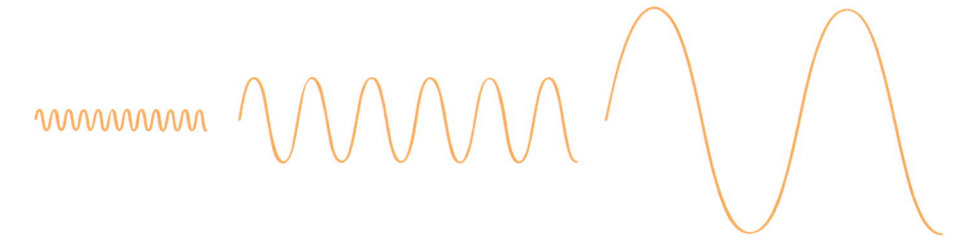

Amplituden des Lebens

So kommen im Leben täglich Herausforderungen auf uns zu, die eine Disharmonie oder sogar eine Starre erzeugen. Aus der Sinuskurve kann dann eine Nulllinie werden (bei Starre) oder eine deformierte Kurve (bei Disharmonie).

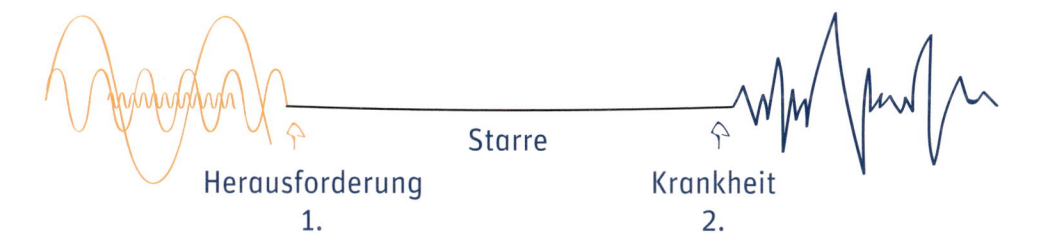

Herausforderungen des Lebens

Punkt 1: Die Herausforderung stellt den eigentlichen Beginn der Störung dar, denn an dieser Stelle hat das System seine Harmonie verlassen. Nun haben wir zwei Möglichkeiten, darauf zu reagieren: einfach verharren im Zustand der Starre, Disharmonie und damit weitermachen oder aber stehen bleiben, Ursache erkennen, notwendiges Lernen, wieder zurückkommen in die Harmonie und weitergehen auf höherem Niveau.

weglaufen

Herausforderung — Starre

hinsehen

Herausforderung — Starre

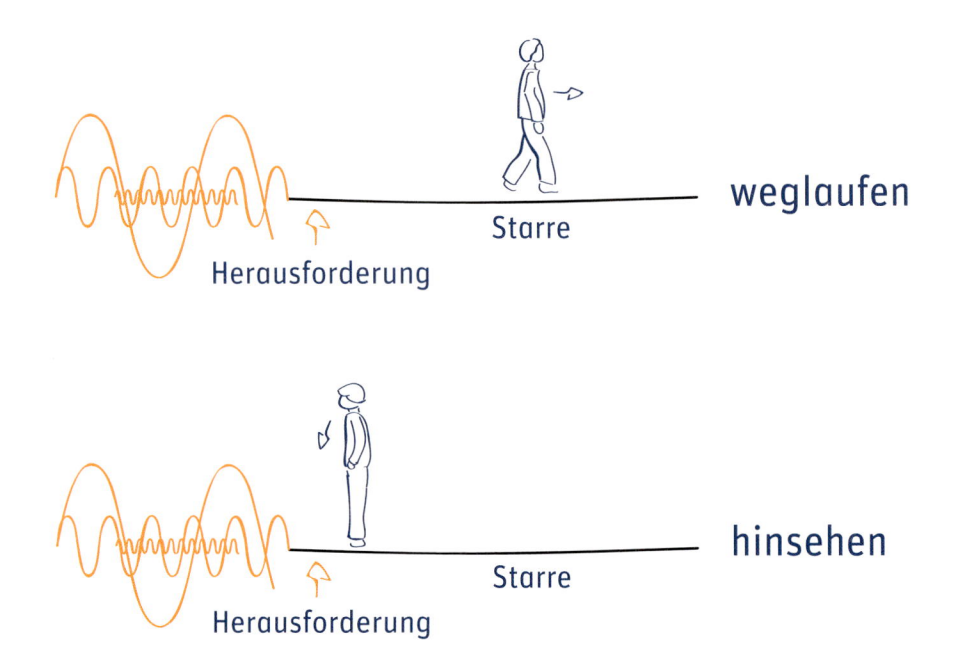

Wegsehen oder hinsehen

Wenn wir einfach nur weitermachen, handeln wir wider das Leben, dann greift der Körper an *Punkt 2* zur Selbsthilfe, Eigenregulation und bekommt dabei oft Unterstützung von anderen Lebewesen. Die Krankheit setzt ein. Plötzlich haben wir
- Durchfall (mit freundlicher Unterstützung von Durchfallerregern),
- Mandelentzündung (mit freundlicher Unterstützung von Streptokokken),
- Husten (mit freundlicher Unterstützung von verschiedenen Erregern)
- und viele weitere Erkrankungen.

Oder wir werden Opfer eines Unfalls.

Im Grunde ist es egal, was uns passiert, Hauptsache ist, dass die Starre durchbrochen und Chaos erzeugt wird. Denn darin liegt zumindest die Chance, dass durch die provozierte Regulation die Harmonie wieder eintreten kann. Das kann passieren, ist aber keineswegs eine notwendige Folge, und das System verharrt in der Starre. Dann kommt es zu wiederholten Krankheitsschüben, und wenn die auch nicht helfen, wird die Krankheit chronisch, das System bleibt in der Blockierung oder Disharmonie. Ich sehe es übrigens als erwiesen an, dass es keinen Unfall, auch kein Schnitt mit dem Küchenmesser gibt, wenn nicht vorher eine Disharmonie oder Starre vorlag, oder, umgangssprachlich gesagt, der Mensch neben sich stand.

Wie entstehen Krankheiten?

Herausforderung

Herausforderung

Herausforderung

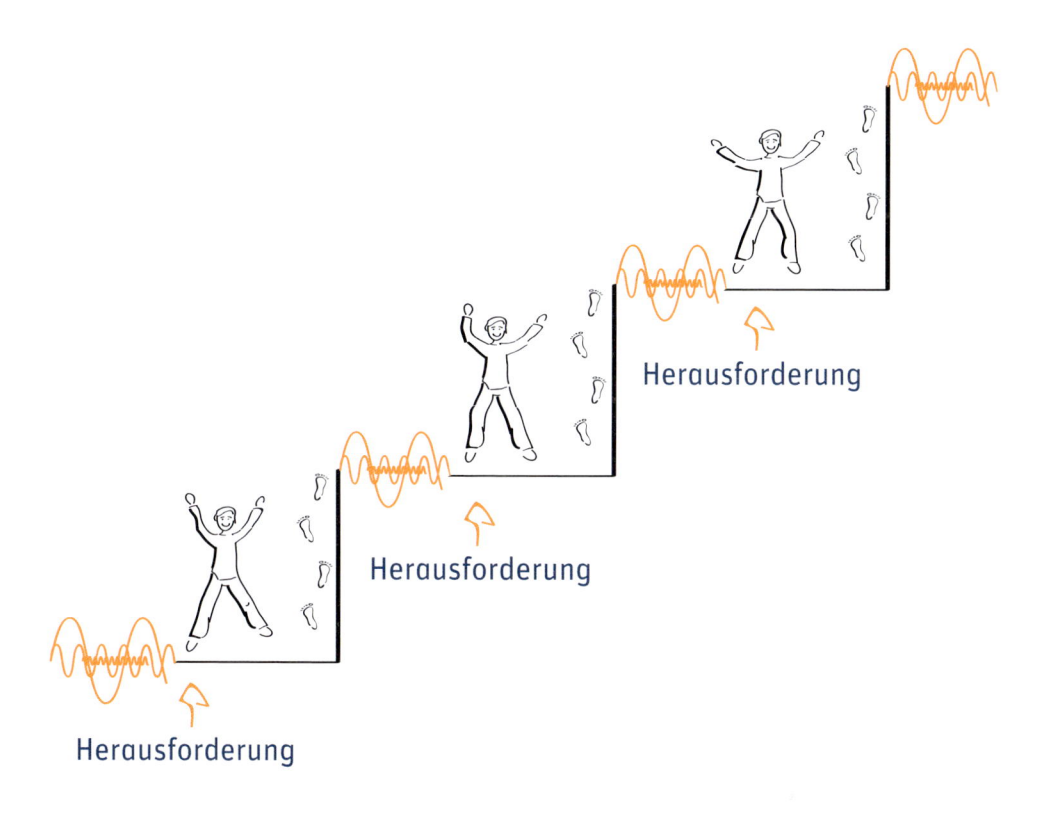

Weg des Wachstums

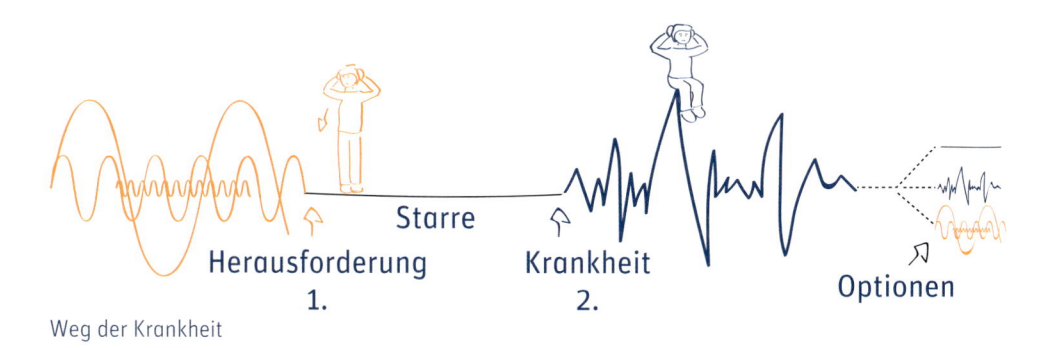

Herausforderung 1.　Starre　Krankheit 2.　Optionen

Weg der Krankheit

Die konventionelle Medizin betrachtet erst den *Punkt 2* als Entstehung der Krankheit und gibt den Viren oder Bakterien die Schuld. Um dann mit allen Waffen auf sie zu schießen, gründlich und teuer. Oder der Anwalt wird beauftragt, Schmerzensgeld vom Unfallgegner einzutreiben. Dabei ist dieser Punkt lediglich der Versuch der Selbsthilfe, also der erste Schritt der Gesundung. Die eigentliche Störung liegt am *Punkt 1*, der Herausforderung, vor, und das wirkliche Problem ist, dass wir danach nicht innehalten und die Wachstumsaufgabe nicht erlernen.

Dass der *Punkt 1* und die Fehlreaktion darauf der eigentliche Beginn der Krankheit sind, hatte jede ganzheitliche Medizin in der Menschheitsgeschichte begriffen und die Therapie darauf ausgerichtet. Nur die konventionelle Schulmedizin besitzt die Hybris, nicht auf solche Zusammenhänge zu achten und nur die Symptome zu bekämpfen. Sie wird damit selbst zur größten Bedrohung für die Gesundheit der Menschen.

Leben ist intelligent und hat einen natürlichen Mechanismus der Selbstregulation. Mit Demut vor dem Leben können wir dies erkennen und dementsprechend unterstützend handeln.

Blockaden

Es gibt drei mögliche Grundzustände für alle Systeme:
- Harmonie,
- Disharmonie und
- Starre-Blockaden.

Die Harmonie selbst braucht keine Beschreibung, interessant ist aber die Amplitude der Harmonie. Sie beschreibt, mit welcher Intensität ein Mensch Leben erfährt.

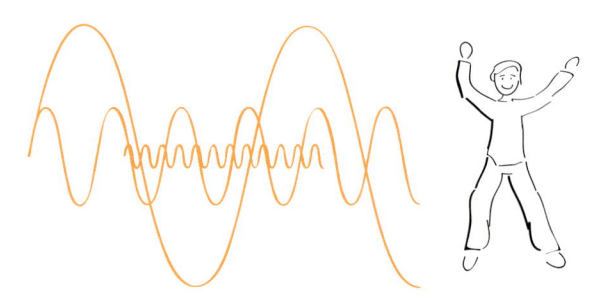

Harmonie in verschiedenen Amplituden

Die Disharmonie führt dazu, dass die Schönheit der Harmonie in das schmerzhafte Quietschen transmutiert wird. Da Leben auf Resonanz basiert, zieht Disharmonie dann auch noch mehr Disharmonie an. Ein Teufelskreis, aus dem wir bewusst ausbrechen müssen.

Wie entstehen Krankheiten?

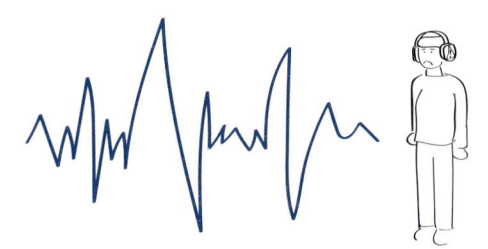

Disharmonien quietschen

Das größte Problem stellen jedoch die Blockaden dar, wenn das System Mensch sich in innerer Erstarrung befindet. Wir können zwar noch atmen, laufen, denken, arbeiten, schlafen, aber wir tun all das eher wie eine Maschine. Es ist kein Leben mehr, sondern nur noch ein Überleben, ein Funktionieren. Der Zugang zum Selbst ist weg, ebenso die Schönheit, das Lachen, die Lebensenergie und Lebensfreude. Wir sind auch nicht mehr in der Lage, auf äußere Reize adäquat zu reagieren, sind schnell überfordert oder so abgestumpft, dass wir sie gar nicht mehr wahrnehmen.
Wir müssen davon ausgehen, dass durchschnittlich jeder Mensch ca. fünfzehn Prozent seiner gesamten Lebenszeit in der Starre verbringt. Ich habe Menschen erlebt, die 35 Jahre durchgängig in der Starre waren, und andere, die die durch Herausforderungen einsetzenden Erstarrungen innerhalb von Sekunden und Minuten wieder auflösen konnten. Jedes kybernetische System (und letztlich ist auch der Mensch eines) kann nur in der Bewegung und Beweglichkeit sowie in der Reaktionsfähigkeit auf Reize existieren. Alle starren Systeme sterben aus. Blockaden und Starren können das gesamte System betreffen oder auch nur einzelne Organe.

Die Blockaden des Gesamtsystems werden in den Tests als Unfähigkeit zu reagieren angezeigt. Die Arme bleiben bei Ja- und Nein-Aussagen in ihrer Länge unverändert. Im Körper finden wir die Blockaden aus Stillstand oder drastischer Einschränkung der Rhythmen: reduzierte Atmung, blockierte vegetative Geflechte, reduzierter und verfestigter Kraniosakralrhythmus, Verfestigung der Gelenke. Denkprozesse sind deutlich verlangsamt und die Reaktionszeit deutlich erhöht.
Bei blockierten einzelnen Organen oder Organsystemen ist die Funktion drastisch reduziert. Das findet man am deutlichsten im klinischen Kontext als plötzliche Funktionseinschränkungen der blockierten Bauchspeicheldrüse oder als Niereninsuffizienz bei Blockierungen der Nieren. Wenn ein Organ nicht mehr schwingt, kann es nicht mehr funktionieren. Bei der Niere wird die Blutzufuhr zu den Nieren über die Nierenarterien durch die Schwingung der Nieren reguliert. Wenn diese blockiert sind, geht die Durchblutung auf ein Minimum zurück.

Warum jemand mit Arbeit versorgen, der diese eh nicht erledigen kann. Da ist der Körper intelligent und ökonomisch.

Eine Blockade kann aber auch in einem gebrochenen Arm oder dem dazugehörigen vegetativen Plexus vorliegen und die Heilung verhindern. Deshalb sind beispielsweise die neuraltherapeutischen Injektionen von Lokalanästhetika an das Ganglion stellatum (ein Knotenpunkt im vegetativen Nervensystem zwischen Hals- und Brustnerven) bei Heilungsstörungen nach Hand- und Armverletzungen auch so erfolgreich, weil sie die Regulation im ganzen Arm wieder öffnen.

Ladungen

Alles, was nicht Liebe ist, ist Ladung, hat eine Ladung.
Liebe hat keine.

Wir haben in unserem Sprachgebrauch viele Wörter für *Ladung* gefunden: Angst, Schuld, Hass, Aggression, Selbstzerstörung, Negativfokus, Krankheit sind nur einige davon. Politisch nennen wir es *Spannung*. Ihnen allen ist eines gleich: Sie sind Ladungen und nicht Liebe.
Ein gesundes System, ein gesunder Mensch hat eine geringe Ladung, oft unter zehn Prozent, manche Menschen schaffen es auch, unter einem Prozent Ladung zu tragen. Damit ist ihr System in Balance und im Zustand inneren Friedens. Ein entzündeter Darm (Colitis ulcerosa) hat ca. 91 Prozent Ladung, ein Magengeschwür hat circa 97 Prozent Ladung. Ich kann diese Aufzählung endlos weiterführen. Allen Irritationen geht wiederum eine hohe Ladung als Ursache voraus. Und Ladung wird über Gewalt oder Krankheit entladen, je nachdem, was es für ein System ist. Jedes System mit einer hohen Ladung wird sich ein System mit einer geringeren Ladung suchen, um einen Teil der eigenen Ladung loszuwerden. Das System, das die Ladung aufnimmt, wird dadurch in der Ladung steigen und die Themen und Energien des Aggressors anschließend mittragen. Jeder Mensch, der einen anderen aggressiv verletzt, fühlt sich zunächst besser, so lange, bis die Reue kommt, weil eine vorhandene hohe Ladung reduziert ist und ein Aufatmen stattfinden kann.
Doch zurück zum System Mensch: Ein Mensch im guten und friedvollen Zustand hat eine Ladung unter zehn Prozent. Der Durchschnitt aller Menschen liegt jedoch bei ca. 53 Prozent Ladung. Viele Menschen haben eine Ladung zwischen sechzig und achtzig Prozent in sich. Bei hundert Prozent Ladung zerstört sich das System selbst, beim Menschen bedeutet das den Tod in kürzester Zeit. Daher sind Ladungen auch *die* Ursache für Krankheiten, denn sie sind manifes-

tierte Selbstzerstörungen. Und Ladung selbst entsteht aus Verfestigungen, wenn wir den Fluss nicht zulassen und negative und positive Erfahrungen versuchen festzuhalten, in ihnen steckenbleiben.

Damit ist die Ladung aber auch ein genialer Parameter, um den Grundzustand eines Systems zu beschreiben und mögliche Aktionen abschätzen zu können. Unsere Ladung ist nicht stabil, sondern abhängig von unseren Interaktionen mit unserer Umwelt. Das bedeutet, dass sie in kurzer Zeit sich deutlich verändern kann. Deshalb ist die aktuelle Ladung als Testparameter ein sinnvoller Wert, ebenso wie die optimale Ladung, also die maximale Ladungsmenge, bei der wir uns noch wohl fühlen. Diese ist bei allen Menschen unterschiedlich, je nachdem, wie viel Kompromisse wir im Leben zulassen.

Werte unter zwanzig Prozent sind okay. Werte unter zehn Prozent gut. Werte im Bereich null bis zwei Prozent sind am besten, um die Schönheit des Lebens zu erfahren. Aber sie sind auch nicht leicht zu erreichen und zu halten. Je geringer die Ladung ist, desto schöner und reicher nehmen wir uns und das Leben wahr.

Die Ladung kann im kompletten Körper oder auch nur in einzelnen Organen gemessen werden. Denn es kann eine geringe Gesamtladung vorliegen im System, aber in einzelnen Organen kann der Wert hoch sein und lokal Irritationen hervorrufen. Mehr zu dem Thema im Kapitel *Diagnostik der Grundparameter* ab Seite 128.

Irritationen und ihre Ursachen in Raum und Zeit

Wann ist ein Thema wirklich entstanden, das uns irritiert? Wie manifestiert es sich als Symptom? Wie kann es gelöst werden? Meine Grundregel lautet: Wenn wir therapeutisch erfolgreich sein und die Themen an ihrer Wurzel klären möchten, so müssen wir in der Lage sein, festzustellen, wann das Thema wirklich begonnen hat. Kommt nach einer Behandlung ein Symptom wieder, habe ich etwas Falsches behandelt. Es kann die falsche Person sein, wenn es sich etwa um ein Thema handelt, das ein Patient für einen anderen Menschen trägt. Es kann aber auch die falsche Zeit sein, wenn ich etwa versuche, das Thema im Jetzt zu klären, es seine Wurzeln aber in der Vergangenheit hat. Das Jetzt hat kein Problem, es drückt aber die ungeklärten Themen der Vergangenheit aus.

Themen sind immer nur an ihren Wurzeln grundsätzlich und nachhaltig zu klären. Somit bleibt uns nichts weiter übrig, als die Wurzeln zu identifizieren und an ihnen arbeiten zu können.

- *Wann ist das Thema entstanden?* Wenn ich eine Irritation im Körper finde, frage ich zuerst nach, wann sie ursächlich entstanden ist. Ein Patient kommt beispielsweise mit der Diagnose Krebs in meine Therapie, und es ergibt sich, dass die Ursache 17 Jahre zurückliegt. Da fällt ihm sofort der Tod seiner Tochter ein, den er nicht überwunden hatte. Oder wir finden eine Irritation der Leber und stellen dann fest, dass sie seit fünf Tagen vorliegt. Und die Ursache entpuppt sich als ein Streit mit einem Geschäftspartner. Es kann aber auch sein, dass das Thema während der eigenen Schwangerschaft begonnen hat. Oder das Thema liegt noch weiter zurück und ist bei den Ahnen zu finden. Daraus ergeben sich komplett verschiedene Behandlungen, denn wir müssen therapeutisch immer an die jeweilige echte Ursache gehen, um die Themen dauerhaft zu lösen. Das ist mit Antibiotika, Blutdruckmitteln und Kortison natürlich nicht möglich. Wenn wir jedoch den Bereich der energetischen Medizin betreten, sind die Begrenzungen von Raum und Zeit aufgehoben. Die konventionelle Medizin muss versuchen, Vergangenheit im Jetzt zu klären, energetische Medizin kann Vergangenes in der Vergangenheit lösen. Was für eine Freiheit. Auch eine Vergebung kennt keine Grenze der Zeit.

Sinnvolle Testfragen sind: »Wann ist dieses Thema ursächlich entstanden? Vor mehr als … (zum Beispiel: mehr als fünf Wochen, mehr als zwei Jahren etc.)?«

- *Wann ist ein Thema sichtbar?* Es gibt diagnostische Fenster, die es uns ermöglichen, Themen zu sehen. Manche Themen sind immer sichtbar, andere nur zu bestimmten Zeiten. Das kann zum Beispiel an den Rhythmen der Organaktivitäten liegen, wie es sich in der Organuhr der Traditionellen Chinesischen Medizin zeigt. So kann die Irritation des Gallengangs am deutlichsten nachts testbar sein, weil dann das Organ seine Maximalzeit hat. Andere Themen zeigen sich nur gekoppelt an Aktivitäten. Und wieder andere werden nur nach Aktivierung sichtbar, zum Beispiel der Jahrestag des Todes des Kindes. Deshalb ist der Kugelblick so essenziell, das heißt bezogen auf die Zeit, aus allen Zeiten zu schauen und damit nicht mehr vom Moment der Diagnostik abhängig zu sein.

- *Ursache und Symptome:* An der Oberfläche erscheinen Atemnot, Angst, Herzschmerzen, eine verkürzte Beinlänge und vieles mehr. Doch was ist die Ursache für alles? Wenn ich die Atemnot mit Sauerstoff oder Kortison, die Angst mit Valium, die Herzschmerzen mit Nitrospray und die Beinlänge mit Schuherhöhungen ausgleiche, habe ich dem Patienten nur kurzfristig geholfen, langfristig aber geschadet. Das eigentliche Problem bzw. die Irritation, die das Symptom erzeugt hat, bleibt bestehen, und weil sie eine Ladung in sich trägt, gleicht sie einer Energie, die letztlich ihren Weg finden wird, in Erscheinung zu treten. Mit der kurzsichtigen Behandlung der Symptome verschwinden diese zwar bestenfalls für eine bestimmte Zeit, aber sie waren ja nur Warnzeichen dafür, dass sich tiefer eine Ladung verbirgt. So erschaffe ich eine Scheinsicherheit, die im Moment hilft, aber langfristig verhindert, dass die tiefsitzenden Themen angeschaut und geklärt werden. Langfristig kommt es fast immer zu einer Verschlechterung.

Wenn es zum Beispiel wegen einer allergischen Reaktion auf spezifische Proteine aus der Nahrung (wie Milcheiweiß) zu einer ständigen Produktion von Säuren kommt und diese zu Schmerzen im Gewebe, zur Anschwellung der Schleimhäute und zur Irritationen der Mikrozirkulation führen, wird die Verabreichung von Schmerzmitteln und Nasensprays natürlich nicht dazu führen, dass der Patient seine Diät ändert und auf die Eiweiße verzichtet. Er wird sie weiter konsumieren, Säuren werden als Folge der allergischen Reaktion weiter entstehen, sie werden weiter und immer mehr im Bindegewebe abgelagert werden. Der Teufelskreis geht immer weiter.

Für uns als Therapeuten bedeutet das, dass wir uns der Verantwortung nicht entziehen können, wenn wir nicht die wahre Ursache diagnostiziert und den Patienten nicht auf seine Eigenverantwortung hingewiesen haben, wie sehr er sich selbst schadet mit der Art seiner Ernährung. In diesem Fall haben *wir* dem Patienten geschadet.

Ich hatte das Glück, einige Zeit in einer Fastenklinik als Arzt zu arbeiten, und war mehr als erstaunt, wie viele Symptome alleine durch das Fasten verschwinden können. Schon nach ein bis zwei Wochen benötigten die Patienten außer Schilddrüsenpräparaten normalerweise keine weiteren Medikamente mehr. Nach mehreren Jahren Studium von Pharmakologie und Innerer Medizin war diese Erkenntnis für mich eine Offenbarung. Seitdem teste ich bei fast allen Patienten aus, ob sie auf Bestandteile ihrer Nahrung und der Getränke unverträglich oder sogar allergisch reagieren. Und das ist mit Methoden wie dem Armlängentest in ein bis zwei Minuten geschehen.

- *Wessen Thema ist es?* Eine der wichtigsten Fragen in der Diagnostik ist: Wessen Thema ist es? Dreißig Prozent aller Themen, Irritationen, Krankheiten sind nicht die Themen derer, die darunter leiden. Sie werden für andere Menschen oder Systeme getragen. Damit jedoch ist die Therapie bei dem, der das Thema nur trägt, nicht erfolgreich, wie sich auch in der Praxis zeigt. Wenn ein Kind Asthma bekommt, weil die Beziehung der Eltern ruiniert ist und das Kind die Ladung der Eltern aus Liebe zu ihnen trägt, macht es keinen Sinn, das Kind zu therapieren, sondern es wäre sogar ein therapeutischer Missbrauch

des Kindes. Die Eltern benötigen eine Behandlung. Deshalb gehört es zur Sorgfaltspflicht eines jeden Therapeuten festzustellen, wessen Thema es eigentlich ist. Mögliche Fragen sind:
- Ist es das Thema des Patienten?
- Ist es das Thema eines Mitglieds der Familie des Patienten?
- Ist es das Thema des Partners, Ex-Partners?

Irritationen aus der Umgebung, den Räumen

Du wirst diagnostisch nur das finden können, wonach du fragst. Der Körper sagt nur ja oder nein auf deine Fragen. Die Bewusstheit der Fragestellung macht die Qualität aus.

Irritationen der zur Diagnostik verwendeten Räume

Wenn wir mit Biofeedbackmethoden wie dem Armlängentest arbeiten, sind wir abhängig von den vorliegenden Irritationen, denn wir messen die Antworten des Systems auf Reize. Die Irritationen können auch außerhalb des Patienten liegen, zum Beispiel im Raum, in der die Diagnostik durchgeführt wird. Da wir mit Reizen arbeiten und die Antwort auf diese Reize testen, müssen wir sicherstellen, dass keine Irritationen aus dem Raum vorhanden sind, weil es sonst zu falschen Ergebnissen kommt.

Normalerweise gibt es energetisch keine absolut reinen Räume, daher muss der Therapeut zunächst mit seinem Feld die vorliegenden externen Irritationen ausgleichen. Das geschieht am besten, indem er den Kugelblick verwendet. So wird er unabhängig von den meisten Einflüssen. Denn dann ist unser Feld wie die schon erwähnte offene Hand, die allein mit ihrer Präsenz den Raum füllt. Wenn jedoch der Testort durch eine Geopathie (eine krank machende Erdstrahlung) irritiert wird, kommt es trotz Reinigung des Raums immer wieder zu falschen Ergebnissen. Ebenso beeinflussen Farben, Geräusche und Lärm sowie Themen des Praxispersonals die Reinheit des Raums. All diese Einflussfaktoren sollte man kennen und beachten. Das ist in technischen Abläufen völlig normal: Geräte müssen vor Gebrauch geeicht und Bedingungen eingehalten werden, damit die Ergebnisse verwertbar sind.

Der Testort sollte so weit wie möglich stressfrei sein, damit der Therapeut seine Energie spart und nicht mit ihr die Irritationen kompensieren muss.

Mögliche Fragen zur Reinigung des Raums:
- Ist dieser Platz zum Testen geeignet?
- Gibt es hier Irritationen, die die Testergebnisse beeinflussen?

Irritationen aus der Umwelt

Kopfschmerzen können durch Holzschutzmittel hervorgerufen werden, die in der Hitze des Sommers reichlich ausgasen. Rückenschmerzen können durch geopathische Irritationen im Schlafzimmer hervorgerufen werden. Wenn der Patient in einem anderen Bett schläft, treten oftmals die Schmerzen nicht mehr auf. Eine Depression kann durch einen bestimmten Job hervorgerufen werden, der für den Patienten nicht mehr angemessen ist, aber aus Angst nicht losgelassen wird.
Alle diese Einflüsse machen die intuitive Diagnostik komplex, aber auch spannend.
Man ist eine Art Detektiv, der einen spannenden Fall mit vielen Verdächtigen zu lösen hat.
Deshalb ist bei der Testung die Fragestellung so entscheidend.

> *Um dieses Thema zu bearbeiten, hilft es, den Patienten direkt zu fragen:*
> - Wann treten die Symptome auf?
> - Ist es vor allem morgens? Kann es am Schlafplatz liegen?
> - Ist das Schlafzimmer durch Einflüsse aus Geopathie, Elektrosmog und Umweltgifte irritiert.
> - Oder es ist nur nach dem Besuch bei den Schwiegereltern, dann liegt es wohl an der Feigheit, den Besuch nicht abzusagen.

Eigenes, Fremdes und Resonanz

Ich komme noch einmal auf das Thema Eigenes und Fremdes zurück, weil es so entscheidend ist.
1. Viele von uns suchen die Ursachen für ihre Themen immer im Außen: »Der ist schuld und die ist schuld, aber ich bin das Opfer.«
2. Wir tragen oft Themen für andere Menschen und leiden so. Das können Themen der Geschwister, Eltern, Ex-Partner, Partner oder auch der Freunde sein.

Ich gebe dir ein Beispiel: Ein Mann namens Paul hatte ein Problem mit seinem Selbstwertgefühl. Die Folge: Als Selbständiger hatte er nicht ausreichend Einnahmen, obwohl er viel Arbeit hatte. Bei ihm testete ich aus, dass ein Thema dahinter steht, das von seiner Frau kommt. Bei seiner Frau testete ich aus, dass das Thema fünf Generationen zurückliegt, und zwar bei einem katholischen Priester aus Frankreich, der in der Schweiz ein Kind zeugt. Die Mutter des Kindes stirbt bei der Geburt, und das Kind wird im Waisenhaus groß. Der Junge wird Schuhmacher und arbeitet sein Leben lang viel und hart, um seine fünf Kinder zu ernähren, damit sie es einmal besser haben im Leben als er. Erst nachdem wir therapeutisch mit diesem Mann und seinem Vater, dem katholischen Priester, gearbeitet hatten, löste sich das Selbstwertthema von Paul. Er hat daraufhin seinen Stundensatz erhöht und seitdem wesentlich mehr Geld verdient. Er hatte also aus Liebe zu seiner Frau ihr Thema übernommen, um sie zu schützen.

In diesem Zusammenhang haben wir es immer wieder mit dem großen Thema der Manipulationen zu tun. Dabei kommt es aus Gründen der Kontrolle, des Machthungers und des Energiebedarfs zur bewussten und unbewussten Beeinflussung anderer bis hin zur energetischen Implantation von Ankern, um die Beeinflussung aufrechterhalten zu können. Daher ist es auch notwendig, den Patienten immer in die Eigenverantwortung zu bringen. Denn Opferspiele sind eine der gängigsten Manipulationen und führen nie zur Genesung, sondern immer nur zu mehr Abhängigkeiten.

Es ist nicht immer einfach, klar sagen zu können, woher ein Thema kommt und wie es systemisch mit anderen Aspekten zusammenhängt. Wichtig ist nur, dass es immer eine Einladung, eine Resonanz gibt, wenn etwas Fremdes durch uns wirkt. Keiner ist ein Opfer, sondern immer Mittäter.

Der Erinnerungseffekt von Geweben und Strukturen

Während meines Medizinstudiums habe ich für mehrere Jahre bioenergetische Körperarbeit als körperbasierte Psychotherapie in Workshops praktiziert, um mich aus den Mustern zu befreien, die ich in mir getragen hatte. Bei dieser Körperarbeit werden mit Hilfe gezielter Hyperventilation und der Mobilisierung von Gelenken und Geweben die darin gespeicherten Energien und Themen gelöst. Ich hatte in den Werken des Körperpsychotherapeuten Wilhelm Reich von dieser Arbeit gelesen, aber das, was ich an mir und anderen erfahren durfte, überstieg alle meine Erwartungen. Ich war überwältigt, welche Kräfte in uns wirken: Wenn sich die Energien aus dem Gewebe lösten, kam es nicht selten zu regelrechten Explosionen. Die Menschen versuchten, mit den frei werdenden Energien einen ein mal ein Meter großen Klotz aus festem Schaumstoff nur mit ihren Händen zu zerschlagen. Dabei spielten ihre Größe und die Muskelmasse keine Rolle. Es gelang kraftvollen Neunzig-Kilogramm-Männern genauso wie zarten Frauen, die die Hälfte wogen. Ich habe diesen Versuch selbst ebenfalls mehrere Male durchgeführt – immer erfolgreich. Und das Gefühl nach der Entladung ist einfach unbeschreiblich: eine unbekannte Leichtigkeit und Freiheit.

Sicherlich gibt es auch andere Verfahren, die auf weniger dramatische Weise die Speicherungen in unserem Körper entladen. Aber zu sehen und zu spüren, welche Energie wir in den Geweben festhalten, die sich dann als Verspannung, Blockierung oder Schmerz äußert, änderte meine Sichtweise auf das Leben, und danach war es fast nicht mehr möglich, Schmerzmittel einzunehmen oder zu verschreiben im Wissen, dass diese energetisch nichts ändern, sondern nur betäuben.

Ungelöste Themen, also Themen, deren Ladungen nicht aufgelöst werden, bleiben in uns gespeichert, und das ein Leben lang. Die Speicherorte sind die unterschiedlichen Gewebe, vor allen Bänder, Muskeln, Faszien, aber auch Knochen und Organe sowie das Feld. Mit Hilfe der Imagotechnik, die ich dir im Weiteren erklären werde, können wir die Geschichten hinter den Ladungen sichtbar machen und haben damit die Möglichkeit, dramafrei die alten Themen aufzulösen.

Sichtweisen auf Krankheit

Es ist an der Zeit, die unterschiedlichen Sichtweisen auf Krankheit durch die verschiedenen Gesundheitsysteme darzustellen. Im Grunde sind sie gar nicht unterschiedlich, sie betrachten nur verschiedene Aspekte. Zusammen genommen ergeben sie einen Sinn.

Traditionelle Chinesische Medizin

Die Traditionelle Chinesische Medizin (TCM) ist eine energetische Medizin. Sie betrachtet zentral die Energien und die großen Rhythmen in uns. Yin und Yang sind dabei die gegenläufigen und sich ergänzenden Grundzustände, die sich ständig ineinander wandeln. Im Fokus stehen verschiedenen Energiearten wie das Qi und die Energieflüsse im Körper sowie die Erhaltung der Energien durch Ernährung, Bewegung und Meditation. Hauptursachen für Irritationen sind das entstehende energetische Ungleichgewicht und die Energieblockade, die auf der einen Seite zum Energiestau und auf der anderen Seite zum Energiemangel führt. Wenn man genauer hinsieht, ist es aber immer ein Energiemangel, der das System aus dem Gleichgewicht bringt und damit an anderer Stelle einen Überschuss erzeugt. Traditionelle Chinesische Medizin ist eines der vollständigsten Medizinsysteme, denn es betrachtet alle Ebenen des Lebens einschließlich innerer wie äußerer Krankheitsfaktoren.

Humoralpathologie

Humoralpathologie, klassische europäische Medizin, die ihre Wurzeln in Ägypten findet, ist ein Äquivalent zur Traditionellen Chinesischen Medizin, wenn sie auch nicht so komplex und philosophisch basiert ist wie diese.

Die Reinheit und Balance der Säfte in Übereinstimmung mit dem individuellen Temperament sind die Basis dieser Medizin, die sehr genau beobachtet. Ihre bis heute berühmten Anwender sind Sebastian Kneipp und Hildegard von Bingen.

Und wir finden mit ihren Methoden wie dem Fasten, der Blutreinigung und vor allem der Entgiftungsmedizin noch wertvolle Reste von ihr in unserer Zeit.

Regulationsmedizin

Die Fähigkeit des Körpers, zu regulieren, auf Reize zu antworten, und die zentrale Rolle des Bindegewebes bilden die Grundlagen dieses Systems, das seine Blüte in der zweiten Hälfte des zwanzigsten Jahrhunderts hatte. Dabei werden insbesondere die rhythmischen Aspekte und Informationssysteme des Körpers betrachtet. Ein kybernetisches Betrachten und Erforschen findet statt (vergleichbar mit dem in der Elektrotechnik).

Im Praktischen findet sie ihren Ausdruck immer noch in der Neuraltherapie (die den Einfluss eines Lokalanästhetikums auf das vegetative Nervensystem nutzt) und der Herdforschung (über die Zusammenhänge der Erkrankung von Zähnen und des übrigen Körpers), auch wenn diese beiden Systeme eher entstanden als die regulationsmedizinische Theorie dazu.

Theoretisch bereitet sie den Boden, alle Medizinsysteme miteinander zu verbinden und das große, sinnlose Gegeneinander zu beenden. Leider hat sie, obwohl in europäischen Universitäten mit entwickelt, fast keinen Platz mehr in der modernen medizinischen Ausbildung. Ein großer Verlust im selbständigen Denken und Entdecken.

Konventionelle Medizin

Der Mensch, die Maschine. In der konventionellen Medizin, die synonym auch *Schulmedizin* genannt wird, erfolgt die Reduktion des Menschen auf rein körperliche und biochemische Aspekte, die zwar in einer bisher nicht da gewesenen Tiefe betrachtet werden, aber nicht integriert in die restlichen Aspekte und damit verabsolutiert.

Nie zuvor wurde das Symptom so isoliert untersucht und wurden die Heilkunst und der menschliche Entdeckergeist so vernachlässigt. Anstatt individueller Diagnosen und Lösungen wird nach pauschalen Lösungen gesucht. Trotz aller Präzision und Technisierung dieser Medizin wird die Menschheit immer kränker – oder gerade deswegen. Wenn man bei einem einzelnen Aspekt in die Tiefe geht und dabei das große Bild nicht mehr sieht, verliert sich der Sinn.

Psychosomatische Medizin

Mit dieser Sichtweise wird versucht, den großen Mangel der konventionellen Medizin, die Reduktion auf Körper und Biochemie, auszugleichen und sie durch die Einbeziehung der psychologischen Aspekte wieder mehr der Realität und dem Leben anzupassen.

Leider fehlen ihr die übrigen Aspekte der Rhythmen, des Mentalen, des Energetischen und des Seelischen, wodurch ihre Wirksamkeit eingeschränkt ist. Ursachen aus anderen, nicht betrachteten Aspekten werden in die betrachteten Aspekte gepresst, und damit wird ein unnötiges Drama erzeugt. Gleichwohl beinhaltet die psychosomatische Medizin wichtige Aspekte der modernen Vernetzung und öffnet die Betrachtungsweise.

Energetische Medizin

Diese Sichtweise stellt, solange sie nicht die energetischen Aspekte verabsolutiert, sondern alle Aspekte gleichermaßen und in ihrer systemischen Bedingtheit betrachtet, die Zukunft der Medizin dar. Moderne Diagnostik verbindet sich mit modernen therapeutischen Werkzeugen. Bedingung ist, dass die therapeutischen Werkzeuge in der Lage sind, auf allen Ebenen (körperlich, biochemisch, rhythmisch, mental, emotional, energetisch und seelisch) zu wirken.

Damit haben wir zum ersten Mal die Chance, eine wirklich holistische Medizin zu etablieren, die in der Lage ist, die Ursachen von Störungen zu ermitteln, und sie großenteils mit Hilfe von Frequenzen auflöst. Es kann eine vom Alten und von unnötigen Traditionen befreite Medizin werden, die jeder Mensch für viele Bereich selbst anwenden kann und die Heilen wieder zur Kunst macht, mit allen Herausforderungen. Und in der die Mediziner ihren neuen Platz finden müssen und können, als kompetente Partner der Patienten.

> Und Paracelsus, der Vater unserer westlichen Medizin, wird vor Freude lachen, wenn sich 500 Jahre nach seinem Tod sein Traum verwirklicht und das, was er schon damals weitgehend praktiziert hat, endlich durchsetzt.

Energetik von Systemen

Für mich ist alles ein System, auch der Mensch. Und so konnte ich die am Menschen entwickelte intuitive Diagnostik auch auf Tiere, Räume, Teams, Firmen und Situationen übertragen, wo sie nun von Tierärzten, Coaches, Unternehmensberatern und vielen anderen angewendet wird. Etwas Wahres zeigt sich darin, dass es überall zutrifft.

Der Mensch und sein Leben sind Systeme. Das bedeutet, wir müssen neu, komplex, systemisch sehen und denken lernen.

Genies zeichnen sich nicht dadurch aus, wie viel sie auswendig lernen können, sondern wie sehr sie in der Lage sind, Wissen zu vernetzen und neue, unkonventionelle Lösungen für Herausforderungen zu finden.

Insofern ist die intuitive Diagnostik eine Chance, eine Schule für das Genie in jedem von uns, das erweckt werden möchte. Und nur deshalb wende ich sie an, weil sie mich jeden Tag neu herausfordert, keine Routine zulässt und dadurch immer wieder Neues entdecken lässt. Und dafür liebe ich sie.

Systemisches Verstehen

Leben und Systeme sind nicht gradlinig, sondern komplex, nicht ein-, sondern vieldimensional. Im realen Leben ergibt eins und eins nicht zwangsläufig zwei. Einflüsse aus allen Richtungen sind möglich und finden auch statt. Daher benötigen wir die Weite, die komplexen Räume der Realität betreten und überblicken zu können, um sie ganz zu erfassen. Wir müssen lernen, nicht mehr linear, sondern systemisch zu denken, auch wenn wir durch das Bildungssystem nur auf lineare Denkweisen trainiert wurden.
Normalerweise bringen Lebenserfahrungen die Tiefe und Weite, anders sehen zu können. Aber auch therapeutische Erfahrungen können uns das Geschenk geben. Viele Menschen haben in den letzten Jahren Erfahrungen mit Aufstellungsarbeiten gemacht und dabei oft erstaunliche Zusammenhänge zum Vorschein gebracht. Zum Beispiel, dass ungeklärte Themen unserer Ahnen immer noch unser Leben beeinflussen. Dass Prägungen aus der Schwangerschaft Verhaltensweisen im Jetzt bestimmen oder dass eine energetisch nicht beendete alte Beziehung eine neue Liebe vergiften kann.

Medizinisch gesehen, ist es auch nicht sinnvoll, ein Symptom dort zu behandeln, wo es sich zeigt. Obwohl das bei oberflächlich linearer Betrachtung logisch richtig wäre. An zwei einfachen Beispielen möchte ich dir eine sinnvolle Betrachtungsweise zeigen:

- Unser Körper bekommt Pickel, wenn seine Reinigungsmechanismen nicht mehr ausreichen, sich von den Giften zu befreien. Was liegt dahinter? Die unterschiedlichen Hautareale des Menschen sind bestimmten inneren Bereichen des Körpers zugeordnet. Daher behandele ich Pickel, indem ich die Giftaufnahme reduziere und die normalerweise entgiftenden Organe unterstütze, und nicht, indem ich eine Pickelcreme verschreibe. Nur so wird der Pickel ganz von selbst verschwinden.

- Ein Trauma in der Schwangerschaft, das dreißig Jahre später zu inneren Blockierungen mit Schmerzen führt, lässt sich nicht im Jetzt, sondern nur bei seiner Entstehung in der Schwangerschaft auflösen. Mit energetischer Medizin können wir uns in Raum und Zeit freier bewegen und eine Heilenergie dreißig Jahre zurück platzieren oder der Seele eines anderen Menschen übergeben, sogar wenn dieser schon verstorben ist, wenn dort die Quelle der Störung liegt. Sobald ich das Trauma in der Vergangenheit löse, lösen sich auch die Schmerzen im Jetzt wie von selbst.

Systemisch betrachtet, offenbart sich uns erst die Vernetzung eines Systems, und diese Erkenntnis ist dann der Schlüssel, um ein System erfolgreich zu behandeln. Tiertherapeuten bringen es auf den Punkt, wenn sie sagen: »Das Haustier muss ich nicht behandeln, sondern Herrchen oder Frauchen, deren Themen die Tiere tragen.« Im Kapitel zur Imago (ab Seite 89) gehe ich noch tiefer auf die Diagnostik komplexer Systeme ein.

Interaktionen in Systemen

Wir sollten uns an dieser Stelle mit den unterschiedlichen Interaktionen von Systemen befassen:

- *Gegenseitige Beeinflussung:* Es gibt keine isolierten Systeme. Alle können einander beeinflussen. Es gibt auch keine Zufälle, sondern Synchronizität.
- *Nichtlinearität:* In der Realität ist weder die Zeit noch der Weg linear. Die von unserer begrenzten Vernunft wahrgenommenen Abstände zwischen zwei Punkten existieren nicht.
- *Unabhängigkeit der Begrenzungen von Raum und Zeit:* Die Vergangenheit kann das Jetzt genauso beeinflussen wie die Zukunft. Weil wir Menschen uns nur in den drei Dimensionen Länge, Breite und Höhe frei bewegen können, bedeutet das noch nicht, dass andere Systeme und wirkende Felder darauf begrenzt wären. Die Begrenzungen des Menschen sind nicht die Begrenzungen des Seins.
- *Komplexität:* Wenn wir Glück haben und neutral, also ohne Wertung, betrachten und untersuchen, haben wir am ehesten die Möglichkeit, irgendwann die Komplexität und den höheren Sinn von Ereignissen zu verstehen. Wenn wir werten und immer nur mit Bekanntem vergleichen, werden wir diese Weisheit nicht erlangen.

Dazu kommen die spezifischen Interaktionen zwischen Menschen, wie schon an früherer Stelle erwähnt. Daher hier nur nochmals kurz zusammengefasst:
- *Manipulationen:* Wir Menschen manipulieren und lügen, um Kontrolle zu erlangen, uns energetisch zu nähren, etwas oder uns festzuhalten und um unsere inneren Defizite zu kaschieren.
- *Projektionen:* Wir sehen die Realität oft nicht objektiv, sondern projizieren unsere Themen und Erfahrungswelten in unsere Wahrnehmungen. Damit existiert die Realität nur noch subjektiv, aber nicht mehr objektiv. Jeder erschafft somit seine eigene Wahrheit.
- *Kümmern:* Anstatt sich um uns selbst zu bemühen und uns selbst zu lieben, glauben wir, dass wir uns um andere zu kümmern hätten. Wir entmündigen sie damit und vertrauen ihnen nicht, dass sie selbständig lebensfähig sind. Und das alles nur, weil wir geliebt werden wollen und unser Leben mit Sinn erfüllt sein soll. Wenn wir die Liebe und den Sinn nicht in uns finden, erschaffen wir es im Außen und damit Abhängigkeiten.

Welche praktischen Konsequenzen haben diese Betrachtungen für meine Arbeit als Therapeut? Ganz einfach: Wenn ich eine Behandlung beende, frage ich immer, ob ich alles getan habe, was mir für alle Beteiligten erlaubt war. Wir können mit dem Verständnis von Systemen den Menschen nicht mehr als isoliertes Wesen betrachten und hoffen, nur durch die Betrachtung und Behandlung des isolierten Wesens wirklich Realität zu verstehen oder zu verändern. Wir müssen den Blick erweitern:
- vom allein Körperlichen zum Körperlichen und Biochemischen und Rhythmischen und Mentalen und Emotionalen und Energetischen und Seelischen,
- vom nur sichtbaren Körper zum Körper und dem unsichtbaren Feld,
- vom Jetzt zum Jetzt mit dem Vergangenen und dem Zukünftigen,
- vom Menschen zum Menschen mit seinem Umfeld,
- vom Isolierten zum alles mit allem Verbundenen.

Die erste Frage zu Beginn einer Behandlung lautet:
Ist es mir erlaubt, mit dem Patienten arbeiten?
Oder: Ist es mir erlaubt, etwas zu tun?
Die letzte Frage am Ende der Behandlung lautet:
Habe ich alles getan, was mir erlaubt war zu tun, für alle Beteiligten?

Ebenen der Störungen

In der Schule und besonders im Medizinstudium lernten wir, den Menschen als Struktur und Biochemie zu betrachten sowie in Ansätzen auch als Emotionen. Ich habe die Wörter *Struktur, Biochemie* und *Emotionen* so absolut geschrieben, weil sie durch die verschiedenen Lehrfächer und später Fachrichtungen auch so betrachtet werden. Integration ist leider noch nicht üblich. Die Folge: Den Anatom interessiert das gebrochene Herz des Menschen nicht, den Psychiater nicht die Nahrungsmittelallergie, den Internisten nicht das Mobbing am Arbeitsplatz, den Biochemiker nicht die Folgen der Abtreibung. Medizin hat durch die Spezialisierung an Tiefe gewonnen, aber an Ganzheitlichkeit und Lebensbezug verloren. Nach dem Medizinstudium kommen Aspekte dazu, für die der junge Mediziner nicht vorbereitet ist: Gedankenmuster, Familienthemen, Sinnsuche, Wahrnehmungen von eigen und fremd, Umweltgifte, Auswirkungen von Drogen und vieles mehr.

In der New-Age-Bewegung haben sich schon lange die Begriffe *Körper, Geist* und *Seele* durchgesetzt als Ausdruck ganzheitlicher Betrachtung des Menschen. Aber das genügt nicht, um den Menschen und das Leben in seiner Komplexität zu erfassen. Schon der große Arzt Paracelsus hat vor etwa 500 Jahren umfassender gedacht und diagnostiziert.

Das System der acht Ebenen

Noch umfassender ist das System der acht Ebenen, mit dem ich seit Jahren sehr gute und exakte Ergebnisse erzielen konnte:

1. *Körperliche Ebene (Struktur):* Die körperliche Ebene beschreibt die Struktur, die Zellen, Gewebe und Organe.
2. *Biochemische Ebene:* Die Ebene aller biochemischen Prozesse und Funktionen im Körper. Dazu zählen auch die Interaktionen mit Keimen aller Art.
3. *Rhythmische Ebene – alles schwingt, alles hat Klang, alles ist Klang:* Die rhythmische Ebene beschreibt die Eigenfrequenz der spezifischen Organe und Gewebe. In der Medizin wird dieser spezifische Charakter bisher kaum wahrgenommen und gewürdigt. Wenn allerdings die Frage beantwortet werden soll, warum aus einer unspezifischen Stammzelle eine spezifische Organzelle wird, kommen wir an dem Klang und dem Rhythmus der Organe nicht vorbei. Nach meiner Erfahrung, die mit den Erkenntnissen der Bioresonanz übereinstimmt, besitzt jedes Organ ein eigene Schwingung, einen eigenen Klang. Das heißt: Neben dem individuellen Klang des Organismus gibt es auch einen

individuellen Klang jedes Organs. Und dieser kann blockiert oder sogar durch einen Fremdklang ersetzt sein.

Zwei Beispiele: Schon vor zwanzig Jahren habe ich im Medizinstudium gelernt, dass die Blutzufuhr über die Nierenarterien durch den Rhythmus der Nieren gesteuert wird. Wenn deren Rhythmus verändert ist oder gar aussetzt, bekommen sie fast kein Blut mehr. Und was das für die Funktion der Entgiftung bedeutet, dürfte allen klar sein. In der Praxis habe ich mehrfach beobachten dürfen, dass bei Patienten, die einer Dialyse bedurften, der Eigenrhythmus der Nieren fast oder ganz ausgesetzt hat. Das wusste ich auch aus dem Studium. Mit der therapeutischen Reaktivierung der Schwingung und des Rhythmus kam es zu einer erstaunlichen Verbesserung der Organfunktion bis hin zur Möglichkeit, auf die Dialyse zu verzichten. Ähnliches konnte ich mehrfach bei Diabetes Typ 1 feststellen, der sich bei Erwachsenen manifestiert. Die Bauchspeicheldrüse war prinzipiell in einer Starre, ohne Eigenschwingung und damit schwer funktionsbehindert. Allein durch die therapeutische Klärung der Ursachen setzte der Rhythmus wieder ein, und in den meisten Fällen war kein zusätzlicher Insulinbedarf mehr nötig.

Der rhythmischen Ebene einen festen Platz in der Reihenfolge der acht Ebenen zu geben ist nicht leicht. Denn im Grunde ist sie überall vorhanden. Aber um die acht Ebenen praktisch nutzen zu können, habe ich sie zwischen der biochemischen und emotionalen Ebene gestellt in dem Bewusstsein, dass dies sehr abstrakt betrachtet ist.

4. *Mentale Ebene:* Die mentale Ebene beschreibt die Gedankenmuster, Prägungen, Wertvorstellungen, kulturelle, sprachliche und gesellschaftliche Prägungen und all das, was wir mit der Kraft unseres Gehirnes steuern können oder glauben zu können.
5. *Emotionale Ebene:* Die emotionale Ebene beschreibt Emotionen als Ursachen oder betroffene Ebene. Es sind die psychischen Belastungen, die sich hier ausdrücken.
6. *Energetische Ebene:* Die energetische Ebene beschreibt die Energien, Felder, Klänge – also die Musik der Systeme hinter der Oberfläche.
7. *Seelische Ebene:* Die seelische Ebene beschreibt die Grundprogramme wie Lebensaufgabe, Lebenssinn und tiefe Ladungen.
8. *Unbekannte Ebene:* Die unbekannte Ebene öffnet das System der Ebenen für neue Erkenntnisse. Immer wieder tauchen Themen im Leben oder Behandlungen auf, die nirgendwo anders eingeordnet werden können und erst einmal der unbekannten Ebene zuzuordnen sind. Es ist somit auch ein Parkplatz für reifende und sich öffnende Erkenntnisse, damit sie dort erforscht werden können und nicht zu früh in Aktenschränken verschwinden. Wenn ein Gedanken-

system geschlossen ist, ist es tot. Durch diese unbekannte Ebene halten wir das System offen und am Leben und laden dich mit ein, um sie zu erforschen.

Mit diesem System sind präzise Zuordnungen der aktuell betroffenen Ebenen und der jeweils ursächlich betroffenen Ebene möglich und infolgedessen auch die Bestimmung der optimalen therapeutischen Behandlung.

Auf welcher Ebene beginnen Krankheiten?

In den Erfahrungen von Tausenden Therapeuten, die ich in vielen Ländern ausgebildet habe, hat sich bestätigt, dass die meisten Störungen auf der energetischen Ebene beginnen und sich mit der Zeit durch die anderen Ebenen bis ins Körperliche durchsetzen. Das kann wie beim Krebs viele Jahre dauern. Die energetische Störung schafft die emotionalen Irritationen, diese wiederum die mentalen, diese zusammen die rhythmischen Irritationen. Daraus entstehen biochemische Störungen mit letztlich negativen strukturellen Auswirkungen.

Testfragen zu Ermittlung der ursächlichen und der mittlerweile betroffenen Ebenen:
- *Wann hat die Störung begonnen? Vor mehr als …?*
- *Auf welcher Ebene hat die Störung begonnen?*
- *Welche Ebenen sind mittlerweile betroffen?*

Ein Beispiel: Ein Patient hat einen Druck auf der Leber. Diagnostisch ist die emotionale Ebene gestört. Alle anderen Ebenen zeigen bei den Testungen keinen Stress an. Zeitlich ergibt sich bei den Testungen der Beginn der Stressreaktion vor fünf Wochen. Der Patient beschreibt, dass es vor fünf Wochen einen heftigen Familienstreit gab, und seitdem hat er auch die Beschwerden in der Leber. Im Labortest wurden bei den Leberwerten keine Auffälligkeiten gefunden. In der Traditionellen Chinesischen Medizin, die ich auch über Jahre studiert habe, werden zu den inneren Krankheitsursachen auch folgende Emotionen gezählt: Zorn, Trauer, Trübsinn, Angst. In der klassischen europäischen Medizin werden diese nicht ernsthaft als Krankheitsursachen in Erwägung gezogen.

Ich möchte dich an dieser Stelle nochmals daran erinnern, dass die Diagnostik der konventionellen Medizin fast nur Spätparameter erfassen kann: Der Ultraschall benötigt eine Strukturgröße von 0,5 Zentimetern, um etwas sichtbar zu machen, oder anders gesagt zwei bis drei Millionen Zellen. Im Bluttest zeigen die Nierenwerte eine Störung erst an, wenn die Funktion der Nieren mindestens zu fünfzig Prozent eingeschränkt ist. Bei Leberwerten ist das ähnlich. Das gebrochene Herz ist im EKG gar nicht sichtbar, obwohl es weh tut. Die Diagnostik der konventionellen Medizin kann gar nicht behaupten, dass ein Patient gesund sei, wenn alle Parameter im Normbereich liegen. Sie kann nur sagen, besonders schlimm kann es nicht sein, denn die Werte sind normal, beziehungsweise auf struktureller und biochemischer Ebene liegen keine groben, nachweisbaren Veränderungen vor. Das wäre ehrlich. Alles andere ist Anmaßung.

Multiple Realitätsräume und die Dimensionen des Seins

Ich sehe was, was du nicht siehst.
Die Erde ist flach, sagt der Wanderer.
Die Erde ist riesengroß und rund, sagt der Mond.
Die Erde ist klein und dreht sich um mich, sagt die Sonne.
Sie alle haben recht, aus ihrer Perspektive.

Dieses Kapitel bringt dich eventuell an die Grenzen des Vorstellbaren und hoffentlich darüber hinaus. Weisheit zeichnet sich durch Weite aus. Eine Weite, die wir dadurch erlangen, indem wir bestehende Grenzen auflösen, Regeln, Vorstellungen und Dogmen hinter uns lassen und auf Entdeckungsreise gehen. Ich möchte dich dazu einladen. Danach wird das Buch wieder ganz praktisch und leicht integrierbar.

Dualität, Trialität und multiple Realitätsräume

Die Qualität unserer Diagnostik hängt vor allem von unserer Unvoreingenommenheit und inneren Weite ab. Klassischerweise würden die meisten hier erwarten zu lesen, dass es unsere Erfahrung ist, die die Qualität ausmacht. Das dachte ich früher auch. Aber ich habe mich von Hunderten von Menschen in Kursen eines Besseren belehren lassen. In meinen Kursen kann jeder, der es möchte, ganzheitliche Diagnostik und Therapie erlernen. Es kommen auch Menschen, die keine Anatomie und Physiologie studiert haben, Menschen die ihren Wahrnehmungen anfänglich kaum trauen, Menschen, die die Testmethoden wie den Armlängentest noch nicht beherrschen. Oft zweifeln sie an sich selbst, ob sie gut genug sind, die Anforderungen des Kurses erfüllen zu können. Nach nur einem Tag können sie präzise testen und beginnen ihren Wahrnehmungen zu trauen. Nach zwei Tagen Workshop sind sie in der Lage, Organe und Strukturen zu diagnostizieren, und nach drei Tagen schaue ich ihnen mit offenem Mund bei der »Arbeit« zu und weiß, dass ich es mit über zwanzig Jahren Erfahrung nicht besser könnte. Insofern ist Erfahrung nicht der entscheidende Faktor für gute Qualität. Entscheidend ist die Sichtweise. Ich bin schon mehrfach darauf eingegangen in diesem Buch. Doch jetzt ist es an der Zeit, noch einen Schritt weiter zu gehen. Es bedarf nun einer weiteren Öffnung und Entfernung von Grenzen im Denken, um Realität als das zu verstehen, was sie wirklich ist. Wir leben in der Dualität oder glauben das zumindest:

Plus und Minus, Licht und Schatten, Tag und Nacht. Viele Menschen zeigen in der Öffentlichkeit nur ihre Lichtseite. Oberflächliche Diagnostik betrachtet nur das, was sich am Tage oder im Licht zeigt. Manche Menschen betrachten und klären auch die Minusseite, beschäftigen sich mit ihrem Schatten, erlauben die tiefen Prozesse, die sich daraus ergeben. Wenn wir ein Thema nur im Licht betrachten, am Tage klären, dessen Wurzeln aber in der Nacht oder im Schatten liegen, haben wir jeden Morgen immer wieder mit dem Thema zu tun – und täglich grüßt das Murmeltier. Themen auf der Lichtseite zu betrachten ist einfach, die Schattenseite mit anzusehen erfordert Mut. Wenn wir jedoch einen dauerhaften Erfolg haben möchten, ist genau dies notwendig.

Es gibt Themen, die nur oberflächlich sind, in der Plusseite ihren Ursprung haben und dort dauerhaft geklärt werden können: ein Schnupfen, ein Pickel, eine Träne. Das sind aber nur zehn bis zwanzig Prozent aller Themen. Dann gibt es Themen, die ihre Ursache in der Minusseite haben und deren Symptome sich auf der Plusseite zeigen: Minderwertigkeitsgefühle, tiefe Erschöpfungen, Tumoren, Herzschmerzen sind Beispiele. Das sind sechzig bis siebzig Prozent aller Themen. Und dann gibt es einen Rest an Themen, die noch komplexere Ursachen haben. An dieser Stelle müssen wir unser duales Weltverständnis verlassen und uns für das öffnen, was die Quantenphysik beschreibt: multiple Realitätsräume. Reichte die Mechanik im 19. Jahrhundert noch aus, um die Welt zu erklären, bedarf es heute der Quantenphysik, um Leben zu verstehen. Somit erweitern wir die Dualität zur Trialität. Dieser dritte Realitätsraum, neben dem Plus und Minus, repräsentiert alle möglichen weiteren Realitätsräume.

Ich lade dich ein, einfach nur dein Verständnis der Realität zu erweitern, denn dann wirst du auch in der Lage sein, die noch fehlenden zehn bis zwanzig Prozent der Themen zu analysieren, diagnostizieren, verstehen und behandeln zu können.

> **Als Einführung dazu eine einfache Übung:**
> Bringe deine Hand vor deinen Körper, mit der Handfläche nach oben.
> Stelle dir auf deiner Hand eine Seifenblase vor. Sie hat ein Pluszeichen in sich.
> Dann lege eine zweite Seifenblase, mit einem Minuszeichen in sich, neben die erste Seifenblase. Nun hast du die Dualität auf den Händen.
> Nun erlaube Trialität und damit unendlich viele weitere Seifenblasen auf deiner Hand und den ganzen Raum füllend. Jetzt kommst du in deinem Verständnis der Welt der Realität schon sehr nahe.

Menschen, die der Welt Erkenntnis geschenkt haben und uns mit ihrer Kreativität inspiriert haben, waren auch in den Räumen der Trialität zu Hause.
Öffne dein Herz und deinen Verstand.

Und es gibt Themen, die ihre Wurzeln in den komplexen Realitätsräumen haben und sich im Plusraum als Symptom zeigen. Wenn es in deiner Vorstellungswelt die komplexen Räume, die Trialität nicht gibt, wirst du nie in der Lage sein, diese Themen zu verstehen, geschweige denn, sie erfolgreich behandeln zu können. Dazu gehören Themen, die mit Zeit, Lebenssinn, Vitalität, Schöpfung, Kreativität und Seele zu tun haben.
Ich erwarte nicht von dir, dass du nun Quantenphysik studierst. Ich lade dich nur ein, dein Weltbild zu öffnen, um mehr sehen und entdecken zu können, als es dir bisher möglich war. Und dazu brauchst du primär nichts weiter zu tun, als ab und zu deine Hand zu öffnen und dir die unendlich vielen Seifenblasen der Realitäten vorzustellen und damit die Dinge für dich sichtbar zu machen, die jenseits der engen Grenzen von Plus und Minus liegen.

Die zwölf Dimensionen des Seins nach Burkhard Heim

Weite deinen Geist, und du siehst mehr.

Ein weiterer Weg, das Denken und Bewusstsein zu weiten, ist das Dimensionssystem Burkhard Heims, das uns durch die mathematische Exaktheit eine Orientierung geben kann, aus welcher Dimension wir schauen und in welcher Dimension die Themen liegen, mit denen wir uns beschäftigen dürfen.
Die Dimension, aus der wir schauen, bestimmt das Bild, das wir erhalten, und entscheidet darüber, ob wir Opfer eines Themas werden oder es erkennen und verändern können. Ein Wurm, der nicht in den Himmel schauen kann, wird

Multiple Realitätsräume und die Dimensionen des Seins

schnell Beute eines Vogels. Wir als Menschen können uns zwar nur in drei Dimensionen bewegen, haben aber die Möglichkeit, aus allen zwölf Dimensionen zu schauen. Das ist nicht leicht, aber machbar. Betrachter, die aus der gleichen Dimension schauen, haben die gleichen Ergebnisse beim Austesten. Wenn man mit einem zwölfdimensionalen Abbild der Wirklichkeit arbeitet, so ist das ein Raum, der alle Dimensionen des Seins beschreibt. Ein Raum, der umfassend abbildet und sehen kann.

Auf der Suche nach einem mathematischen Modell, das die Realität in ihrer Struktur und ihrem Bewusstsein, also die materiellen und immateriellen Anteile, beschreiben kann, landet man fast automatisch bei Burkhardt Heim, dem großen Physiker und Denker. Burkhard Heim war ein großer Denker des zwanzigsten Jahrhunderts. Er hat ein zwölfdimensionales Weltsystem beschrieben. Die Dimensionen sind auch die Freiheitsgrade des Seins. Die von Burkhard Heim beschriebenen zwölf Dimensionen basieren auf komplexen mathematischen Formeln, deren logisches Verständnis auch mein Wissen weitgehend übersteigt. Ich kann die Dimensionen jedoch erfahren, sie als Räume mit ihren unterschiedlichen Qualitäten wahrnehmen und mich so in den Dimensionen bewegen und sie beschreiben.

Da die Dimensionen für den menschlichen Verstand nur eingeschränkt mit der Logik erfassbar sind – Burkhard Heim hat die Dimensionen neun bis zwölf selbst als *GAB* (Gott allein bekannt) bezeichnet, weil er ihre Funktion nicht beschreiben konnte –, habe ich sie in folgender Bilderreise beschrieben. Ich habe mir erlaubt, aus den Erfahrungen mit Erstarrungen den Punkt als nullte Dimension zu den zwölf Dimensionen hinzuzufügen: die Starre.

Dreizehn Dimensionen. Eine Bilderreise

- *Punkt:* Stell dir vor, du bist in einer Stahlkugel gefangen. Eingegossen in Metall, bewegungsunfähig. All deine Rhythmen sind zum Stillstand gekommen. Deine Fähigkeit zu kommunizieren ist erloschen. Was die Menschen von außen sehen, ist nicht das, was in der Stahlkugel verborgen ist. Du bist in der totalen Starre und hast keine Möglichkeit, dich selbst zu befreien.
- *Länge:* Du bist aus der Stahlkugel befreit und bist ein Punkt in der Ebene. Die einzige Freiheit, die dir gegeben ist, ist die Möglichkeit, dich von dem Punkt, an dem du gerade bist, zu einem anderen Punkt in der Ebene zu bewegen. Du hast nicht die Freiheit, die Geschwindigkeit der Bewegung zu bestimmen, eine Kurve zu nehmen. Du bist gefangen in der Tinte, die mit Hilfe eines Lineals zu einem Strich wird.
- *Breite:* Die zweite große Befreiung: Du kannst die Linie verlassen und auf dem Blatt Papier die Richtung jederzeit ändern und einen anderen Punkt ansteuern. Du kannst sogar Kurven machen oder Schlangenlinien. Jedoch kannst du das Papier nicht verlassen. Du bist immer noch auf ihm gefangen. Als Mensch in deinem Auto bist du an die Straßen gebunden, kannst aber schon einen Parkplatz zum Pinkeln anfahren und musst nicht mehr in die Hose machen wie bei der Dimension zuvor.
- *Höhe:* Du bekommst Flügel. Dein Auto wird zu einem Flug-Fahr-Mobil. Du kannst die Straßen wählen oder auch fliegen. Die Zeit verläuft für dich unbeeinflussbar immer noch linear. Was für eine Freiheit: Du kannst dich bereits in drei Dimensionen bewegen.
- *Zeit T:* Zurück in die Zukunft, vorwärts in die Vergangenheit. Zeit wird relativ für dich, denn du kannst dich nun in ihr bewegen. Zeit ist auch nicht länger linear für dich, Sekunden nicht immer gleich lang. Du wirst wie die zerfließende Uhr von Salvador Dalí. Damit geht dir jedoch auch noch mehr Halt verloren. Was ist noch gültig, was noch Gesetz? An welche Regeln kannst du dich noch klammern? Wenn dir jetzt nicht eine innere Struktur und eine Anbindung an die Quelle Halt gibt, kannst du dich verlieren. Du siehst aber auch, wie Ereignisse über die Zeit miteinander verbunden sind. Das, was heute passiert, muss seine Ursache nicht gestern haben, sondern eventuell in der fernen Vergangenheit oder auch in der Zukunft. Es ist ein Irrglaube, dass nur die Vergangenheit die Gegenwart beeinflusse, die Zukunft tut es genauso. Die Diskriminierung der Zukunft als nicht Realität erschaffend ist vorbei. Gleiches Recht für alle.
- *Strukturraum S1:* Wo bin ich? Ist die wohl angemessene Frage zur 5. Dimension. Du kannst hier sein oder auch da. Du kannst in Rom Espresso trinken,

gleichzeitig in den Rocky Mountains skifahren und dich auf Bali den Souvenirverkäufern erwehren, um endlich ruhig in der Sonne zu liegen. Aber auch die Rockies können auf Bali sein, und Rom kann einen langen Sandstrand direkt am Colosseum haben, mit bester Aussicht auf die Rückseite des Mondes. Du bist in der 5. Dimension und spätestens jetzt ist es an der Zeit, sich von alten Glaubenssätzen zu verabschieden. Natürlich übersteigt es das, was Menschen normalerweise ohne Drogen zugänglich ist. Wenn du erfahren willst, welche Möglichkeiten der Schöpfer hat und wie er, sie oder es die Welt sieht, gibt es keine Tabus mehr. Wissenschaft ist doch auch nur der aktuelle Stand des Unwissens.

- *Strukturraum S2:* Wenn Bali, Rom und die Rockies gar nicht an verschiedenen Orten sind, sondern alle am gleichen, an dem Ort, wo alles ist, dann sind mit einem Mal auch alle Menschen da, die du nicht leiden kannst. Weglaufen und verstecken geht nicht mehr. Alles kann an einem Ort sein, muss aber nicht. Du läufst um eine Hausecke und plötzlich stehen sieben Generationen deiner Ahnen vor dir. Oder wäre es dir lieber, es wären all die zukünftigen Menschen da, mit denen du eine Affäre haben könntest? Nun könntest du das mit einer Hand wegwischen und sagen: »Was ist schon Zeit?!« Und mit der anderen Hand: »Was ist schon Raum?!« Spätestens jetzt hast du deine Gesellschaftsfähigkeit völlig eingebüßt.
- *Informationsraum I1:* Vorwärts ins Unbekannte, denn verlieren kannst du nichts mehr. Wenn du hier angelangt bist, ohne in der Psychiatrie gelandet zu sein, bleibt nur noch der Nobelpreis für dich. Aber den hat noch nicht einmal Burkhard Heim erhalten, obwohl er ihn längst verdient hätte. In dieser Dimension beginnst du zu ahnen, wie *innerwise* funktioniert. Du bekommst ein Gefühl für virtuelle Informationsräume im Feld, für globale Informationsnetze ohne jegliche Technik, für freies Zusammenstellen von energetischen Blumensträußen.
- *Informationsraum I1:* Information bekommt Intelligenz. Du kannst Gott schon fast riechen, so nah bist du ihm gekommen. Der Raum fängt an zu leben, Materie besteht aus Klängen, die Demut vor der Schöpfung erfasst dich völlig.
- *Überraum G1, Überraum G2, Überraum G3, Überraum G4:* Burkhard Heim hat die Räume nicht beschreiben können – oder wollte es nicht. Ich will es auch nicht. Nur so viel: In ihnen löst sich das Duale im Nondualen auf. Du darfst als duales Wesen deinen Kopf durch die Himmelspforte stecken und dir das Paradies anschauen, bevor du gestorben bist. Jeder, der Zugang zu diesen Ebenen gefunden hat, weiß, dass nur Menschen, die den Zugang auch finden, sie überhaupt verstehen können. Und dann sind Worte überflüssig.

Die Bedeutung der zwölf Dimensionen für die intuitive Diagnostik liegt darin, dass sie dazu genutzt werden können, um die Qualität des Kugelblicks zu verbessern und zu beschreiben. Es ist ein Unterschied, ob wir aus der zweiten oder fünften Dimension ein Thema betrachten. Je höher die Dimension ist, aus der wir schauen können, desto objektiver ist das Ergebnis der Betrachtung, und am Ende kommen wir zu der Qualität, dass nicht mehr wir sehen, sondern es durch uns schaut. Und damit kommen wir zu vergleichbaren objektiven Ergebnissen. Ich habe einige Jahre benötigt, um diesen Blick zu entdecken und zu integrieren. Heute sind die Therapeuten, die bei mir oder anderen von mir ausgebildeten Mentoren lernen, in der Lage, innerhalb von zwei bis vier Wochen diese Qualität zu erreichen, wenn sie regelmäßig üben.

Symptombehandlung versus Ursachenbehandlung

Ein Symptom ist der äußere Ausdruck einer tieferen Störung. Es ist jedoch nicht die ursächliche Störung selbst. Ein gutes Bild dafür findet sich in der Traditionellen Chinesischen Medizin. Hier gibt es die Organpaare, die Yin-Yang-Philosophie repräsentierend. So ist zum Beispiel die Lunge das Yin-Organ und das entsprechende Yang-Organ ist der Darm. Dieses Organpaar öffnet sich wiederum über die Haut. Das bedeutet, dass sich Darmprobleme als Hautirritationen zeigen können. Umgekehrt führt ein mit Kortison behandeltes Hautsymptom dazu, dass die Irritation in die Lunge gedrückt werden kann, also eine Schicht tiefer, und sich dort als Bronchitis oder Asthma zeigt. Für anthroposophische Ärzte ist diese Denkweise Normalität, den nur konventionell ausgebildeten Arzt mag sie befremden durch ihre Komplexität und die sich daraus ergebende Verantwortung für den Therapeuten.
Wenn du jedoch einmal die Ebene der Symptombehandlungen hinter dir gelassen hast, was als praktizierender Arzt innerhalb weniger Jahre ganz von selbst kommt (wenn du therapeutisch erfolgreich sein möchtest), dann beginnt von selbst die Suche. Und dafür sind diese ganzheitlichen Ansätze sehr hilfreich. Entscheidend dabei ist immer nur, die richtigen Übersetzungen dieser philosophischen Systeme in unsere Sprache und Denkweise zu finden. So steht für die alten chinesischen Ärzte die Lunge auch für die Emotion Trauer, für Tränen und für das Element Luft.
Eine Ein-zu-eins-Übersetzung der Wörter und Begriffe ist nicht möglich, die Diagnose erfordert ein Eintauchen in die entsprechenden Philosophien. Doch es

lohnt sich. Die individuellen Ansätze stellen einen immensen Wissens- und Erfahrungsschatz für die intuitive Diagnostik dar und sind so eine geniale Ergänzung zum aktuellen westlichen Medizin- und Menschenverständnis.

Ich habe für mich eine Grundregel aufgestellt, und die über 140 000 Anwender des von mir entwickelten Diagnose- und Therapiesystems *inner**wise*** bestätigen sie: *Wenn ein Symptom nach einer Behandlung wiederkehrt, hast du nicht die Ursache beziehungsweise die Quelle dessen behandelt.*
Dazu nochmals ein paar eindrückliche Beispiele aus meine Praxisarbeit:
- Das Symptom ist der Pickel, die Ursache sind die Schwermetalle im Trinkwasser.
- Das Symptom ist die Regelstörung, die Ursache ist der Rodelunfall im Alter von acht Jahren mit dem Steißbeintrauma und Irritation des Beckenplexus.
- Das Symptom ist der Knieschmerz, die Ursache ist eine Kieferfehlstellung, bedingt durch eine apikale Ostitis (eine Wurzelkanalentzündung) unter einem Backenzahn, mit den Folgen Blockierung der Einatmung, Beckenschiefstand und Beinlängendifferenz (wodurch es zur Fehlbelastung des Knies kommt).
- Das Symptom ist Schnupfen, die Einladung zur Weihnachtsfeier der Schwiegereltern und die Unfähigkeit, ehrlich nein zu sagen, sind die Ursache.

Ist es nicht wunderbar, wie komplex und doch ganz einfach Leben ist? Das und genau das zu entdecken bereitet mir die größte Freude und Beglückung als Arzt. Symptome sind wie die Alarmglocke auf der *Titanic,* als der Eisberg sich näherte. Sie zu zerschlagen, damit keiner im Schlaf gestört wird, ist so ziemlich das Dümmste, was man machen kann. Kurzfristig sind all die Maßnahmen zur Bekämpfung der Symptome sehr wirksam, aber langfristig schaden sie dem Menschen. Doch genau da liegt unsere Verantwortung als Ärzte und Therapeuten: langfristig zu helfen.

Unbewusste Blockaden

Die größte Blockade auf dem Weg zur Heilung ist unser eigener Unwille, oder nennen wir es besser unsere Feigheit, Kompromisse im Leben zu beenden. Denn viele Krankheiten sind ein Ausdruck von Kompromissen, sozusagen als Zeichen, dass wir etwas ändern sollten. Eine fast ebenso große Blockade ist der Nutzen, durch unsere Erkrankung Aufmerksamkeit und Ersatzliebe zu erhalten. Ob es die fünf Minuten beim Arzt sind, die Anrufe der Kinder oder die Zuwendung des Partners, all diese Kontakte geben einen Energieschub, bedingt durch

Kombination aus Opferhaltung und Zuwendung aus Mitleid. Einen ähnlichen Nutzen erhalten wir auch dadurch, dass wir endlich eine Ausrede haben, etwas nicht zu tun. Ein gutes Beispiel hierfür sind die vielen Erkrankungen vor Weihnachten, die einen Pflichtbesuch bei den Eltern oder Schwiegereltern unmöglich machen.

Die nächste Blockade ist unsere Unselbständigkeit im Denken und Handeln. Wir folgen nicht der Intuition, denken nicht selbst nach und vertrauen den Ratschlägen und Anweisungen anderer mehr als uns selbst. Wenn du eine innere Abwehr gegen ein bestimmtes Material der Zahnfüllung fühlst, dich aber der Autorität des Zahnarztes unterordnest und anschließend jahrelang mit den Folgen einer allergischen Reaktion zu kämpfen hast, kannst du schwerlich nur den Zahnarzt verantwortlich machen. Aber das musst du ja oftmals auch nicht, denn offiziell hast du ja eine Autoimmunerkrankung! Eine weitere Blockade sind Süchte. Stoffe, die wir nicht vertragen, führen zu einer Erhöhung von Stresshormonen im Körper, und davon werden wir süchtig. Wir sind dann auf Drogen – wenn auch auf körpereigene. Das fühlt sich an wie beim Joggen, wenn es zur erhöhten Ausschüttung körpereigener Opioide im Gehirn kommt, die Schmerzen verschwinden und Glücksgefühle einsetzen. Genauso ist die Sucht bestimmter Menschen auf Nahrungsmittel zu erklären, auf die sie eigentlich allergisch sind: Kaffee, Weizen, Milchprodukte und ähnliche.

Und noch eine Blockade, die Heilung verhindert, gilt es zu erwähnen: die innere Sinnleere. Ein Mensch, der seinen Lebenssinn gefunden hat und lebt, ist glücklich und gesund, hat viel Energie, ein gutes Immunsystem. Wer dagegen seinen Lebenssinn nicht findet, macht die Krankheit zum Sinn des Daseins. Und schon schnappt die Falle zu. Da Krankheiten den Sinn haben, uns auf etwas aufmerksam zu machen, können sie erst verschwinden, wenn wir das Thema verstanden und gelöst haben, um im Leben weitergehen zu können.

Krankheiten sind Lernaufgaben, und erst wenn wir die Lernschritte verstanden haben, können die Krankheiten verschwinden. Und gerade das macht Symptombehandlungen noch gefährlicher und sinnloser.

Mögliche Zustandsformen der Organe

Bevor wir langsam zum praktischen Teil des Buchs kommen, hier schon mal eine Übersicht, in welchem Zustand Organe sein können.

Ein gesundes Organ ist …	Ein krankes Organ ist …
• in Harmonie,	• disharmonisch,
• vollkommen,	• fragmentiert,
• erfüllt von der eigenen Identität,	• ohne Identität,
• frei von Blockaden,	• teilweise oder ganz erfüllt mit Fremdklängen,
• voll mit Energie,	• energetisch schwach,
• frei von Ladungen, und	• erfüllt mit Ladungen, und
• es erzeugt nach Aktivierung keinerlei Stress beim Armlängentest.	• es zeigt Stress bei Aktivierung mit dem Armlängentest.
Wenn du gesunde Organe fühlst, sind sie leicht, weit, offen. Wenn du dich mit der Hand virtuell durch das Organ bewegst, gibt es keinerlei Widerstände, alles ist frei, leicht, glücklich. Ja, ein gesundes Organ fühlt sich glücklich an.	Wenn du das kranke Organ fühlst, ist es eng, schwer, traurig, aggressiv. Wenn du dich mit der Hand virtuell durch das Organ bewegst, gibt es Widerstände und Abwehr im Organ. Ja, ein krankes Organ fühlt sich traurig an.

Die Techniken der intuitiven Diagnostik werden in den folgenden Kapiteln ab Seite 110 ausführlich beschrieben, bevor wir zu den einzelnen Organen kommen. Doch zunächst noch einige Worte zum Zustand des Therapeuten und der Energetik zwischen Therapeuten und Patienten.

Voraussetzungen für den Anwender

Ein Röntgengerät bedienen, einen Überweisungsschein fürs Labor ausfüllen und eine Blutdruckmessung durchführen, kann ich in jedem Gemütszustand leisten. Es ist nicht wichtig, ob ich dabei schlechte Laune habe, innerlich erstarrt, übermüdet und energielos bin, den Menschen, den ich behandle, mag oder nicht. Bei der intuitiven Diagnostik ist das völlig anders.

Bevor ich dem Patienten begegne und mit ihm arbeite, muss ich zunächst mich selbst diagnostizieren und ausbalancieren. Habe ich schlechte Laune, bin ich blockiert oder stehe neben mir … erhalte ich Berufsverbot für die Anwendung intuitiver Diagnostik. Es sei denn, ich kläre und bringe mich ins Gleichgewicht, bevor ich für andere Menschen da bin. Nur so kann ich sicherstellen, dass meine Ergebnisse verwertbar sind. Der Zustand des Anwenders ist deshalb so entscheidend, weil bei der intuitiven Diagnostik keine externen Instrumente verwendet werden, sondern er selbst zum Instrument der Testung wird. Klar gesprochen: Wenn ich eine Allergie auf ein Medikament mit der Testung feststelle, muss dies auch vorliegen. Wenn ich keinen Krebs im Körper mit der intuitiven Diagnostik finde, darf auch keiner da sein, auf keiner Ebene. Mir nützt eine achtzigprozentige Sicherheit der Ergebnisse gar nicht, denn diese ist wertlos. Nur hundertprozentige Sicherheit zählt.

Bei der Wiederherstellung der inneren Balance und Klarheit unterstützt mich die *innerwise*-Methode: Mit Hilfe des bereits erläuterten Armlängentests und einiger weiterer Werkzeuge kann und muss ich erst meinen eigenen Zustand überprüfen, bevor ich mit anderen arbeite. Nur so sind eine hohe Qualität und Überprüfbarkeit der Ergebnisse möglich.

Die Anforderung an den Anwender der intuitiven Diagnostik besteht kurz gesagt darin, Integrität zu leben durch Ehrlichkeit zu sich selbst und anderen, durch Authentizität, Wahrhaftigkeit, Klarheit.

Checkliste für die innere Balance und Arbeitsfähigkeit

Hier die Voraussetzungen, die immer stimmen müssen, um mit der intuitiven Diagnostik zu arbeiten. Später im Buch erkläre ich dir einige weitere Parameter, die die Qualität der Diagnostik weiter verbessern. Was immer stimmen muss:

1. *Anwendung des Kugelblicks:* »Es schaut.« – Antwort: »Ja« – die Arme sind gleich lang beim Armlängentest. Kontrollaussage: »Ich sehe.« – Antwort: »Nein.« – die Arme sind ungleich lang beim Armlängentest.
2. *Antwortfähigkeit im Armlängentest:* Bei dem Wort *ja* sind die Arme gleich lang. Bei dem Wort *nein* sind die Arme ungleich lang.
3. *Vorhandene Identität:* »Ich bin ich.« – Die Arme sind gleich lang beim Armlängentest.

Energetik der Therapeuten-Patienten-Beziehung

Mit Menschen oder Systemen zu arbeiten ist ein intensives Einlassen aufeinander.

Energetische Sauberkeit des Therapeuten

Ein Therapeut, der energetisch nicht klar ist, eine hohe Ladung in sich trägt, nicht in der inneren Balance ist, ist eine Gefahr und Zumutung für den Patienten. Es ist unsere Pflicht als Therapeuten, energetisch klar zu sein. Genauso, wie ich erwarte, dass die Kassiererin im Supermarkt nicht mit schlechter Laune ihre Arbeit macht oder der Bäcker nicht ohne Liebe die Brötchen bäckt, denn der Unterschied ist zu schmecken.

Sinnvoller Test für den Therapeuten:
Meine aktuelle Ladung beträgt in Prozent: _____
Sie sollte nicht viel höher als zehn Prozent sein. Und wenn doch, muss ich mich als Therapeut erst selbst ausbalancieren. Ob ich dazu einen Visualisierung, einen Spaziergang, Bachblüten, eine Yogaübung oder eine Meditation verwende, ist egal, Hauptsache, ich tue etwas.

Energetische Sauberkeit der Räume und Umwelt

Da auch die Räume Ladungen tragen können oder die Person an der Anmeldung schlechte Laune haben kann, ist es wichtig, die Praxis als System zu betrachten und dafür zu sorgen, dass ein Wohlfühlen möglich ist und die Diagnostik nicht durch äußere Einflüsse verfälscht wird.

Sinnvolle Testthemen sind:
Die Ladung der Praxis ist unter zwanzig Prozent. Der Ort der Diagnostik beeinflusst die Testergebnisse nicht.

1. *Liebesfähigkeit und Wertungsfreiheit:* Es bedarf vonseiten des Therapeuten die Fähigkeit, den Patienten zu lieben, was nichts anderes bedeutet, als das Vollkommene, Schöne und Göttliche in ihm sehen zu können, auch wenn es gerade nicht präsent ist. Wir haben in Kursen immer wieder folgendes Experiment durchgeführt:
Ein Teilnehmer schlüpfte in die Rolle des Patienten und saß auf einem Stuhl. Ein anderer übernahm die Rolle des Therapeuten. Er betrat schweigend den Raum, in dem der Patient saß, und hat sich dem Patienten gegenübergesetzt. Der Therapeut hatte nun die Aufgabe, aus seiner persönlichen Perspektive zu sehen. Dann wurde der Therapeut angewiesen, die Position zu wechseln, er setzte sich hinter den Patienten, legte sich vor ihn, rutschte mit dem Stuhl näher oder weiter weg. Und das alles schweigend.
Im Anschluss beschrieb der Patient, wie er sich jeweils gefühlt hatte und zu welchen Themen er sich dem Therapeuten gegenüber öffnen konnte, abhängig von der Position des Therapeuten. Die Ergebnisse waren sehr übereinstimmend: Bestimmte Themen waren blockiert, sie würden in der Behandlung nicht angesprochen werden. Und ausgefallene Positionen, bei denen der Therapeut hinter dem Patienten stand, vor ihm lag oder ihm zu nahe kam, wurden von diesem als unangenehm empfunden und haben noch weitere Themen blockiert.
In einem zweiten Anlauf bekam der Therapeut nun die Aufgabe, nochmals in alle Positionen zu gehen, diesmal aber im Kugelblick zu schauen. Es schaute durch ihn, wertungsfrei. Nun verschwanden die Blockierungen im Patienten, und die verschiedenen Positionen hatten keinen Einfluss mehr. Auch die intimsten und peinlichsten Themen konnten besprochen werden.

Sinnvolle Testaussagen sind:
»Ich bin in der Lage, den Patienten zu lieben.« Oder: »Ich bin wertungsfrei.«

2. *Sexualität:* Ich spreche an dieser Stelle nicht von körperlich praktizierter Sexualität, sondern nur von sexuellen Gedanken, Gefühlen, Intentionen und Energien. Wir alle sind Menschen mit Bedürfnissen, Begierden und Gefühlen. Daher ist es normal, dass Therapeuten Patienten oder Patienten Therapeuten erotisch anziehend empfinden können. Und da wir eine so intensive Zeit in so großer Nähe miteinander erleben, wird das sogar noch verstärkt.

Für die Gedanken und Gefühle des Patienten sind wir nicht verantwortlich, wir können sie aber oft deutlich wahrnehmen. Wir als Therapeuten sollten jedoch eine Art Geschlechtsneutralität einnehmen, um nicht selbst in Versuchung zu geraten und in einen unsauberen Zustand zu geraten. Denn wie willst du als Mann die Scheide einer Frau virtuell diagnostizieren, oder als Frau den Penis eines Mannes, wenn du dabei Gefühle empfindest. Würdest du das tun, wäre die Behandlung übergriffig und ein Missbrauch unserer Position. Und dann ist die Gefahr zu groß, dass du keine neutralen Ergebnisse mehr erzielst, sondern etwas hineinprojizierst. Die einzig sichere Lösung ist, aus dem Kugelblick zu schauen, da wir bei ihm zu einem Instrument des Sehens werden, uns in einer Art Meditation befinden und oft unseren eigenen Körper und damit seine Bedürfnisse nicht mehr wahrnehmen.

Sinnvolle Testaussagen sind:
»Es schaut.« Oder: »Ich bin ein Instrument des Schauens.«

3. *Schutz:* Ich habe schon vor langer Zeit allen Schutz gegen die Energien und Themen des Patienten aufgegeben. Wenn etwas mich beeinflusst, mich irritiert, so gibt es eine Resonanz dazu von meiner Seite, und ich darf etwas lernen. Wenn ich jedoch während einer Behandlung aus der inneren Balance gerate, behandele ich mich kurz selbst, bevor ich mit dem Patienten weiterarbeite. Dasselbe empfehle ich dir.

Eine sinnvolle Testaussage ist:
»Ich bin dankbar für alle Geschenke und die Möglichkeit, wachsen zu können.«

4. *Präsenz:* Es ist die Aufgabe des Therapeuten, den Raum mit seiner Präsenz zu füllen, damit der Patient loslassen und sich öffnen kann. Der Therapeut wird zu einer offenen Hand, auf die sich der Patient begeben kann und vertrauen kann. Diese Präsenz des Therapeuten ergibt sich wiederum aus dem Kugelblick.

5. *Rollenwechsel:* Wenn der Therapeut den Raum nicht mehr mit seiner Präsenz füllt, bildlich gesprochen die Hand schließt, wird der Patient den Raum übernehmen. Dann kommt es zu dem berühmten Rollenwechsel zwischen Therapeut und Patient. Die Folge davon ist, dass der Therapeut nur noch das sieht, was der Patient zulässt oder möchte.

Hilfreiche Aussagen für den Therapeuten zum Aufdecken des Rollenwechsels sind dann:
»Ich bin der Therapeut!« – Antwort der Arme im Test: »Nein.«
»Ich bin der Patient!« – Antwort der Arme im Test: »Ja.«

6. *Energieaustausch:* Normalerweise haben beide, Therapeut und Patient, nach einer Behandlung mehr Energie. Hat einer von beiden weniger, ist etwas schiefgelaufen. Hat der Therapeut weniger Energie, hat er entweder Manipulationen und Opferspiele des Patienten zugelassen oder seine eigenen Energien verwendet, um zu therapieren.

Hat der Patient weniger Energie am Ende, hat entweder der Therapeut seine eigenen Themen und Ladungen in den Patienten entladen, also den Patienten missbraucht, oder hat therapeutisch ein Thema begonnen, es aber nicht beendet, also den Patienten mit der offenen Wunde liegenlassen.

Sinnvolle Testaussagen sind:
»Der Patient hat nach der Behandlung mehr Energie als zuvor.«
»Ich habe nach der Behandlung mehr Energie als zuvor.«

7. *Opfer versus Eigenverantwortung:* Wenn der Therapeut zulässt, dass der Patient sich lang und breit darüber auslässt, wer alles an seinem Leid schuld sei, also die Opferspiele des Patienten erlaubt, bezahlt er mit einem Energieverlust. Er wird müde und ist erschöpft. Damit werden beim Patienten die unbewussten Blockaden, die die Heilung verhindern, nur noch weiter gestärkt. Wenn dagegen in der Diagnostik klar und sauber die Ursachen der Irritationen – ohne Schuldzuweisungen – herausgearbeitet werden, besteht die Möglichkeit, diese zu klären und das Leben zu verändern.

Kleiner Hinweis:
Unterbreche den Patienten, wenn er in die Opferrolle geht, und reflektiere in der Kommunikation, was du wahrnimmst. Die Zeit wäre sonst eine Verschwendung.

8. *Angst:* Es gibt leider genügend Therapeuten, die die Ängste ihrer Patienten schüren, indem sie Aussagen treffen wie: »Wenn Sie nicht nächste Woche wiederkommen, dann …«, oder: »Wenn Sie das nicht tun, dann wird es Ihnen schlecht ergehen …« Das sind Erpressungen und basieren nicht auf dem Vertrauen in die Wirksamkeit der eigenen therapeutischen Fähigkeiten oder die Fähigkeit des Patienten, die Behandlung zu integrieren. So werden Abhängigkeiten geschaffen.

Sinnvolle Testaussagen sind:
»Ich vertraue dem Patienten.«
»Ich vertraue meiner eigenen therapeutischen Arbeit.«

9. *Beenden der Verbindung:* Die für die Behandlung entstandene und notwendige Verbindung zwischen Therapeut und Patient löst sich dann auf, wenn der Therapeut alles getan hat, was ihm erlaubt war, für den Patienten zu tun. Andererseits gibt es keine Zufälle, und jeder Patient ist und hat auch ein Geschenk für den Therapeuten.
Wenn allerdings die Verbindung nicht beendet wird, weil die Behandlung nicht beendet war, kann es sogar sein, dass der Therapeut Beschwerden des Patienten in sich spürt, Themen mit trägt.

Sinnvolle Testaussagen sind:
»Ich habe alles getan, was mir erlaubt war, für den Patienten zu tun.«
»Ich bin dankbar für die Geschenke, die ich aus der Behandlung erhalten habe.«

3. Intuitive Diagnostik in der Praxis und Klinik

In der intuitiven Diagnostik wenden wir drei grundsätzliche Techniken an:
- die Zustandsdiagnostik,
- die Funktionsdiagnostik und
- die Felddiagnostik.

Mit den ersten beiden sind wir in der Lage, einerseits den Zustand der Organe und Strukturen zu erfassen und andererseits Rhythmen wie das Atmen, Gelenke in ihrer Beweglichkeit und den Funktionszustand des vegetativen Nervensystems zu diagnostizieren. Mit der Felddiagnostik sind wir in der Lage, in Organen gespeicherte Irritationen, Ladungen und Feldveränderungen zu identifizieren.

Voraussetzungen der Anwendung der intuitiven Diagnostik

1. *Der Kugelblick:* Es schaut durch den Therapeuten, und nicht der Therapeut sieht aus seiner Begrenztheit.
2. *Bewusstheit aller Ebenen:* Alle acht Ebenen werden gleichwertig einbezogen: die körperliche, biochemische, rhythmische, mentale, emotionale, energetische, seelische und die unbekannte.
3. *Innere Balance:* Der Therapeut muss sich in innerer Balance befinden, um klare und reproduzierbare Ergebnisse zu erzielen.
4. *Liebe und Wertungsfreiheit dem Patienten gegenüber:* Ohne dies wird sich der Patient nicht zu allen Themen öffnen, das heißt, der Therapeut bleibt in vielen Bereichen blind.

Testen und Spüren

Das Beherrschen der beiden wesentlichen Fähigkeiten ist notwendig:
1. das Testen mit dem Armlängentest und dem Handtest,
2. das Spüren, Wahrnehmen und Einfühlen.

> Denk daran, dass beim Erlernen eines Instruments die tägliche Praxis
> die Qualität bringt. Traue dich, die Fähigkeiten anzuwenden,
> und sie werden automatisch besser, jeden Tag.

Arten und Werkzeuge der Diagnostik

Nach so viel Theorie wird es endlich praktisch. In Kapitel 1 habe ich schon einmal die drei Arten der Betrachtung beziehungsweise Beobachtung vorgestellt. Da diese Werkzeuge allerdings zentral für die Anwendung der intuitiven Diagnostik sind, möchte ich nachfolgend nochmals auf sie eingehen.

Eintunen und Wahrnehmen

- *Stufe 1: Betrachtung von außen.* Hierbei bleibt der Betrachter außerhalb der zu betrachtenden Person. Er schaut auf die zu beobachtende Person wie auf ein Bild. Er sieht die Farben und Formen und versucht den Inhalt und die Botschaft zu verstehen. Damit bleibt er beim Abgleich des Gesehenen mit inneren Erwartungen und Bildern. »Was sagt mir dieses Bild?«, wäre eine passende Beschreibung. Mit dieser Art zu schauen sind wir nicht in der Lage, einzufühlen und mitzufühlen. Wir bleiben an der Oberfläche kleben, die auch als Spiegel für unsere Projektionen dienen kann. Die Betrachtung von außen eignet sich nicht gut, um Menschen auf mehreren Ebenen wahrzunehmen. Es ist aber die Art der Wahrnehmung, die die meisten Menschen praktizieren, um ein tiefes Berührtsein zu vermeiden.

Übung

1. Als Material benötigst du nun mehrere Blatt Papier und Buntstifte. Wähle drei Bilder von Malern aus und drei Fotos und betrachte sie in dieser Art: Betrachte ein Bild oder Foto für zehn Sekunden und drehe es dann um, dann schließe die Augen und betrachte das innere Abbild, das entsteht. Nun öffne die Augen und verwende nur maximal drei intuitiv gewählte Buntstifte und zeichne, was das Bild in dir erzeugt hat.

- *Stufe 2: Eintunen und Mitgefühl.* Beim Eintunen taucht der Betrachter in die zu betrachtende Person ein, er wird zu dieser Person. Eine vollständige Identifikation findet statt. Das wohl beste deutsche Wort dafür ist *Mitgefühl*. Bei dieser Wahrnehmung kann sich alles in dir verändern: dein Stand, deine Gefühle, dein Atem, dein ganzes Körpergespür und sogar deine Gedanken.

Du atmest wie der andere Mensch, läufst wie er, fühlst wie er, denkst wie er. Und teilweise spürst du sogar die Blockaden und den Schmerz des anderen, nimmst wahr, wie sich dein eigenes Becken verdreht und deine Schultern schwer werden, wenn diese Störungen beim anderen vorliegen. Und gleichzeitig kannst du jederzeit wieder auf dich selbst »umschalten«. Du selbst bleibst erhalten, gehst nicht verloren, sondern bist nur kurzzeitig in den Hintergrund getreten. Die Technik des Eintunens eignet sich besonders, um Folgendes wahrzunehmen:
- Atem,
- Haltung,
- Blockaden,
- Bewegungsmöglichkeiten,
- Grundemotion,
- den Menschen, wie er sich selbst fühlt.

Übungen
1. Nimm wieder dieselben Bilder und Fotos wie in der Übung zuvor, und diesmal tauchst du in sie ein, wirst selbst zum Bild oder Foto. Identifiziere dich für zehn Sekunden mit einem Bild oder Foto und drehe es dann um. Dann schließe die Augen und betrachte das innere Abbild, das entsteht. Nun öffne die Augen und verwende nur maximal drei intuitiv gewählte Buntstifte und zeichne, was das Bild in dir erzeugt hat.
2. Nun denke an einen Menschen, den du persönlich kennst und die innere Erlaubnis hast das zu tun, und werde zu ihm, tauche ein und nimm wahr, was sich in dir verändert. Dann wiederhole diese Aufgabe mit fünf weiteren Menschen. Allein schon, wenn du am Anfang einen Unterschied wahrnimmst, auch wenn du noch nicht detailliert sagen kannst, was anders ist, war es eine erfolgreiche Übung. Mit jedem weiteren Praktizieren werden die Wahrnehmungen besser und klarer. Es ist wie Klavierspielen lernen. Das Entscheidende ist das tägliche Üben. Und dann wirst du von allein ein Meister.

- *Stufe 3: Die Bühne.* Bei dieser rein virtuellen Technik nutzt du deine Hände als Bühnen und stellst ein Abbild der wahrzunehmenden Person in reduzierter Größe auf die Hand. Also zum Beispiel zwanzig bis dreißig Zentimeter groß. Mit deinem inneren Blick und geschlossenen Augen betrachtest du das Bild. Dabei kannst du die Person in deiner Vorstellung auch drehen und aus ande-

Arten und Werkzeuge der Diagnostik

ren Richtungen betrachten. Auf die andere Hand kannst du dieselbe Person in einem anderen Alter stellen, also zum Beispiel fünf Jahre jünger, und die beiden Seiten dann vergleichen. Du kannst aber auch Partner oder einen der Eltern auf die andere Hand stellen und versuchen, die Interaktionen zwischen den beiden wahrzunehmen. Die Bühnentechnik eignet sich besonders, um
- Veränderungen in der Zeit wahrzunehmen,
- Interaktionen zwischen Menschen wahrzunehmen,
- Energetik von Beziehungen wahrzunehmen,
- Menschen selektiv wahrzunehmen, deren Ausstrahlung so angenehm ist, dass man nicht eintunen möchte.

Übung

Bringe deine Hände in Brusthöhe vor den Körper und drehe die Handflächen nach oben. Visualisiere mit geschlossenen Augen, dass eine Person, die du kennst, in der Größe einer kleinen Puppe auf einer Hand steht. Dann drehe diese Hand nach rechts und links und betrachte die Person mit geschlossenen Augen aus allen Richtungen. Nun stelle dieselbe Person in einem anderen Alter auf die andere Hand und vergleiche deine Wahrnehmungen und inneren Bilder. Dann wiederhole das noch in zwei anderen Altern. Dann stelle anstatt derselben Person Partner, Mutter, Vater oder Kinder auf die andere Hand und nimm die Interaktionen wahr. Betrachte den Raum über den Händen und auch den Raum unter den Händen. Der Raum darüber stellt eher den Plus-Raum der Dualität dar. Der darunter den Minus-Raum der Dualität. Es kann sein, dass du zu Beginn nur eine unterschiedliche Schwere deiner Hände spürst und sich eine Hand nach unten bewegt. Mit der Zeit und Übung werden die Wahrnehmungen differenzierter. Am Ende bist du in der Lage, durch die Abbilder in die Personen hineinzuschauen, deren energetische Ausstrahlung zu sehen, die Unterschiede in einem anderen Alter zu differenzieren und die Interaktionen mit anderen Menschen zu identifizieren. So könnte man die Bühnentechnik auch das Handtheater nennen.

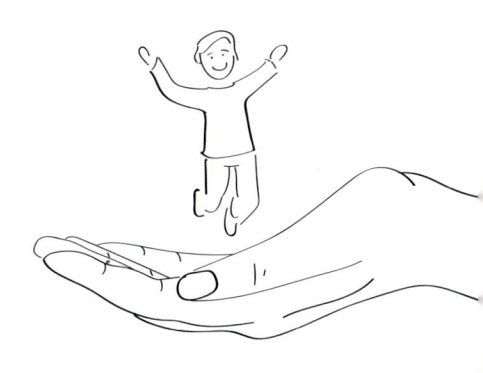

Bei Paaren ist es auch interessant, die Hände auseinanderzubewegen, dabei das Energiefeld jedes Einzelnen zu betrachten und dann die Hände immer näher zusammenzubringen und die Veränderungen der Felder wahrzunehmen. Das entspricht dem, was passiert, wenn die Partner im Leben zusammenkommen und nahe miteinander leben. Bleiben beide klar und stark in sich, oder verlieren sie sich im Partner, passen sich an, ordnen sich der Dominanz des anderen unter, die sie durch ihre eigenen Schwäche aber auch erst zur Dominanz machen?

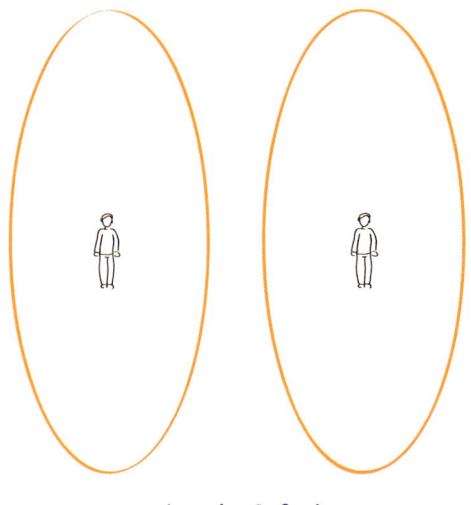

einzeln & frei

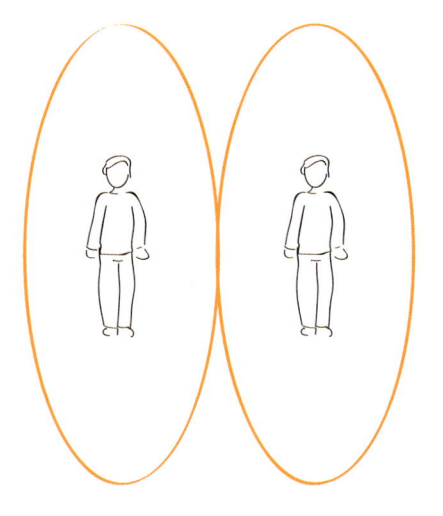

nah & frei

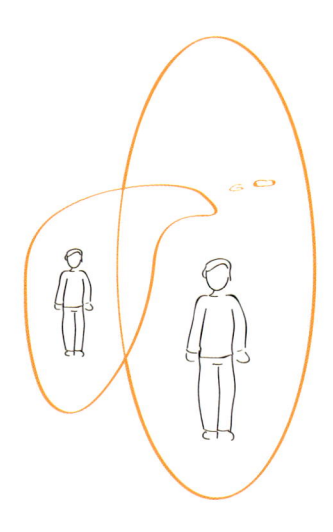

nah & abhängig

Arten und Werkzeuge der Diagnostik

Zustandsdiagnostik

Sie gibt einen Aufschluss über den Zustand der zu testenden Struktur. Die Antwort kann Balance oder Stress sein. Also im Grunde eine einfache Ja-/Nein-Antwort, die aber durch die differenzierteren Aussagemöglichkeiten des Armlängentestes erweitert wird auf:
- ja: Balance;
- nein: Stress;
- kleines Nein: kleiner Stress;
- mittelgroßes Nein: mittelgroßer Stress;
- großes Nein: großer Stress;
- bei wiederholter Testung immer größer werdender Stress: Allergie oder Panik.

Der Reiz und die Antwort auf den Reiz

Wenn wir mit Biofeedbackmethoden wie dem Armlängentest arbeiten, benötigen wir primär eine Aktivierung des zu testenden Bereichs mit einem Reiz, um dessen Antwort darauf messen zu können. Es ist ein Reiz-Antwort-System. Ein Reiz wird gesetzt, und die Antwort des Systems darauf ist messbar. Ein Reiz besteht aus der Art des Reizes, dem Ort des Reizes und den im Reiz enthaltenen Informationen. Diese Kombination bestimmt über die Antwort des Systems auf den Reiz.

Reizinhalt

Wenn du liebevoll einen Menschen berührst, wird es etwas anderes in ihm auslösen, als wenn du genau die gleiche Berührung mit einem inneren Gefühl von Neid, Angst oder Wut durchführst.

Eine hilfreiche Übung

Für diese Übung benötigst du einen Partner. Stelle dich so hinter den Rücken des Partners, dass er dich nicht sehen kann. Gehe innerlich in ein Gefühl der Wut, ohne dies dem Partner zu kommunizieren. Dann lege mit dem Gefühl deine Hand auf seinen Rücken. Lasse deinen Partner beschreiben, was er bei der Berührung innerlich empfindet. Löse deine Hand von seinem Rücken und lasse sie einen Moment entspannt neben deinem Körper herabhängen. Dann gehe in das Gefühl des Neides, ohne es dem Partner zu kommunizieren. Lege mit diesem Gefühl deine Hand in der gleichen Art und Weise auf den Rücken des Partners wie beim ersten Durchlauf. Lasse deinen Partner wieder beschreiben, was diese Berührung innerlich auslöst. Löse deine Hand wieder von seinem Rücken und lasse sie einen Moment entspannt neben deinem

Körper herabhängen. Und dann wiederhole das Ganze noch mal im Gefühl von Liebe. Du wirst feststellen, dass dein Partner jedes Mal etwas anderes innerlich wahrgenommen hat, obwohl die Berührung der Hand »mechanisch« identisch war.

Die Absicht, die Emotionen der Reizsetzung bestimmen über die Antwort. Philosophisch betrachtet, könnten wir auch sagen: »Die Bewusstheit der Frage bestimmt die Antwort.« Wenn du bei einem zu testenden Organ in deiner Fragestellung nur an die Struktur denkst und das Organ nur als Struktur betrachtest, wirst du auch nur eine Antwort zur strukturellen Ebene bekommen. Wenn du Struktur und Biochemie des Organs betrachtest, bekommst du die Antwort auch zu beiden Ebenen. Und wenn du alle acht Ebenen des Organs betrachtest: Struktur, Biochemie, Rhythmus, mentale Aspekte, emotionale Aspekte, energetische Aspekte, seelische Aspekte und unbekannte Aspekte, wirst du die Antwort zu allen Ebenen erhalten.

Der Kardiologe wird weder mit dem EKG noch mit der Angiographie (der Darstellung der Blutgefäße) das aus Liebeskummer gebrochene Herz finden können. Selbst bei Funktionsstörungen des Nervus vagus, der das Herz wie ein Dirigent in seiner Funktion steuert, sind seine diagnostischen Werkzeuge blind. Blutuntersuchungen können einen Knochenbruch nicht herausfinden, weil sie Struktur nicht betrachten. Psychologen sind weitestgehend begrenzt auf die emotionalen Störungen, und infolgedessen laufen sie Gefahr, Themen anderer Ebenen in die emotionale hineinzuprojizieren. So ist jeder Fachbereich, jede Spezialisierung in ihrer Auffassungsgabe begrenzt und kann selten dem ganzen Menschen gerecht werden.

Die intuitive Diagnostik ist ein Weg zurück in die ganzheitliche Sicht des Menschen, wie sie bei Paracelsus noch üblich war, und ein Weg in die Zukunft, um den komplexen Herausforderungen und Irritationsmustern, die zunehmend unsere innere Regulationsfähigkeit bis an ihre Grenze herausfordern, gerecht werden zu können.

Die Applikation des Reizes – die Impulstechnik

Du könntest ein Organ, das du testen möchtest, direkt mechanisch berühren, um es individuell anzusprechen, zum Beispiel mit den Fingern leicht in die Leberregion drücken, um den Reiz zu setzen. Das ist zum einen etwas schmerzhaft und bei vielen Organen nicht durchführbar. Versuche es mal mit dem Gehirn, dem Uterus oder der Prostata …

Zum anderen ist es nicht notwendig. Du könntest auch nur an das Organ denken und mit der Kraft der Fokussierung arbeiten. Das erfordert jedoch eine hohe Konzentration, viel mentale Kraft und führt rasch zur Erschöpfung. Daher ist es nicht für die tägliche Praxis mit mehreren Patienten pro Tag geeignet.

Wenn du jedoch beide Verfahren kombinierst, funktioniert es. Du gibst mit deiner Hand nur einen Impuls in Richtung das Organs und kommst auf etwa zehn Zentimeter dem Körper nahe. Es ist so, dass deine Hand dann die Information wie eine Energiewelle in das zu testende Organ strömen lässt. Um die Leber zu diagnostizieren, denkst du zum Beispiel an das Wort *Leber* und bewegst die offene Hand mit dem Handteller in Richtung des Organs. Diese Technik ist effektiv und kraftsparend. Und du achtest die Intimsphäre der Patienten, indem du sie nicht überall berührst. Und doch ist es dem Patienten durch die Bewegung deiner Hand noch möglich, nachzuvollziehen, was du gerade testest.

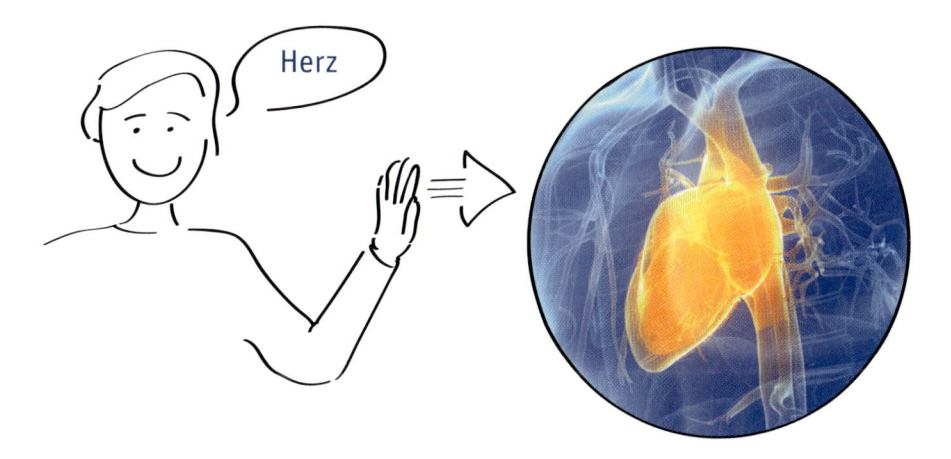

Impuls auf Organ

Und innerlich bist du dir bewusst, dass du das Organ auf allen Ebenen betrachtest und mit dem Reiz auch alle Ebenen ansprichst. Das brauchst du nicht jedes Mal neu für dich zu definieren, es wird zu einer Art inneren Vereinbarung, die du mit dir triffst. Egal, was du testest, du betrachtest alle Ebenen, weil du erkannt hast, dass der Mensch aus all dem besteht und eine Unterteilung nicht länger sinnvoll ist. Du hast damit die ganzheitliche Sichtweise verinnerlicht. In all den Jahren, die ich in dieser Art zu diagnostizieren arbeite, haben sich immer wieder neue Erkenntnisse und Öffnungen der begrenzten Sichtweisen ergeben. Und um die Erkenntnis nicht durch innere Grenzen einzuschränken, teste ich als achte Ebene alle unbekannten Ebenen mit. Die Antwort auf deinen gesetzten Reiz drückt der Patient über den Armlängentest aus.

Diese Technik sieht in ihrer Anwendung nicht mechanisch aus, sondern hat eine Schönheit und Geschmeidigkeit in den Bewegungen, die die Achtsamkeit und Liebe, in der sie praktiziert werden, sichtbar machen. Es ist so, als ob die Hände tanzen können.

Felddiagnostik

Zur Diagnostik und Analyse des Feldes benötigt es weitere Werkzeuge und Techniken, wofür du jedoch nicht mehr als dein Hände benötigst.

Scannen

Das Scannen des Feldes ist wie ein Hören der Musik des Feldes mit deinen Händen. Du lernst, das normale und gesunde Feld vom irritierten Feld zu unterscheiden. Dabei geht energetisch von deiner Hand ein Licht aus, das das Feld abtastet. Es kann ein großflächiges Licht sein oder ein scharf begrenzter Laserstrahl oder ein breiter Lichtfächer, der durch den Körper fährt. Es gibt drei Arten, wie du die Hand benutzen kannst:

1. *Scannen mit der Handfläche:* Das übst du am einfachsten am Dickdarm. Du gehst mit der Handfläche der offenen Hand fünf Zentimeter über den Bauch und scannst den aufsteigenden Dickdarm vom Beginn im rechten Unterbauch zur Leber hoch, unter dem Rippenbogen den Querdarm und dann den absteigenden Dickdarm bis zum Anus. In einer langsamen Bewegung gehst du über den Bauch und stellst dir dabei vor, dass die Hand sich energetisch durch den Darm bewegt. Du wirst Bereiche finden, in denen das Feld sich anders anfühlt, schwerer ist, in denen mehr Widerstand und eine andere Energiequalität vorhanden sind.

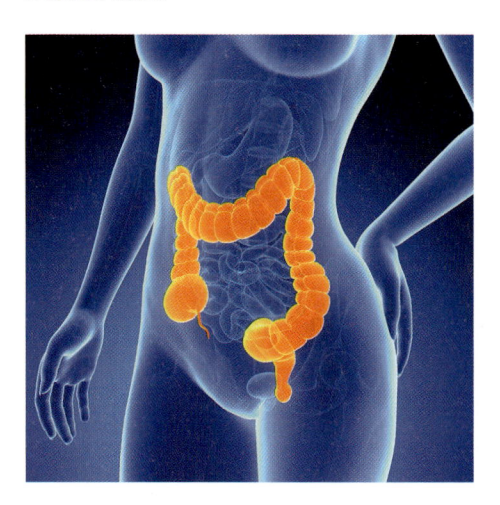

Die Hand wird sich an diesen Stellen nicht mit der gewohnten Leichtigkeit durch das Feld bewegen können. Zur Sicherheit überprüfst du die Ergebnisse mit dem Armlängentest. Die Armlänge verändert sich, wenn du dich an gestörten Bereichen des Feldes befindet.

2. *Scannen mit den Fingerspitzen:* Das übst du am besten an den Zähnen. Wenn eine Entzündung unter oder an einem Zahn vorliegt, ist das Feld über dieser Stelle verändert. Die Handfläche wäre zu großflächig, um es wahrzunehmen. Wenn du jedoch nur ein oder zwei Fingerspitzen zum Scannen verwendest, kannst du die Veränderungen genau identifizieren. Es fühlt sich so an, als ob die Fingerspitzen, die sich ein bis zwei Zentimeter über dem Kiefer bewegen, über einen energetischen Berg stolpern. Das ist die Feldveränderung aufgrund der Entzündung. Ich nehme gerne zwei Fingerspitzen, da dann beide nacheinander über den Berg stolpern und damit das Ergebnis bestätigen.

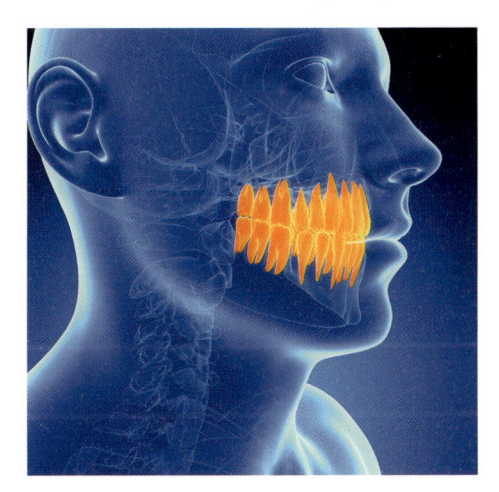

Danach überprüfst du das Ergebnis mit Hilfe des Armlängentests. Die Armlänge verändert sich, wenn du den gestörten Geldbereich aktivierst.

3. *Scannen mit der Handkante:* Diese Technik eignet sich für großflächige Veränderungen oder Testbereiche, wenn du also den ganzen Menschen scannen möchtest, von oben nach unten, unten nach oben oder recht nach links, links nach rechts. Dabei stellst du dir vor, dass aus der Handkante ein breiter Laserstrahl herausstrahlt und den Körper durchdringend abtastet. Also genau so wie in Science-Fiction-Filmen. Nur kannst du nicht einfach mit dem Scannen beginnen, sondern musst erst einmal festlegen, wonach du suchst. Das sind zum Beispiel

- Entzündungen,
- Tumoren,
- Risse im Feld oder auch
- Fremdidentitäten.

Mit etwas Übung wirst du schnell ein Meister in der Technik. Sinnvoll ist es, wenn du parallel zum Scannen mit dem Handtest (mit einer Hand) testest. Das bestätigt deine Wahrnehmungen dann.

Inneres Scannen – die Lichthand

Beim Scannen von inneren Organen wird deine Hand gleichsam zu einem Endoskop und ist in der Lage, sich durch die Organe zu bewegen, durch Hohlraumorgane ebenso wie durch feste Organe. Das gelingt am einfachsten, wenn du dir vorstellst, deine Hand würde zu Licht. Sie kann sich durch jedes gesunde Organ ohne Widerstand bewegen. Jede Irritation, egal auf welcher Ebene, stellt jedoch einen Widerstand dar, durch den du dich nicht bewegen kannst.

Ich würde dir nicht empfehlen, dich mit deiner Lichthand mit Kraft und Anstrengung in die Irritation hineinzubegeben. Denn so würdest du in das gestörte Feld eindringen, das eine spezifische Ladung hat. Diese Ladung möchtest du nicht wirklich in oder an dir spüren und eventuell sogar übernehmen. Also lote nur den Freiraum des harmonischen Feldes aus und bringe dich nicht in Gefahr.

Übe das Scannen mit der Lichthand an den Augen, am Gehirn, am Herzen sowie an der Gebärmutter, der Prostata und an einzelnen Muskeln und Knochen.

Du spürst, was das Auge gesehen hat, das so schrecklich war, dass es blockiert wurde. Du spürst die Gewalt oder die durch Sexualität abgelagerten Energien und gesetzten energetischen Anker in der Scheide, der Gebärmutter genauso wie in den Bändern und Muskeln. Du kannst dich durch die Harnröhre bewegen, durch die Eileiter oder Eierstöcke, durch die Bronchien oder den vor Jahren gebrochenen Knochen, und du kannst die alte Irritation noch immer spüren, wenn darin noch eine Ladung enthalten ist. Bei der ersten Patientin in meiner Privatpraxis habe ich mit dieser Methode einen Tumor im Eileiter gefunden. Er war im Ultraschall nicht nachzuweisen, aber sie vertraute mir und ihrem Gefühl, und er wurde operativ entfernt.

Funktionsdiagnostik

Kommen wir nun zur Möglichkeit, mit den Händen die Gelenke und Zähne in ihrer Beweglichkeit, den Rhythmus des Atems sowie den Schädelrhythmus und insbesondere den Zustand des vegetativen Nervensystems zu testen.

Die Cyberhand

Deine Hand wird dabei selbst zum Organ in einem virtuellen Raum. Die Kunst in dieser Diagnostiktechnik besteht darin, die Hände vollständig mit dem Organ zu identifizieren.

Diese Technik benötigst du vor allem, um Funktionen wie die Beweglichkeit etwa der Knochen, Gelenke, Faszien, Bänder, Muskeln, Zähne zu diagnostizieren. Dabei kannst du eine Hand verwenden oder auch beide, je nachdem, was du diagnostizieren möchtest.

Du kannst diese Technik bei jedem Gelenk des Körpers anwenden und dabei auch die verschiedenen Bewegungsachsen testen. Ich erkläre dir die Details in einem späteren Kapitel, bei den jeweiligen Organen. Wir üben diese Technik an den folgenden Körperteilen und Organen:

- *Becken:* Stelle dir vor, deine Hände sind das Becken von dir oder einer anderen Person.
  Halte sie wie die Beckenschaufeln (siehe Abbildung). Halte sie nicht nur so, sondern lasse sie vollständig zum Becken der Person werden.
  Nun versuche, sie nach vorne und nach hinten zu rotieren, so, als ob die Person deiner Vorstellung das Becken nach vorne oder nach hinten kippt.
  Mache den Test nun bei der Person in einem anderen Lebensalter und dann mit anderen Personen, und du wirst Unterschiede der Beweglichkeit deiner Hände feststellen.

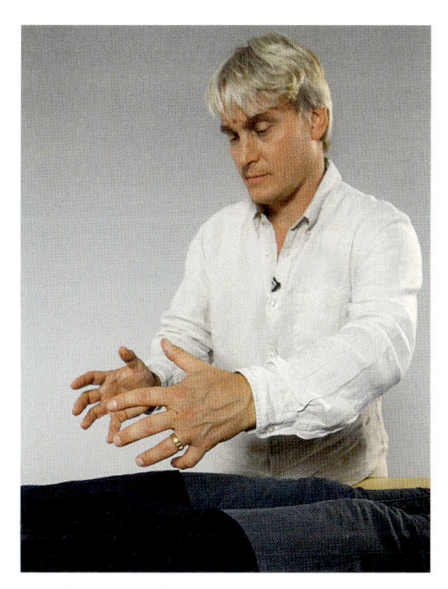

Hände wie Becken

Du findest die Beckendiagnostik auch anschaulich erklärt als Video-Übungsanleitung auf der beiliegenden Multimedia-DVD.

- **Steißbein:** Die Fingerspitzen verbinden sich mit dem Kreuzbein und sind dort fixiert. Halte zum Üben am besten die Mittelfingerspitze mit der anderen Hand fest, dass sie sich nicht bewegen kann. Dann führe Bewegungen im Handgelenk in alle Richtungen aus. Stelle dir vor, dass es nicht mehr deine Hand ist, die sich bewegt, sondern das Steißbein.
Du wirst die Bewegungen wahrscheinlich im Körper am Steißbein spüren, obwohl du sie einfach nur in der Luft in einem virtuellen Organ durchführst. Wenn das Steißbein in bestimmten Richtungen blockiert ist, wirst du die Hand in diese Richtung nur gegen Widerstand bewegen können. Ist das der Fall, gehe in deinem Leben einige Jahre zurück und führe dabei die Bewegungen mit deiner Hand aus.
Du wirst so das Alter herausfinden, als die Bewegungen noch frei waren.
Du kannst auch die Zeit festlegen: das Becken mit fünf Jahren. Und dann die Cyberhand bewegen. Das Becken mit zehn Jahren. Und dann die Cyberhand bewegen.

Du findest die Steißbeindiagnostik auch anschaulich erklärt als Video-Übungsanleitung auf der beiliegenden Multimedia-DVD.

- **Atemwahrnehmung:** Nun kommen wir zum Atem. Stell dir vor, deine beiden Hände sind der Atem, und halte sie flach und offen vor deiner Brust. Für den Test der Einatmung bewegst du sie nach oben und dann in einem Bogen zur Seite. Am Ende öffnen sich die Finger ganz.
In der Bewegung nach oben und dann im Bogen zur Seite stellst du die Einatmung der Luft dar. Wenn du ganz oben bist, sind die Lungen maximal gefüllt, dann kommt der zweite Teil der Atmung, die Füllung mit Energie. Die Öffnung der Hände an der Seite stellt das Gefühl dar, dass du bei freier Einatmung am Ende grenzenlos das Universum mit Energie füllst.
Für den Test der Ausatmung bringst du die Hände wieder in die Mitte und bewegst sie dann nach unten und im Bogen zur Seite.
Erst die Entleerung der Luft, dann atmet das Universum energetisch durch uns aus.

Du findest die Atemdiagnostik auch anschaulich erklärt als Video-Übungsanleitung auf der beiliegenden Multimedia-DVD.

- **Sonnengeflecht:** Jetzt üben wir die Technik noch mit dem Sonnengeflecht. Es ist mir keine andere Technik bekannt, den Funktionszustand des vegetativen Nervensystems zu testen oder zu messen, weder schulmedizinisch noch in einer anderen medizinischen Richtung. Bring deine offene Hand bei einem auf dem Rücken liegenden Menschen über den Oberbauch und halte sie so, als ob du ein Blatt Papier auf ihr hältst.

Nun stell dir vor, deine Hand ist nicht mehr deine Hand, sondern wird das Sonnengeflecht des Menschen. Nun bewege deine Hand nach oben und spüre, ob irgendein Widerstand vorhanden ist.

Wenn du einen Widerstand spürst, stoppe die Bewegung, greife nicht in den Widerstand hinein. Der Widerstand kann sich so anfühlen, als ob ein Gewicht auf deiner Hand liegt, oder sie von unten festgehalten wird.

Ein freies, gesundes und nicht blockiertes Geflecht des vegetativen Nervensystems drückt sich durch eine ungestörte Bewegung aus, so, als ob du deine Hand in Schwerelosigkeit bewegen kannst, wenn sie das Geflecht ist.

Du findest die Diagnostik des Sonnegeflechts auch anschaulich erklärt als Video-Übungsanleitung auf der beiliegenden Multimedia-DVD.

Alle weiteren Anwendungen besprechen wir bei den jeweiligen Organen (ab Seite 150).

Systemische Diagnostik

Für die Diagnostik und Analyse komplexer Systeme benötigen wir aber noch weitere Werkzeuge, die in der Lage sind, in abstrakter Weise die wirkenden Kräfte darzustellen und später therapeutisch auch wirken zu können.

Imago

Man wird Unkraut nur durch die Beseitigung der Wurzel los. Wo sich jedoch die Wurzeln befinden und wie vernetzt sie sind, kann man über der Erde oft nicht erkennen. Ähnlich verflochten und nicht von außen erkennbar sind die Zusammenhänge im Leben und in uns. Gerade diese Komplexität macht das Leben interessant, aber nicht einfacher – auf den ersten Blick. Auf den zweiten Blick schon, denn wenn wir die wahre Quelle eines Symptoms identifizieren können, lässt es sich oft mit einfachen Mitteln klären.

Carl Gustav Jung führte den Begriff *Imago* in die Psychotherapie ein, als das innere, meist unbewusste Vorstellungsbild von einer bestimmten Person, das auch nach der Begegnung mit ihr in der Psyche fortlebt und in der Lage ist, das spätere Leben mit zu prägen. *Imago* heißt im Lateinischen einfach nur *Bild* oder *Abbild* von etwas anderem.

Die Integrität von C. G. Jung und die Klarheit des Wortes machten es mir

möglich, Imago als diagnostisches Werkzeug zu verwenden. Es hat über all die Jahre seine Reinheit bewahrt. In der praktischen Arbeit mit Patienten habe ich mehrere Arten von Imago entwickelt:
- visualisierte Organimago,
- visualisierte Situationsimago,
- gezeichnete Imago.

Das Merkmal aller Imagoarten ist, dass wir in der Lage sind, mehrdimensional systemische Zusammenhänge zu erfassen, sie auf die entscheidenden Wirkfaktoren und Wirkkräfte zu reduzieren und damit die Energetik und Komplexität einer Situation zu verstehen. Therapeutisch können wir dann die Imago nutzen, um gezielt und präzise in die Energetik dimensionsübergreifend einwirken und damit komplexe Systeme behandeln zu können. Das klingt kompliziert, ist es aber gar nicht. Die Grundlage aller Imagos ist die Blaupause. Wir erschaffen ein virtuelles Abbild, eine Blaupause einer komplexen Realität und arbeiten an ihr.

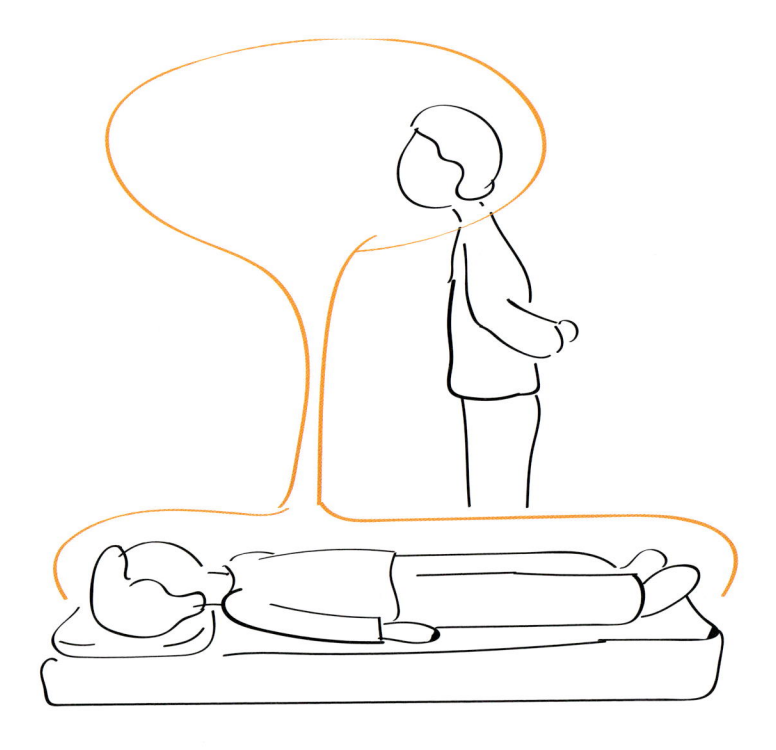

Der Patient sieht alle Bilder in der Blaupause, der Visualisierung, selbst, kein Stellvertreter wie bei Aufstellungen ist nötig. Und die Bilder ändern sich sofort, wenn wir therapeutisch tätig werden.

- *Visualisierte Organimago:* In der Therapiesituation schaut der Therapeut von außen in die Räume hinein und leitet wie ein Supervisor den Patienten durch sie hindurch. Normale, gesunde Organe sind in der Imago licht, hell, rein und leer. Schöne Räume, die ein Gefühl des Friedens und der Liebe hervorrufen, wenn man in sie hineingeht. Gestörte Organe sind in der Imago dunkel, schwer, gefüllt mit Objekten – die natürlich alle für bestimmte Themen stehen. Das Gefühl, das sie hervorrufen, ist eher ungut, unangenehm. Wenn wir energetisch therapieren, können wir sofort in die Energetik eingreifen und damit die Bilder der Blaupause ändern und klären, bis der Optimalzustand erreicht ist. Wenn das in der Blaupause geschieht, geschieht es gleichzeitig in der Realität. Damit ergeben sich fast unbegrenzte Therapiemöglichkeiten.

> Finde einen ruhigen und ungestörten Ort und setze oder lege dich hin. Dann schließe die Augen und stelle dir eines deiner Organe vor. Als Beispiel wähle als Frau deine Gebärmutter, als Mann deine Prostata. Wenn die Organe körperlich entfernt sein sollten, macht das nichts, denn energetisch sind sie weiter vorhanden. Stelle dir das Organ als Raum vor und betrete diesen. Was siehst du, was nimmst du wahr? Beschreibe es.

- *Visualisierte Situationsimago:* Eine andere Art von Imago ist, anstatt in ein Organ in eine Situation zu gehen, sie ebenfalls als Raum zu sehen, diesen zu betreten und dann von innen zu beschreiben. Das kann eine aktuelle Lebenssituation sein, etwa eine Beziehung, es kann aber auch ein bestimmtes Lebensalter sein. Du kannst die Situation und Energetik deiner Familie ansehen, als du drei Jahre alt warst, oder auch deine Situation mit 16 oder 25 Jahren.
Ein Beispiel für eine Imago bei einem Mädchen mit Niereninsuffizienz: Eine Mutter kommt mit einer sechsjährigen Tochter, die an einer schweren Niereninsuffizienz leidet und demnächst Dialyse bekommen soll. Die Mutter liegt auf der Liege, ich lasse sie die Augen schließen und bitte sie, den Raum der Familie zu beschreiben. Sie schildert:
»*Ich stehe in der Mitte. Mit der rechten Hand halte ich mich am ersten Mann (dem Vater der Tochter) fest, und mit der linken Hand halte ich mich an meinem jetzigen Partner fest. Würden die Männer mich nicht halten, würde ich umfallen. Vor mir steht der Partner, mit dem ich zwischen den beiden Männern zusammen war. Unter ihm liegt meine Tochter, vom ihm vergewaltigt.*« (In der Realität lauerte dieser Mann, der im Bild vor ihr steht, der Patientin immer noch hinter Häuserecken auf.) Mit den ersten *innerwise*-Heilkarten ändert sich das Bild: Die Tochter kann sich von dem Mann lösen und Schutz hinter ihrer Mutter suchen. Mit den nächsten Heilkarten versuchen wir, den Mann vor ihr aus

dem Raum zu bekommen, was nicht gelingt. Erst nachdem ich die Patientin gebeten habe, die Mutter dieses Mannes mit in den Raum zu holen, ist es möglich, Mutter und Sohn mit Hilfe der Heilkarten aus dem Raum zu bringen. In diesem Moment kann die Frau die beiden Männer loslassen.

Nach weiteren Heilkarten kann sie sich dem jetzigen Partner zuwenden, ihre Tochter in den Arm nehmen und das neugeborene Baby zusammen mit dem Partner tragen. Die Nieren der sechsjährigen Tochter sind danach geheilt, und mittlerweile ist sie völlig gesund.

- *Gezeichnete Imago:* Diese Imagotechnik verwende ich gerne für komplexe Situationen, wie die Diagnostik von Beziehungen, Teams, Projekten, Firmen, politischen Strukturen. Dabei zeichne ich die Situation und ihre Energetik auf. Als Erstes erschaffe ich die Blaupause, indem ich das System wahrnehme und dann auf ein Blatt Papier einen Kreis zeichne, der das System repräsentiert. Nun kann ich mit Hilfe der Tests (Armlängentest, Handtest) und der Intuition die wirkenden Kräfte einzeichnen.

Die gezeichnete Imago am Beispiel Beziehung: Hier werden die Beziehung und das Liebesfeld in einem Kreis dargestellt, mit dessen Hilfe ich herausfinden kann, wo im Kreis sich die beiden Partner befinden. Es kann auch sein, dass einer oder beide den Kreis verlassen haben und außerhalb des Liebesfeldes sind oder dass sich im Beziehungskreis noch weitere Personen befinden, zum Beispiel Ex-Partner, die da zwar nicht hineingehören, aber noch präsent sind und Einfluss nehmen.

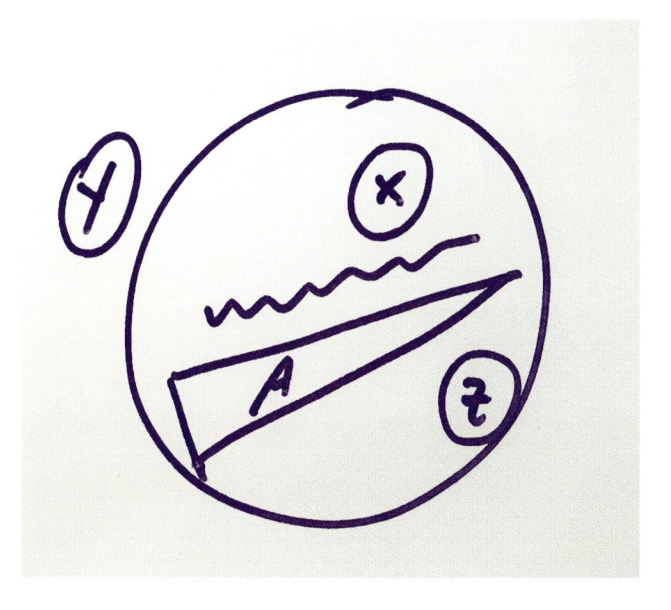

Arten und Werkzeuge der Diagnostik

Eine Unterform der gezeichneten Imago ist das Imagospiel, das ich in meiner praktischen Heilarbeit der letzten Jahre entwickelt habe. In ihm repräsentieren einfache Formen die wirkenden Kräfte. Sie können vom Patienten selbst im Imagofeld plaziert werden, so dass zusammen mit dem Therapeuten ein vollständiges Bild erarbeitet werden kann. Es funktioniert natürlich auch sehr gut in der Selbstanwendung.

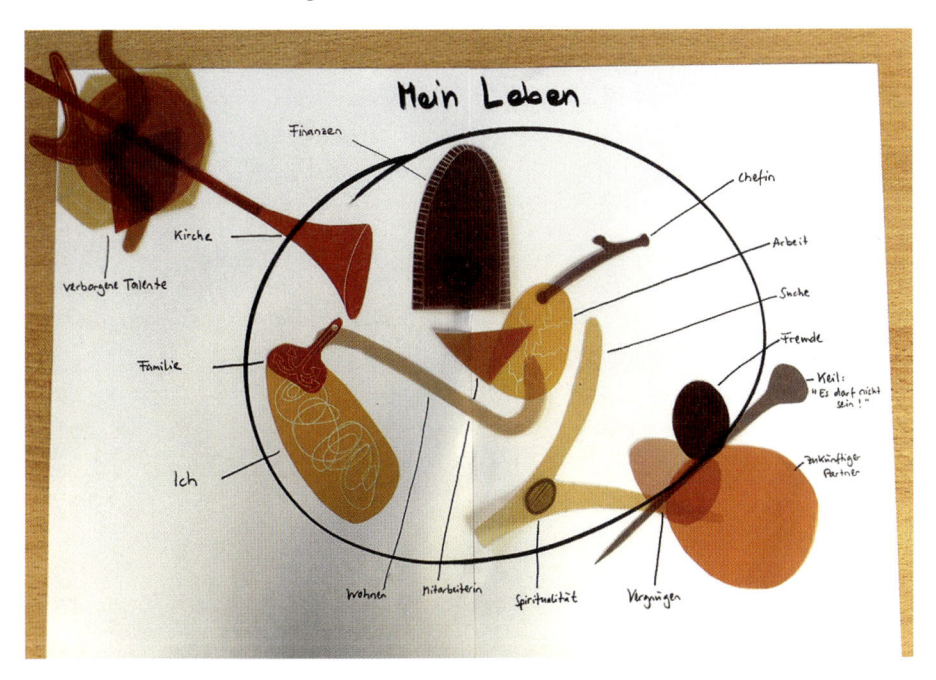

4. Neue Parameter in der Diagnostik

Die klassischen Parameter der Medizin genügen nicht, um das neue und erweiterte Verständnis von Gesundheit und Krankheit zu beschreiben. Durch die Möglichkeit, auf allen Ebenen zu testen, und die Chance, medizinische Weisheit verschiedenster Zeiten und Systeme miteinander zu verbinden, ergeben sich neue Parameter. Hier eine Übersicht über die wichtigsten neuen Parameter einer ganzheitlichen Diagnostik (sie alle können mit dem Armlängentest und dem Scannen des Feldes ermittelt werden):

- Regulationsfähigkeit,
- Identität,
- Energien,
- biologisches Alter,
- soziale Reife,
- »Ich will leben«,
- Feld,
- Ladung,
- Disharmonie,
- Übereinstimmung mit dem Bedarf und der Notwendigkeit,
- Reaktionen auf Nahrungsmittel,
- Reaktionen auf Medikamente,
- Säurestatus,
- Reaktionen auf den Schlaf- und Arbeitsplatz.

In der energetischen Diagnostik gibt es viele weitere Parameter und Testsysteme, die aber über den Rahmen dieses Buches hinausgehen und die ich im Buch *Heilung für alles Lebendige* beschrieben habe.

Regulationsfähigkeit

Die Regulationsfähigkeit zeigt sich in der Fähigkeit des Systems, auf einen Reiz zu antworten, zu schwingen. Die einfachste Möglichkeit, das zu testen, ist der Armlängentest. Dabei geht es nicht nur um generelle Unterschiedlichkeit der Armlänge bei »Ja«- und »Nein«-Aussagen (Stress und Balance), sondern um die Größe der entstehenden Differenz der Armlänge, denn diese sagt aus, wie gut die Regulationsfähigkeit ist. Der Armlängentest erzeugt Längendifferenz der Arme: »Die Regulation ist möglich.« Die Größe der Differenz der Armlänge zeigt die

Amplitude der Schwingungsfähigkeit, der Regulation, an. Diese Differenz kann ein bis acht Zentimeter betragen. Wichtig ist, dass sich, auch wenn sich das gesamte System regulieren kann, trotzdem einzelne Bereiche, Organe in Stress, Starre oder Allergie / Panik befinden können.

Ja – Nein
Die Bewusstheit wird auf das System sowie den Menschen als Ganzes gerichtet, und dann sagst du ja und testest, anschließend sagst du nein und testest mit der Armlänge die Reaktion aus.

Lokale Regulationsfähigkeit
Hier richtet sich die Bewusstheit auf ein Organ, ein Gewebe oder eine lokale Struktur. Du sagst ja und testest, dann sagst du nein und testest mit der Armlänge die Reaktion aus.
Du kannst zum Beispiel auch einfach das Wort *Leber* sagen, dich auf die Leber konzentrieren und dann ja sagen und testen sowie nein sagen und testen.

Identität
Damit wird festgestellt, welches Programm läuft, nach welcher Musik getanzt wird, welches Feld dominiert. Jedes Individuum hat seinen spezifischen und einmaligen Klang, eigene Musik und ein eigenes Lebensprogramm. Auf dieser Basis entstehen die Resonanzen im Leben, das, was wir anziehen in Form von Erfahrungen und Geschenken. Oft verlieren wir unsere Identität und nehmen teilweise oder ganz die anderer Menschen oder Systeme an. Und dann gibt es andere Resonanzen, wir tanzen nicht mehr unseren Lebenstanz und bekommen irgendwann Zeichen dafür. Und die nennen sich dann auch Symptome und Krankheiten.
Auch wenn du auf die Aussage »Ich bin ich« ein Ja bekommst, können verschieden Teile in dir andere Identitäten, Klänge, Felder haben. Deine Musik ist dann sozusagen nur die lauteste und die dominierende.

Ich bin ich
Sage oder denke einfach nur: »Ich bin ich.« Und teste mit den Armen. Dieser Test sollte immer ein Ja als Antwort hervorrufen.

Ich bin ich – überall in mir
Wenn du auf die Aussage »Ich bin überall in mir« ein Nein als Antwort deiner Arme bekommst, kannst du zum Beispiel mit einer Hand den Körper scannen mit der Aussage »Ich bin ich« im Kopf und mit der anderen Hand mit dem

Handtest gleichzeitig testen. So wirst du schnell alle die Bereiche finden, die ein Eigenleben entwickelt haben und nicht an deinem großen Tanz beteiligt sind. Da in ihnen nicht dein Klang wirkt, können sie auch nicht heilen.

Du kannst dich dann mit der Lichthand durch die bestimmten Bereiche bewegen und wirst feststellen, dass sie sich innerlich ganz anders anfühlen als der Rest von dir.

Energien

Lebensenergie

In uns ist fließende Energie, die alle Organe, Gewebe, Strukturen und Funktionen nährt. Die alten Chinesen nannten sie Qi. Sie sollte bei über 90 Prozent liegen.

Lebensenergieskala
- 100 Prozent: Ist wie fliegen, wie frisch verliebt sein.
- 80 Prozent: Voll leistungsfähig, man erreicht seine Ziele.
- 70 Prozent: Normal leistungsfähig, es war schon mal besser.
- 50 Prozent: Man hält durch, aber Spaß macht es nicht mehr.
- 40 Prozent: Vier bis sechs Stunden leistungsfähig.
- 30 Prozent: Erschöpft nach zwei Stunden Arbeit, weinen.
- 25 Prozent: Schwere Erschöpfung, alles wird egal.
- 20 Prozent: Die Batterie ist leer.

Ich frage Patienten, wie hoch sie ihre Lebensenergie auf einer Skala von null bis hundert Prozent einschätzen, teste sie dann aus und vergleiche sie mit ihrem Gefühl. Die meisten liegen in ihrer Annahme nur maximal zehn Prozentpunkte neben dem getesteten Ergebnis. Dann frage ich sie: »Und was ist mit der Energie, die nicht vorhanden ist? Was hast du damit gemacht?«

Denn diese Energie ist nicht verloren, sondern wird von ihnen gegen sich selbst verwendet in all den Kompromissen und Lügen des Lebens.

Test
Lebensenergie des Menschen in Prozent: _____
Du kannst die Lebensenergie aber auch nur bezogen auf ein Organ ausmessen: Lebensenergie des Organs in Prozent: _____

Regulationsfähigkeit

Struktivenergie

Damit ist diejenige Energie gemeint, die eine Struktur entstehen lässt und sie in ihrer Form hält. Je höher sie ist, desto besser.

- Unter 10 Prozent: Der Körper zerfließt regelrecht zu einem Zellhaufen und nur durch Doping in Verbindung mit Nahrung kann die nötige Energie bereitgestellt werden.
- 10–20 Prozent: Die Alterung des Körpers schreitet zügig voran, aber der Körper geht nicht mehr so aus dem Leim.
- 20–30 Prozent: Die innere Form und Haltung kommen wieder in einen besseren Zustand.
- 30–40 Prozent: Ein Gefühl der Verjüngung beginnt zu wachsen. Ein neues Gefühl von Freiheit und Leichtigkeit setzt ein.
- Über 40 Prozent: Das erleben die meisten Menschen nicht. Der wirkliche Jungbrunnen setzt bei einem Energieniveu ein, das permanent über siebzig Prozent liegt. Dann kann der Körper gestörte Strukturen neu erschaffen. Hundert Prozent haben wir nur einmal im Leben erlebt: bei der Verschmelzung von Samen und Eizelle.

Test:
Struktivenergie in Prozent: _____
Du kannst die Struktivenergie aber auch nur bezogen auf ein Organ ausmessen:
Struktivenergie des Organs in Prozent: _____

Herzensenergie

Es ist unsere Fähigkeit, zu lieben und Liebe zu erfahren. Herzensenergie entsteht, wenn wir unseren Lebenssinn leben und Liebe ausstrahlen.

Herzensenergieskala
- 0–3 Prozent: Herzinfarktgefahr,
- 4–30 Prozent: geringe Leistungsfähigkeit, ein Mensch mit einem »kleinen Herzen«,
- 30–60 Prozent: leider der Normalzustand vieler Menschen,
- 60–100 Prozent: ein gesundes, kräftiges und liebendes, ein goldenes Herz.

Test:
Herzensenergie in Prozent: _____

Seelenenergie

Was und wie viel von deiner Seele ist präsent? Auch das lässt sich in Prozent austesten. Wichtig dabei ist, dass wir den Vergleichswert klären. Mein Vorschlag – um es einfach zu machen: Wir vergleichen mit dem Moment der Inkarnation, wenn die Seele in den Körper kommt. Bei der Geburt kann der Wert durch aufgenommene Ladungen und erlittene Verletzungen auf allen Ebenen bereits deutlich geringer ausfallen. Ziel ist es natürlich, hundert Prozent zu erlangen und zu halten, auch wenn das kaum zu erreichen ist. Jede Erhöhung der Seelenenergie ist ein Riesenerfolg. Wundere dich nicht, wenn du oft Werte unter zehn Prozent bei Menschen testest. Auch das ist leider »normal«.

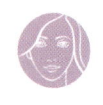

Test:
Seelenenergie in Prozent: _____

Biologisches Alter

»Du siehst echt alt aus!« Diesen Satz kann man in fast jedem Lebensalter zu hören bekommen. Das biologische Alter ist ein Parameter, der den Alterungszustand des Körpers ausdrückt. Er ist kein konstanter Wert, sondern schwankt wie das Aussehen der Person im Spiegel. Das biologische Alter zeigt den Zellzustand an, der durch aktuelle Einflüsse determiniert wird. Das heißt, das biologische Alter einer Fünfzigjährigen kann dem einer Dreißigjährigen entsprechen oder dem einer Siebenjährigen. Aber es kann auch ein siebenjähriges Kind ein biologisches Alter von siebzig Jahren haben, wenn es starken negativen Einflüssen ausgesetzt wurde. Mein therapeutisches Ziel ist, bei Erwachsenen ein biologisches Alter zu erzielen, das zwanzig Jahre unter ihrem Lebensalter liegt.

Test:
Biologisches Alter in Jahren: _____

Soziale Reife

Wir können fünfzig Jahre alt sein, uns aber wie ein Teenager verhalten. Viele Frauen klagen, dass ihr Partner sich in seinem Verhalten an das ihrer Kinder anpasse. Dafür gibt es viele Kinder, die sich wie Erwachsene verhalten beziehungsweise verhalten müssen, wenn es ihre Eltern nicht tun. Die soziale Reife wird als Parameter in Jahren ausgetestet und sollte ungefähr dem realen Alter entsprechen.
Es ist ein wichtiger Parameter, um Beziehungs- und Familienkonstellationen zu verstehen und die Verantwortungsfähigkeit und Verantwortungswilligkeit eines

Regulationsfähigkeit

Test:
Soziale Reife in Jahren: _____

»Ich will leben«

Nicht nur bei Menschen mit schweren und lebensbedrohlichen Erkrankungen gibt der Armlängentest auf die Aussage »Ich will leben« oft ein Nein als Antwort des Unbewussten. Die gegenteilige Aussage »Ich will sterben« wird stattdessen mit Ja beantwortet. Bei dieser Konstellation hat eine Therapie keine Chance.
Die Wurzel für die Ablehnung des Lebens liegt im Unbewussten. Es ist ein internes Selbstzerstörungsprogramm, dessen Ursachen immer individuell sind. Damit gibt es keine pauschalen Lösungen, um es zu verändern. Es ist Aufgabe des Therapeuten, die Ursache zu finden und zu klären. Oft liegt eine tiefe Irritation der Identität vor. Ein inneres Fremdsein und damit eine Entkopplung vom eigenen Lebensweg. Und dann wird ein Weiterleben sinnlos.

Test:
Ich will leben _____

Feld

Das Feld beschreibt die für das normale menschliche Auge unsichtbaren energetischen Bausteine eines Systems. Oft wird auch der Begriff *Aura* benutzt, um das Feld zu beschreiben. Aura ist aber durch die Einbindung in spirituelle Glaubenssysteme sehr begrenzt und beschreibt nur einen Teil der vorhandenen und wirkenden Felder. Deshalb verwende ich den Begriff nicht.
Das Feld kann auf mehrere Arten gestört sein:
- **Risse:** Das Feld kann geschlossen und komplett sein oder auch irritiert oder sogar verletzt. Es können fremde Felder eindringen, oder das eigene kann verlorengehen.

Test:
Mit Hilfe des Scannens mit einer Hand kannst du das Feld wahrnehmen oder gezielt nach Irritationen absuchen, während die andere Hand mit dem Handtest testet. Die gedankliche Testaussage könnte zum Beispiel sein: »Das Feld ist ganz und komplett.« An den irritierten Stellen wird der Handtest nein antworten.

- **Entzündungen:** Entzündungen sind, ganzheitlich betrachtet, Reaktionen des Systems auf Fremdes, um es abzustoßen. Das Fremde kann struktureller, biochemischer oder auch nur energetischer Natur sein. Also ein Holzsplitter genauso wie ein Fremdfeld.

Test:
Da jedes Fremde einen eigenen Klang, ein eigenes Feld besitzt, kannst du wieder die Technik des Scannens verwenden, um es zu diagnostizieren, wie bei den Rissen. Die Testaussage ist dabei: »Es liegen Entzündungen vor.« Der Handtest antwortet dann normalerweise: »Nein.« Und wenn eine Entzündung vorliegt: »Ja.«

- **Tumorfelder:** Wir müssen im Wesentlichen drei Arten von Tumoren unterscheiden: die normal beziehungsweise langsam wachsenden, die mittelschnell wachsenden und die ultraschnell wachsenden. Generell spielen bei Tumoren folgende Faktoren eine Rolle:
  – ein starkes und unverarbeitetes emotionales Trauma,
  – eine Resonanz mit dem Tumor,
  – eine energetische Irritation.

Die Tumoren beginnen fast immer auf der energetischen Ebene als Felder, und wenn wir sie in dem Zustand bereits diagnostizieren, sind sie mit einfachen Maßnahmen zu behandeln und verschwinden wieder. Problematisch werden Tumoren erst, wenn sie sich strukturell manifestieren.

- *Die normal langsam wachsenden Tumoren:* Langsam bedeutet fünfzehn bis zwanzig Jahre. Nach einem schweren emotionalen Trauma, bei dem etwas in uns stirbt, entwickelt sich der Tumor etwa zehn Jahre nur energetisch. Dann beginnt er sich auf der strukturellen Ebene zu manifestieren, Zellen entstehen. Es vergehen wieder einige Jahre, so lange, bis drei bis vier Millionen Zellen entstanden sind und der Tumor damit für Ultraschall und andere bildgebende Verfahren sichtbar ist. Erst dann bekommen die Menschen die Diagnose mitgeteilt, und oft geben sie sich mit diesem Tag auf. Dabei leben sie schon viele Jahre in friedlicher Koexistenz mit dem Tumor.
- *Die mittelschnell wachsenden Tumoren:* Mittelschnell bedeutet drei bis fünf Jahre.
- *Die ultraschnell wachsenden Tumoren:* Innerhalb von Tagen entwickelt sich an einer Stelle ein physisch manifester Tumor. Es ist so, als ob ein bereits entwickeltes Tumorwesen oder ein Tumorfeld durch einen Riss im Feld eines

Menschen eindringt und in ihm auf dem Entwicklungsstadium weitermacht, auf dem es bereits war. Eine der vielen offenen Fragen dazu ist: Woher kommt das Tumorwesen? Könnte es durch andere Therapiemaßnahmen, zum Beispiel durch Geistchirurgie oder auch durch konventionelle Chirurgie, freigesetzt und als eigenständiges Wesen beziehungsweise Feld nicht artgerecht entsorgt worden sein? Diese Überlegungen basieren auf der Annahme, dass Tumoren eigene Wesen sind beziehungsweise Felder mit einer eigenen Intelligenz. Eine Annahme, die im Grunde auf alles Lebendige zutrifft.

Wichtig ist: Auf die Testfrage: »Hast du Krebs?«, antworten manche Patienten beim Armlängentest mit Nein. Auf die Frage: »Nährst du Krebs?«, antworten sie dann mit Ja.

Test:
Die Testfrage lautet: »Ist ein Tumor vorhanden?«
Wichtige Kontrolltestfragen bei Tumoren:
»Hast du Krebs?«
»Nährst du Krebs?«

- **Herde**: Zu den Herden gehören Narben und oft auch versteckte Entzündungsherde. Herde zeichnen sich unter anderem dadurch aus, dass sie Einfluss auf das Gesamtsystem nehmen und auch an anderen Stellen des Körpers Irritationen hervorrufen können. Narben die wetterempfindlich, verfärbt oder schmerzempfindlich sind, sind oft gestört und wirken als Herd.

Zu den versteckenden Entzündungen zählen vor allem diejenigen unter Zähnen, also periapikale Ostitiden und Entzündungen der Nasennebenhöhlen und Tonsillen, inklusive abgekapselter Eiterherde in den Tonsillen. Die Rachenmandeln etwa sind in ihrer Struktur wie ein Schwamm, und in den Vertiefungen sitzen die Stippchen, die Eiterstückchen. Mundgeruch beispielsweise kommt meist von Zahnherden oder den Stippchen in den Mandeln. Selten stimmt die Verlegenheitsaussage, es komme aus dem Magen. Früher hat man noch darauf geachtet, dass die Mandeln gereinigt wurden. Das ist ganz einfach: Mit dem Zeigefinger werden die Mandeln ausmassiert. Das macht man am besten allein im Bad, da es zu Würgereiz führen kann. Es schmeckt abscheulich, der alte Eiter muss aber aus den Mandeln raus. Anschließend spürt man sofort eine Entspannung im Schulter- und Nackenbereich. Der Dreck in den Mandeln kommt aus zwei Quellen: aus Zahnherden und aus Unverträglichkeitsreaktionen auf Eiweiße. Die Gifte der Zähne werden zu den Mandeln transportiert, und da diese quasi das Überlaufventil des gesamten Lymphsystems darstellen, kommen aus dem ganzen Körper die Restprodukte der Allergien, die sich im Lymphsystem sammeln.

Test:

Narben sollte man zur Sicherheit mit dem Armlängentest austesten:
Streiche über die Narbe und teste anschließend mit den Armen aus. Wenn die Arme mit Stress reagieren, irritiert die Narbe; sie ist ein Herd und muss behandelt werden. Vor allem das vegetative Nervensystem ist von irritierenden Narben betroffen. In den gestörten Narben ist die ursprüngliche und auslösende Ladung immer noch vorhanden. Bei Zähnen, Mandeln und Nasennebenhöhlen kannst du mit der Impulstechnik und dem Armlängentest testen.

Ladung

Die entscheidenden Parameter der Ladung sind die aktuelle und die optimale Ladung.

Du kannst es Ladung, Hass, Angst, Aggression, Schuld, Neid, Trauer, Selbstzerstörung oder auch Negativfokus nennen, es ist alles dasselbe: das Gegenteil von Liebe. Viele Menschen tragen Ladungen in Höhe von 50–80 Prozent in sich. Der Wohlfühlbereich beginnt aber oft erst unter 20 Prozent Ladung.

Ladungen sind auch DIE Ursache für Krankheiten, denn diese sind manifestierte Selbstzerstörungen.

Und die Ursache der Ladungen liegt, philosophisch betrachtet, in der Neigung der Menschen, an Bekanntem und Vertrautem festhalten zu wollen. Also gegen das Prinzip Heraklits: »Alles fließt«, zu leben. So halten wir positive und negative Erfahrungen und Energien fest. Und das erschafft Ladungen, denn es ist gegen die Natur, die dem Flussprinzip folgt.

Aktuelle Ladung

Wie hoch ist deine aktuelle Ladung in Prozent?
Diese kann sich schnell, manchmal innerhalb von Minuten, verändern. Sie kann ansteigen, wenn wir Ladungen aufnehmen, und abfallen, wenn wir uns wieder in innere Balance bringen.

Test

Aktuelle Ladung in Prozent: _____

Regulationsfähigkeit

Lokale Ladungen

Du kannst auch die Ladung in einzelnen Körperbereichen austesten, denn sie kann sehr unterschiedlich sein. Gestörte Organe und Strukturen haben eine erhöhte Ladung.

Test

Scanne den Körper, wo die Ladung am höchsten ist, und teste mit dem Handtest dabei. Oder teste gezielt die aktuelle Ladung in Prozent in einzelnen Organen oder Bereichen: _____

Optimale Ladung

Wie niedrig sollten die Ladungen sein, die du trägst, damit du dich in dir selbst wohl fühlst, in Frieden bist, in innerer Balance und dir selbst vertrauen kannst?

Es ist dein persönlicher Wohlfühlbereich der Liebe. Dieser Wert fällt im Laufe der Bewusstwerdung oft immer weiter ab und liegt dann zwischen 20 und 0 Prozent Ladung, also 80 und 100 Prozent Liebe. Wenn du durch Aufnahme von Ladung den Bereich verlässt, kommt es zu innerer Unruhe, Nervosität, dem Gefühl von energetischer Unreinheit.

Finde Möglichkeiten, dauerhaft in so viel Liebe zu sein wie möglich, und wenn du den Bereich verlässt und die Ladung – das Gegenteil der Liebe – ansteigt, balanciere dich, um dein Optimum wieder zu erreichen.

Test

Optimale Ladung in Prozent: _____

Disharmonie – das Chaos im System

Wenn es einen Parameter gibt, der Gesundheit und deren Abwesenheit beschreiben kann, so ist es Disharmonie.

Sie beschreibt, wie viel Chaos vorliegt, denn sie ist das Gegenteil von harmonisch. Entscheidend ist, dass du Disharmonie auf allen Ebenen austestest, nur so kommst du zu objektiven Ergebnissen.

Und die Ursache der Disharmonien liegt, philosophisch betrachtet, in der Neigung der Menschen, an Bekanntem und Vertrautem festhalten zu wollen. Also gegen das Prinzip Heraklits: »Alles fließt«, zu leben. So halten wir positive und negative Erfahrungen und Energien fest. Und das erschafft Disharmonien, denn es ist gegen die Natur, die dem Flussprinzip folgt.

- Disharmonien im Körperlichen
  - körperliche Irritationen
- Disharmonien im Biochemischen
  - Gifte, Säuren, Allergien
- Disharmonien im Rhythmischen
  - Disharmonien, Fremdklänge
- Disharmonien im Mentalen
  - negative Gedanken
- Disharmonien im Emotionalen
  - negative Gefühle
- Disharmonien im Energetischen
  - energetische Irritationen
- Disharmonien im Seelischen
  - Fehlendes, Fremdes
- Disharmonien im Unbekannten
  - unbekannt

Teste deine aktuellen

- Disharmonien im Körperlichen in Prozent _____

- Disharmonien im Biochemischen in Prozent _____

- Disharmonien im Rhythmischen in Prozent _____

- Disharmonien im Mentalen in Prozent _____

- Disharmonien im Emotionalen in Prozent _____

- Disharmonien im Energetischen in Prozent _____

- Disharmonien im Seelischen in Prozent _____

- Disharmonien im Unbekannten in Prozent _____

Und der entscheidende Gesamtwert ist einfach der höchste der Einzelwerte.

- Gesamtwert in Prozent _____

Disharmonien können im ganzen System vorliegen oder auch nur an bestimmten Stellen, in bestimmten Organen und Geweben.

Regulationsfähigkeit

Test
Scanne den Körper, wo die Disharmonien am höchsten sind, und teste mit dem Handtest. Oder teste gezielt die aktuellen Disharmonien in Prozent in einzelnen Organen oder Bereichen: _____

Übereinstimmung mit dem Bedarf und der Notwendigkeit

Die beiden Wörter *Bedarf* und *Notwendigkeit* kommen von der großen Schriftstellerin Doris Lessing. In ihrem Buch *Die Sirianischen Versuche* beschreibt sie drei unterschiedliche Zivilisationen: Eine lebt nach dem Prinzip des maximalen Wachstums, eine lebt von gestohlener Energie und eine trifft alle Entscheidungen nach *dem Bedarf* und *der Notwendigkeit,* und nur diese ist stabil und in Balance. Die Übereinstimmung mit dem Bedarf und der Notwendigkeit beschreibt die Fähigkeit, uns unserer Lebensaufgabe und dem großen Plan von allem hinzugeben und zu erlauben, davon geführt zu werden.

Oft wollen wir mit unserem Wollen und unseren Bedürfnissen unser Leben erschaffen. Dies ist in den meisten Fällen nicht sehr erfolgreich. Die Alternative ist, dass wir dem Leben erlauben, dafür zu sorgen, seinen Sinn zu erfüllen. Dann bekommen wir auch alle Hilfe, damit dies möglich wird. Und dann können wir in einen Flow kommen und eine Fülle erleben, die den meisten Menschen verborgen bleibt.

Test
Ich lebe in Übereinstimmung mit dem Bedarf und der Notwendigkeit.

Reaktionen auf Nahrungsmittel

Diese Tests gehören aufgrund der hohen Rate an Allergien und Unverträglichkeiten auf Nahrungsmittel und ihrer gravierenden Auswirkungen auf die Gesundheit zu den Standardtests. Auch wenn der Patient in dem Bereich keine Beschwerden angibt, würde ich diese Themen immer mittesten.

Achtung:
Immer mehrfach die Arme testen, weil eine Allergie vorliegen könnte. Denke an alles, was du isst und trinkst.

Reaktionen auf Medikamente

Ebenso wie die Tests auf Nahrungsmittel gehören die Tests auf Reaktionen zu eingenommenen Mitteln zum Standardprogramm der Diagnostik. Dabei denke auch an Nahrungsergänzungsmittel, Homöopathika und energetische Mittel.

Auch hier gilt:
Immer mehrfach die Arme testen, da eine Allergie vorliegen könnte.
Denke an alles, was du einnimmst.

Säurestatus

Übersäuerung spielt bei der Entstehung von Irritationen und Krankheiten eine so entscheidende Rolle, dass es notwendig ist, den Grad der Übersäuerung messen zu können. Damit gelingt es uns, Entwicklungen und Auswirkungen einzuschätzen: Fällt der Wert ab, oder steigt er an? Welchen Einfluss haben therapeutische Maßnahmen? Der Säurestatus hilft auch, die Prozesse im Körper besser zu verstehen, und ist darüber hinaus der sicherste Wert, um den Zustand des Bindegewebes zu beschreiben. Das Konzept der Messung von Säurebelastungen findet sich in vielen Medizinsystemen, nur nicht bei der aktuellen konventionellen Medizin.

- In der Humoralpathologie nennt es sich *Ausleitung* fehlerhafter Körpersäfte (Dyskrasie).
- In der Homotoxikologie wird es als das *Auskompensieren* von Giftschädigungen / Homotoxinen bezeichnet.
- Im letzten Jahrhundert war der Begriff *Entsäuerung* für die Reinigung bei Übersäuerung gebräuchlich.
- Und heute sagt man einfach *Detox*.

Zum Austesten der Säurebelastung gibt es zwei Wege:
1. Du kneifst mit Daumen und Zeigefinger eine Hautfalte so stark du kannst. Der Grad der Schmerzhaftigkeit sagt aus, wie viel Säure im Gewebe abgelagert ist. Im Optimum entsteht kein Schmerz.
2. Du testest mit dem Armlängentest anhand der nachfolgend erläuterten Skala einen Wert aus.

Die Säure-Skala

Null Prozent ist die niedrigste mögliche Säurebelastung im menschlichem Gewebe, die noch mit dem Leben vereinbar ist. Hundert Prozent ist die maximal mögliche Säurebelastung im menschlichem Gewebe, mit der man noch leben kann.

Regulationsfähigkeit

Anwendung der Säure-Skalen-Testung:
Zeichne dir eine Skala von null bis hundert Prozent und teste deinen aktuellen Säurewert aus und markiere ihn. Dann teste den niedrigsten und den höchsten Säurewert der letzten vier Jahre aus und zeichne sie ein. Und nun teste aus, was die aktuelle Säurebelastung am besten reduzieren würde: Sport, Diät, Fasten, Nahrungsergänzungsmittel, Lachen, Sex …
Du wirst deinen persönlichen Detox-Weg finden.

Reaktionen auf den Schlaf- und Arbeitsplatz

Das ist ein sehr umfangreiches Themenfeld, weil diese Orte, an denen wir uns täglich viele Stunden aufhalten, sowohl durch Irritationen aus dem Erdmagnetfeld, Verwerfungen, Erzadern und andere erdbedingte Störungen als auch durch Magnetfelder, Hochfrequenzfelder und Wechselspannungsfelder beeinflusst werden. Ich werde in einem späteren Kapitel näher darauf eingehen, wenn es um Elektrosmog und Geopathie geht.

5. Intuitive Diagnostik – step by step

Hier nun eine Zusammenfassung der Schritte der intuitiven Diagnostik.

Die Vorbereitung: Wann, wo, wer und was?

Ein Symptom ist wie ein leuchtender großer roter Gummiball. Und dieser befindet sich in einer Mauer aus festem Beton. Das Symptom zu behandeln ist, wie mit einem Hammer auf den Gummiball zu schlagen. Der einzige sichtbare Effekt dieser Methode ist der Abdruck des Hammers auf deiner Stirn, wenn dieser vom Gummiball zurückgefedert wird. So die Betonmauer einreißen zu wollen klingt nach jahrelanger Prozessarbeit, schwer, schmerzhaft, anstrengend, dramatisch.

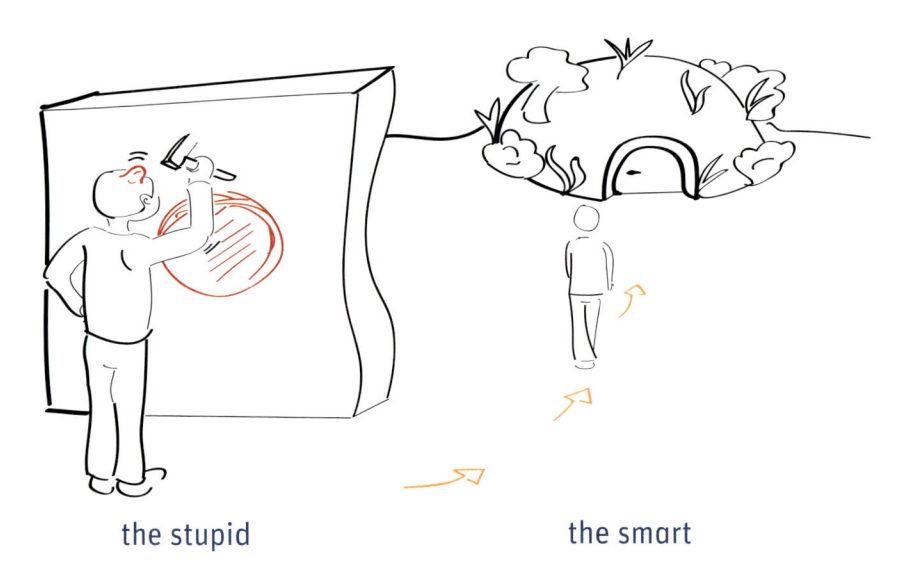

the stupid   the smart

Irgendwo jedoch ist eine kleine Tür, die gilt es für den Therapeuten zu entdecken und zu öffnen. Erfolgreiche Therapeuten geben dann fast ohne Aufwand durch diese Tür die heilenden Mittel in das System, und die ganze Krankheit verschwindet mit Gummi und Beton wie von selbst. Das ist mikrochirurgische energetische Medizin.
Sie zu praktizieren setzt jedoch voraus, dass der Therapeut die kleine Tür findet, irgendwo in Raum und Zeit – meistens in der Vergangenheit, denn im Jetzt befindet sie sich fast nie.

Die Vorbereitung: Wann, wo, wer und was?

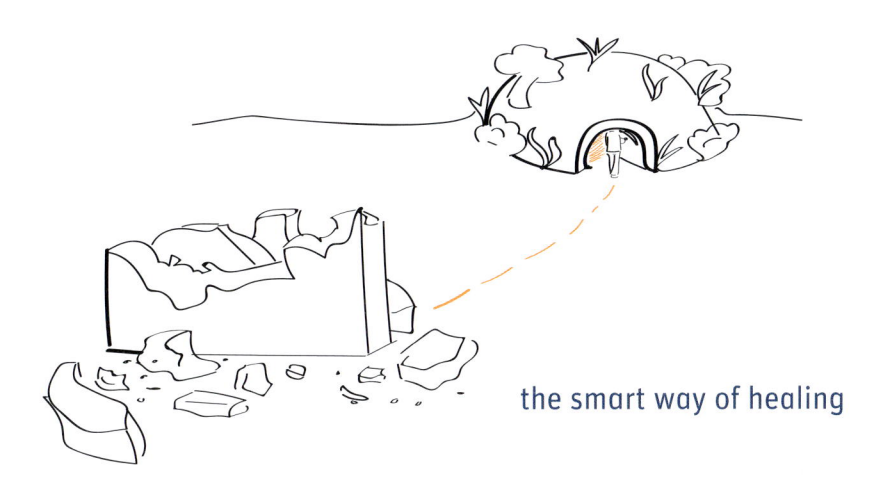

the smart way of healing

Dauer der bestehenden Irritation

Du wirst du ursächliche Irritation nicht im Jetzt finden, also teste zuerst aus, wann die primäre Irritation stattgefunden hat. Das kann auch in die Zeit der Schwangerschaft zurückgehen oder ein übernommenes Thema sein, zum Beispiel von den Ahnen.

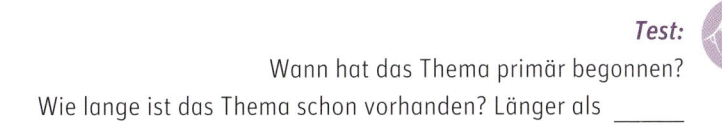

Test:
Wann hat das Thema primär begonnen?
Wie lange ist das Thema schon vorhanden? Länger als _____

Diagnostik der ursächlichen und betroffenen Ebenen

Auf welcher Ebene (strukturell, biochemisch, rhythmisch, mental, emotional, energetisch, seelisch, unbekannt) hat das Thema primär begonnen und welche Ebenen sind mittlerweile betroffen?

Test:
Auf welcher Ebene hat es primär begonnen?
Welche Ebenen sind bereits betroffen?

Wessen Thema ist es?

Es kann das Thema des Patienten sein, dann kannst du es beim Patienten lösen. Es kann das Thema eines anderen sein, das der Patient nur trägt, dann kannst du es nur dort lösen. Um erfolgreich zu therapieren, musst du das herausfinden.

Test:
Ist es das Thema des Patienten?

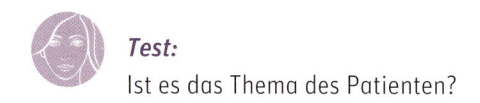

Die Durchführung – die zwölf Schritte

Und hier eine Zusammenfassung der 12 Schritte der Intuitiven Diagnostik.

1. Schritt: Begrüßung

Nach der Begrüßung frage ich den Patienten nicht nach seinen Problemen, denn das wäre eine Negativfokussierung in Richtung Opfer, sondern ich frage, was ich für ihn tun kann.
Dann notiere ich alle bestehenden Wünsche und Themen, ohne dem Patienten den Raum zu geben, zu erläutern, wer alles daran schuld sein könnte.

2. Schritt: Armlängentest im Stehen

Als Nächstes erläutere ich dem stehenden Patienten an seinen Armen den Armlängentest. Dabei sind mir zwei Aspekte wichtig:
1. Dass der Patient lernt, dem Test zu vertrauen, und wir ihn in der Diagnostik als normales Mittel zur Kommunikation mit seinem Unbewussten verwenden können.
2. Dass der Patient den Test Schritt für Schritt selbst erlernt und nach der Behandlung selbst anwenden kann. Nur so hat er eine Möglichkeit, Entscheidungen zu treffen, und wir werden in der Behandlung mehr und mehr zu Partnern auf Augenhöhe.

Anschließend bitte ich den Patienten, sich auf eine Liege zu legen. Außer seinen Schuhen muss er nichts weiter auszuziehen.

3. Schritt: Wahrnehmen

Im darauffolgenden Schritt frage ich den Patienten, ob ich ihn wahrnehmen darf (was alle Patienten normalerweise bejahen). Ich öffne meine Hände, spreize meine Finger wie Antennen und stelle mir vor, ich wäre der Patient. Dann spüre ich in mir, wie sich der Patient anfühlt, wie er steht, atmet …
Ich kann mich, wenn nötig, auch in der Zeit bewegen und wahrnehmen, wie sich der Patient zum Beispiel vor fünf Jahren gefühlt hat. Das ist oft sinnvoll, wenn man eine Irritation wahrnimmt und herausfinden möchte, wann sie begonnen hat. Dazu bleibt man bei der Wahrnehmung des Organs und geht gleichzeitig in der Zeitachse zurück.

Die Durchführung – die zwölf Schritte

So habe ich innerhalb von einer Minute einen kompletten Überblick, wie sich der Mensch selbst wahrnimmt. Auf der Basis kann ich die Kommunikation mit echtem Mitgefühl führen.

4. Schritt: Armlängentest im Liegen
Ich zeige dem Patienten erneut den Armlängentest, diesmal in der liegenden Position, indem ich mich in Kniehöhe neben den Patienten setze und mit seinen Armen die Reaktion auf Ja und Nein austeste. Dadurch bekomme ich auch ein Gefühl, wie der Patient im Liegen reagiert.

5. Schritt: Aufzeigen unbewusster Blockaden
Danach bitte ich ihn, sich vorzustellen, dass seine Wünsche wahr werden (»Ich bin oder werde gesund, glücklich, erfolgreich …«). Diese Vorstellung erzeugt zum Beginn der Behandlung fast immer Stress, und das gibt mir die Möglichkeit, mit dem Patient über innere Widerstände und Blockaden zu reden. Und darüber, dass sein Wunsch noch gar nicht eintreffen kann, weil das Unbewusste es nicht zulassen kann. Jetzt kann ich auch austesten, welchen Machtanteil das Unbewusste im Vergleich zum Bewussten an der Erschaffung der Realität bei diesem Patienten hat.

6. Schritt: Diagnostik der Parameter
Nun verschaffe ich mir mit Hilfe der diagnostischen Parameter wie Lebensenergie, Identität, Ladung, biologisches Alter etc. einen Überblick über die Situation. Wen habe ich wirklich vor mir? In welchem Zustand ist der Mensch?

7. Schritt: Diagnostik der Organe
Mit Hilfe der Impulstechnik diagnostiziere ich schließlich die Organe. Wenn nötig, teste ich den Beginn der Störung und die betroffenen Ebenen mit aus und wie lange sie schon besteht. Eine sinnvolle Reihenfolge für die Organtestung ist:
- Bauchorgane
- Organe im Brustkorb
- Organe im Hals
- Organe im Kopf
- generalisierte Organe (Blut, Lymphe, Knochen, Muskeln …)

8. Schritt: Diagnostik der Struktur
Hier gehe ich genauso vor wie bei der Organtestung. Auch hier ist eine feste Reihenfolge sinnvoll:
- Beinlänge
- Füße

- Knie
- Beine
- Becken
- Wirbelsäule
- Rippen
- Kopf
- Schultern
- Arme

9. Schritt: Diagnostik der Rhythmen
Sie folgt ebenfalls einer festen Reihenfolge:
- Atem
- Schädelatem
- Halsplexus
- Vagusnerven
- Sonnengeflecht
- Beckengeflecht
- Cranio-Sakral-Rhythmus

10. Schritt: Diagnostik von Umweltfaktoren
Dazu gehören der Schlaf- und Arbeitsplatz, Beziehungsstress, eingenommene Medikamente und Nahrungsergänzungsmittel, Nahrungsmittel und Getränke, Zahnwerkstoffe und andere mehr. Die Reihenfolge der zu untersuchenden Faktoren ist hier nicht so entscheidend.

11. Schritt: Diagnostik der Felder
Ich diagnostiziere
- Entzündungen
- Feldrisse
- Fremdidentitäten
- Tumorfelder

12. Schritt: Blicke ins Detail
Anschließend schaue ich mit der Bühnentechnik, der Imagotechnik, der Cyberhandtechnik oder der Lichthandtechnik bestimmte Themen in den gestörten Organen genauer an.
Mit etwas Erfahrung und Routine gelingt es so, nach dem Vorgespräch in höchstens fünfzehn Minuten eine Komplettdiagnostik durchzuführen, auf deren Basis die Behandlung stattfinden kann. Und dabei habe ich mehr Fakten erfasst, als es

Geräte jemals könnten, und dabei sogar die Themen hinter den Symptomen identifiziert.

Und dann kann die Behandlung beginnen ...

Auf die Möglichkeiten der Behandlung gehe ich in diesem Buch nicht weiter ein. Denn die intuitive Diagnostik ist mit jeder Art von Therapie kombinierbar, ob Schulmedizin, Traditionelle Chinesische Medizin, Energiemedizin oder Geistheilung. Die Behandlung nach der *inner**wise**-*Methode habe ich zudem ausführlich im Buch *Heilung für alles Lebendige* beschrieben.

Ethik der intuitiven Diagnostik

- Offene und ehrliche Kommunikation ist die Grundvoraussetzung der Arbeit.
- Den Patienten um Erlaubnis bitten, wenn wir ihn wahrnehmen und diagnostizieren, auch wenn es im virtuellen Raum geschieht.
- Nur wenn ich die Vollkommenheit im Patienten sehen kann, ist es mir als Therapeut auch möglich, ihm zu helfen, das wieder zu erreichen.
- Keine Retraumatisierung. Es gibt Grenzen, die wir einhalten und nicht überschreiten sollten. Wir sollten immer eine Retraumatisierung des Patienten durch die Diagnostik verhindern. Unser Ziel sollte nur sein, so viel Informationen, wie für eine gute Therapie notwendig sind, zu bekommen.

Wenn wir noch mal auf das Bild zurückkommen, dass ein Symptom ein roter Gummiball ist, umgeben von viel Beton, so hat jedes Symptom eine versteckte Tür, die einfache Heilung erlaubt, du musst sie nur finden.
Und das ist die Aufgabe der Diagnostik: die versteckte Tür zu finden. Und dafür musst du so viel Informationen wie nötig sammeln, aber auch nicht mehr. Und es ist nicht angebracht, durch die Tür in den Raum dahinter einzutreten und sich dort umzuschauen. Das entspricht der Sadomasomethode: »Was war denn damals genau los, und wie haben Sie sich gefühlt?«
Es kann sein, dass du nur »13. Lebensjahr bei einer Frau« denkst, ohne es zu erwähnen, wenn es damals eine Gewalterfahrung gab.

Sei achtsam und in Liebe mit dem Menschen, den du begleiten darfst.
Du bist für diesen Menschen da.

TEIL II
Die Diagnostik der Organe, Strukturen, Rhythmen und Themen

6. Diagnostik auf allen Ebenen

Meine im Folgenden empfohlene Reihenfolge kannst du jederzeit ändern. Es hat sich jedoch als sinnvoll erwiesen, mit der Leber zu beginnen. Das ist für viele Menschen ein Organ, dem sie ab und zu kleine Irritationen zumuten und damit ganz gut leben können. Ob durch heruntergeschluckte Wut oder Alkohol.

Deshalb irritierst du den Patienten auch recht wenig, wenn die Leber im Test Stress zeigt. Und wenn du dann feststellst, dass zum Beispiel die emotionale Ebene betroffen ist, lässt sich gut über die heruntergeschluckten Emotionen sprechen, ohne dass es Angst beim Patienten hervorruft. Wenn du mit dem Herzen beginnen und dort Stress feststellen würdest, käme es schnell zu Angst. Wenn du mit dem Unterleib beginnen würdest, wäre das für den Anfang zu intim. Also fange bei der Leber an, damit können die meisten am besten umgehen.

Die weitere Reihenfolge ergibt sich aus dem harmonischsten, flüssigsten und schnellsten Ablauf der Diagnostik, so dass die Bewegung durch die Organe zur Routine werden kann und dir hilft, dich an die Organe zu erinnern und nichts zu vergessen. Die folgenden wunderbaren Abbildungen von Sebastian Kaulitzki machen es dir möglich, auch ohne tiefe anatomische Grundkenntnisse die Diagnostik durchzuführen und so Interesse an der Anatomie zu bekommen.

Wenn du tiefer in die Anatomie einsteigen möchtest, empfehle ich dir, nicht mehr wie früher dicke Bücher zu wälzen, sondern dich in kostengünstigen Apps zu informieren, wie *Visible Body – Human Anatom Atlas*.

Kurzübersicht der Diagnostikschritte

Wahrnehmen
- Betrachten
- Eintunen
- Bühne

Parameter
- Identität
- Regulation
- Organenergie

Zustandsdiagnostik (Organe, Struktur)
- Impuls
- Betroffene Ebene(n)
- Ursächliche Ebene
- Dauer der Irritation

Felddiagnostik
- Scannen
- Lichthand

Funktionsdiagnostik (Struktur, Rhythmen)
- Cyberhand
- Organimago

Die Diagnostik aller Organe ist im Video unter »Diagnostik Bauchorgane« praktisch gezeigt.

Bauchorgane

Jede Störung kann das gesamte System betreffen oder auch nur Teile davon. Eine Starre kann alles betreffen, oder auch nur ein Organ, ebenso ein Fremdfeld oder eine Ladung. Hier haben wir die meisten Organe und somit auch am häufigsten Störungen und Irritationen. Wichtig ist zu beachten, dass hinter vielen Einzelstörungen von Organen Irritationen der Dirigenten, also des vegetativen Nervensystems, stehen können. Oft ist eine Behandlung der einzelnen irritierten Organe sinnlos und mit der Beseitigung der übergeordneten Störung verschwinden diese von selbst. Beachte auch die zeitlichen Zusammenhänge, wenn du Irritationen bei Bauchorganen findest. Die Bauchspeicheldrüse ist oft nach dem Essen irritiert, Wenn du jedoch in der Zeit zurückgehst und das Organ vor der letzten Mahlzeit testet, ist es stressfrei.

Leber

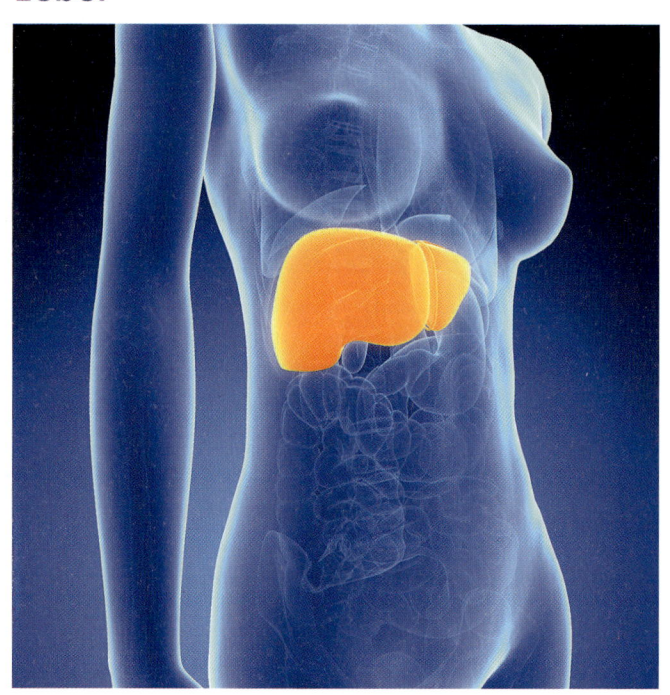

Sie ist die große Entgifterin des Körpers. Viele Chemikalien und Stoffe, die wir aufnehmen, müssen von ihr umgewandelt werden, damit sie ausgeschieden werden können. Dazu gehören auch Medikamente, Genussgifte, Konservierungsmittel, Farbstoffe und Alkohole. Hinzu kommen noch selbst produzierte Gifte wie Fuselalkohole, die durch die Gärung im Darm entstehen, oder Gifte durch Fäulnis im Darm. Du bezweifelst, dass so etwas in dir stattfindet? Wenn du pupsen musst, findet es mit Sicherheit statt, denn Blähung entsteht nur durch Fäulnis oder Gärung, wenn du mehr isst, als du verdauen kannst.

Die Leber zeigt sehr häufig Stress an. Dabei ist die am häufigsten betroffene Ebene die emotionale. Da zeigt sich die Weisheit unserer Sprache: »Eine Laus ist über die Leber gelaufen.« Unausgesprochenes, Heruntergeschlucktes an Gefühlen führt zur Irritation der Leber. Auch häufig betroffen sind die biochemische und die strukturelle Ebene. Dies ist bedingt durch die Giftbelastungen. Bei Irritationen und Symptomen kann die Ursache auch an einer Blockierung des Sonnengeflechts liegen.

Besonders zu beachten bei der Diagnostik:

Impuls

Mit der Handfläche einen Impuls auf den rechten Oberbauch, die Leberregion, richten und dabei das Wort »Leber« denken. Dann mit den Armen testen.

Eine Fallgeschichte aus der Praxis
Eine Patientin hatte seit Jahren wiederholt gefastet, weil sie bei normalem Essen immer wieder Schmerzen, Blähungen und Entzündungen des Darms hatte. Beim Fasten hatte sie ein leichtes und freies Körpergefühl. Nach der Entfernung der Amalgamfüllungen – auf die sie allergisch reagierte im Test – aus ihren Zähnen und anschließender Entgiftung konnte sie normal essen und war auch ohne Fasten beschwerdefrei.

Gallenblase

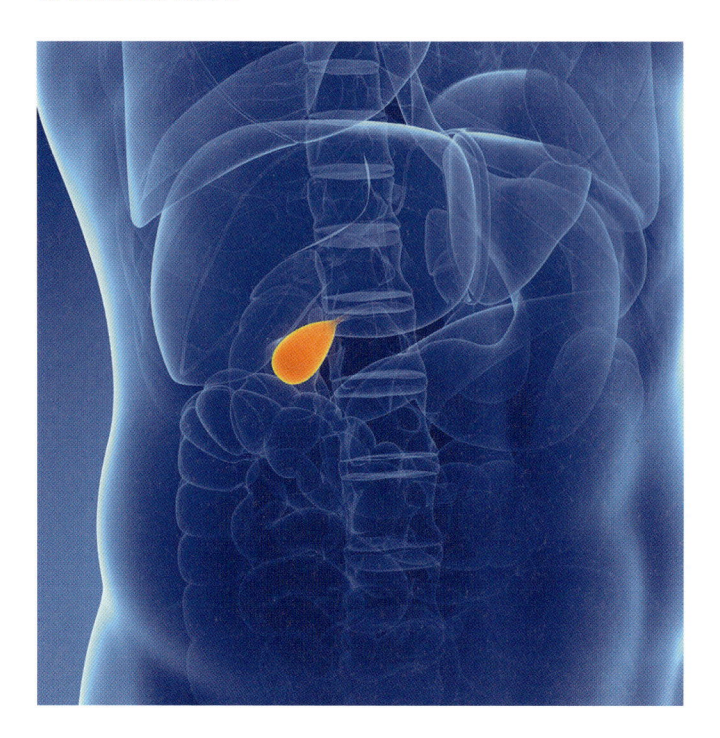

So oft wie dieses Organ von Chirurgen entfernt wird und Menschen über ihre Gallensteine reden, müsste es sich sehr viel häufiger in der intuitiven Diagnostik als irritiert zeigen. Tut es aber nicht. Da viele Menschen auch nach dem Entfernen der Gallenblase, meist wegen Gallensteinen, immer noch Beschwerden haben, scheint diese chirurgische Lösung es wert, überdacht zu werden. Auch auf zu fettes Essen reagiert die Gallenblase nicht besonders empfindlich, denn die diagnostischen Ergebnisse vor und nach Nahrungsaufnahme unterscheiden sich nicht wesentlich. Selbst das erhöhte Tumorrisiko durch Gallensteine lässt sich mit der intuitiven Diagnostik nicht bestätigen.

Die am häufigsten irritierte Ebene ist die emotionale. Na ja, wie gesagt: »Mir läuft die Galle über.« Bei Irritationen und Symptomen kann die Ursache auch an einer Blockierung des Sonnengeflechts liegen.

Besonders zu beachten bei der Diagnostik:

Impuls

Mit der Handfläche einen Impuls auf den rechten Oberbauch, die Gallenregion, richten und dabei das Wort »Gallenblase« denken. Dann mit den Armen testen.

Lichthand

Stelle dir das Organ vergrößert im Raum vor und bewege dich virtuell mit der Hand durch das Organ. So wirst du alle Irritationen wahrnehmen können.

Imago

Schließe die Augen und stelle dir das Organ als Raum vor. Beschreibe, was du siehst. So werden die Geschichten und Themen hinter den Irritationen sichtbar.

Eine Fallgeschichte aus der Praxis

Eine 36-jährige Frau hatte immer wieder Oberbauchbeschwerden, vor allem nach dem Essen. Wir fanden zusammen einen blockierten Solarplexus, der die Organe im Oberbauch nicht mehr koordinieren konnte. Eine Reaktion auf Milcheiweiß, die die Bauchspeicheldrüse irritierte und nach jedem Essen von Milchprodukten für zirka zwei Stunden in einen Panikzustand versetzte und bei der Gallenblase eine Irritation auf der biochemischen, emotionalen und energetischen Ebene auslöste.

Begonnen hatte es jedoch im Alter von neun Jahren auf der energetischen Ebene. Der Auslöser damals war die Trennung der Großeltern, verbunden mit dem Wegzug des Großvaters, den sie sehr liebte und nun nicht mehr sehen konnte.

Gallengang

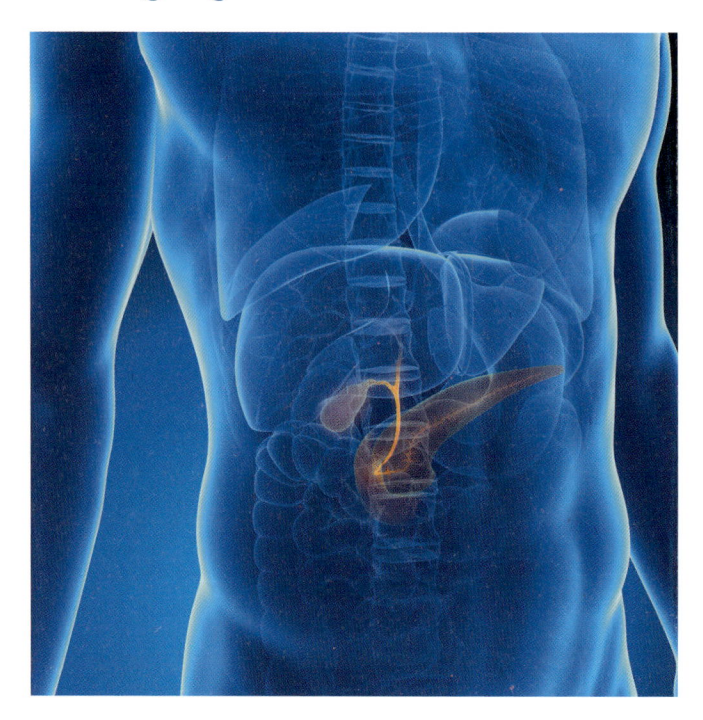

Der Gallengang nimmt nicht nur die Gallenflüssigkeit aus der Leber auf, beliefert und entleert den Zwischenspeicher Gallenblase, sondern nimmt kurz vor seinem Ende im Zwölffingerdarm auch noch die Säfte der Bauchspeicheldrüse auf. Beim Testen des Gallengangs sollte man nicht nur an die Anatomie denken, sondern gleichzeitig die Gallenflüssigkeit mittesten, denn deren Verdickung führt zu den häufigsten Problemen im Gallengang. Deshalb haben die Leberreinigungskuren mit dem Freispülen der Gallengänge in der Praxis auch so gute Erfolge. Bei Irritationen und Symptomen kann die Ursache auch an einer Blockierung des Sonnengeflechts liegen.

Besonders zu beachten bei der Diagnostik:

Impuls

Mit der Handfläche einen Impuls auf den rechten Oberbauch, die Gallenregion, richten und dabei das Wort »Gallengang« samt Inhalt denken. Dann mit den Armen testen.

Eine Fallgeschichte aus der Praxis

Die Energie des Gallengangs lag bei einem 43-jährigen Banker bei nur noch acht Prozent, das Organ war irritiert, und ich blieb mit der Lichthand an einigen Widerständen hängen. Oberflächlich betrachtet, war der Auslöser die Situation in der Bank, ein Übergangenwerden im beruflichen Aufstieg und Konflikte im Team. Dazu kamen Probleme in der Beziehung mit der Partnerin. Die eigentliche Ursache lag allerdings in der frühen Kindheit, als er vom dominanten Vater immer wieder gehindert wurde, seine Gefühle und wahren Gedanken auszudrücken. So blieb ihm nur das Herunterschlucken derselben übrig.

Magen

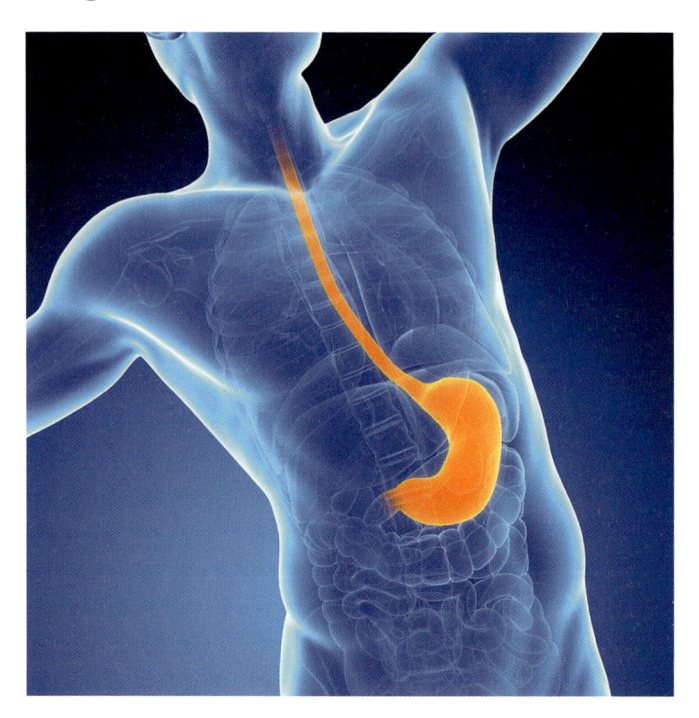

Viele Menschen haben Magenbeschwerden. Wenn man dann jedoch den Magen als isoliertes Organ mit der Impulstechnik und dem Armlängentest testet, zeigt dieser selten einen Stress an, selbst wenn die Magenspiegelung eine Entzündung aufgezeigt hat.

Das ist aus einer Diagnose der Traditionellen Chinesischen Medizin gut zu verstehen: Die übermächtige Leber erwürgt die Mitte (den Magen). Wut, Zorn, Groll und Hass, die in der Leber gestaut sind, weil sie immer wieder runtergeschluckt werden, führen zu einer Kontraktion der Blutgefäße, die den Magen versorgen. Diese Mangeldurchblutung führt zum Produktionsabfall der schützenden Schleimschicht an der Magenwand, weniger zur Säureproduktion im Magen (ein pH-Wert von 1 ist normal im Magen, und das entspricht konzentrierter Salzsäure). Diese kommt nämlich aus dem Blut und wird zum Mangel an Basen im Zwölffingerdarm, die wiederum als Folge der Säureproduktion im Magen entstehen. Damit ist der natürliche Schutz durch die Schleimschicht geschwächt, die Verdauungsfunktion durch Säuremangel im Magen ist eingeschränkt, und Gallen- und Pankreassäfte im Zwölffingerdarm werden durch Basenmangel nicht vollständig aktiviert.

Da hatten die alten Chinesen schon recht, wenn sie sagten, dass der Magen unschuldig sei und seine Gefäße von der Leber gewürgt würden. Der Magen sagt:

»Ich bin es nicht, aber frag mal den rechts von mir, der hat richtig schlechte Laune.«

So kommt es, dass der Magen beim Test selten Stress anzeigt, wenn der Untersucher sich darauf geeicht hat, nur die Ursachen zu sehen und die Zeit nicht mehr mit oberflächlichen Symptomen zu verplempern.

Andererseits führen Blockierungen im Solarplexus zu Fehlfunktionen der Oberbauchorgane, weil die zentrale Steuerung und Koordination über den Plexus ausfällt.

Besonders zu beachten bei der Diagnostik:

Impuls

Mit der Handfläche einen Impuls auf den rechten Oberbauch, die Magenregion, richten und dabei das Wort »Magen« denken. Dann mit den Armen testen.

Eine Fallgeschichte aus der Praxis

Ein neunjähriges Mädchen hatte immer wieder Magenschmerzen. Sie konnte nicht essen, und ihr war immer übel. Der Magen zeigte keinerlei Irritation im Impulstest. Auch mit der Lichthand und der Imago war nichts zu finden. Als Ursache erwies sich aber eine Regulationsstarre, die jedes Mal mit den Beschwerden einherging und eine Blockierung des Sonnengeflechts hervorrief. Ausgelöst wurden diese wiederum durch Versagensangst bei Test- und Prüfungssituationen in der Schule.

Pankreas / Bauchspeicheldrüse

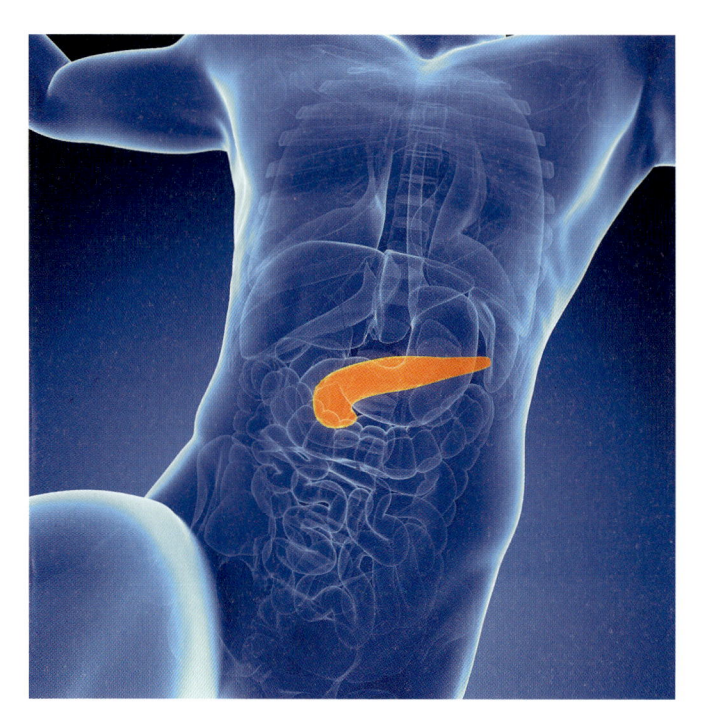

Die Bauchspeicheldrüse ist ein vielbeschäftigtes Organ. Sie produziert Verdauungssäfte, die in den Darm fließen, und Hormone, die ins Blut gehen. Nach dem Essen ist die Bauchspeicheldrüse oft überfordert, was sich symptomatisch als Druck und Völlegefühl im Oberbauch zeigt. Dies wurde bisher fälschlicherweise der Galle zugeordnet. Ursache ist ein Zuviel an oder eine Unverträglichkeit auf Nahrungsmittel. Deshalb ist die Bauchspeicheldrüse nach dem Essen oft irritiert, davor jedoch nicht.
Wir alle kennen das Gefühl der Fülle nach dem üppigen Essen, hinzu kommt die Müdigkeit, die uns nach einem Sofa rufen lässt. Wenn wir Nahrungsmittel zu uns nehmen, auf die wir allergisch sind, kommt es regelmäßig zum Druck und Völlegefühl im Oberbauch, aber natürlich auch, wenn wir einfach zu viel essen.
»Herr Ober, einen Espresso oder Magenbitter, bitte.« Bittere Substanzen aus dem Kaffee oder Kräuterschnaps aktivieren die Oberbauchorgane, vor allem die Bauchspeicheldrüse und die Gallengänge. Ziel ist es also, nur das zu essen, was wir vertragen, und nur so viel, dass der Bauch nach dem Essen sich noch frei und gut anfühlt.

Eine weitere wichtige Funktion der Bauchspeicheldrüse ist die Kontrolle des Blutzuckers. Der (Alters-)Diabetes Typ 2 ist gebunden an eine dauerhafte Erhöhung des Insulins im Blut und ein Abstumpfen der Zellen gegen das Hormon. Am besten helfen dafür eine Reduktion der Nahrungsaufnahme und mehr Sport. Fasten mit Blutzuckerkontrolle kann ein guter Einstieg dazu sein. Hohe Insulindosen zu verabreichen ist dagegen das Unsinnigste, was medizinisch getan werden kann. Diabetes Typ 1 verhält sich anders: Hier kann die Bauchspeicheldrüse nicht ausreichend Insulin produzieren. Ursachen dafür sind:

1. Das Organ ist in der Starre und produziert deshalb nur Minimalmengen – nicht bedarfsgekoppelt.
2. Das Organ hat einen fremden Klang, eine fremde Identität. Die Aussage »Das Organ hat die Originalidentität der Person« wird im Armlängentest mit »Nein« beantwortet.
3. Der Patient ist allergisch auf bestimmte Nahrungseiweiße, vor allem Gluten, und das unterstützt die Fehlfunktion des Organs.

Hat man eine der genannten Ursachen diagnostiziert, gibt es gute und oft erfolgreiche Ansätze zur Behandlung des Typ-1-Diabetes, zumindest wenn er bei Erwachsenen auftritt. Nicht selten sind jedoch auch andere Störungen zu beobachten, etwa Risse im Feld und Tumorfelder, die weniger leicht zu behandeln sind. Die Ursache für Irritationen und Symptome der Bauchspeicheldrüse kann aber auch nur in einer Blockierung des Sonnengeflechts liegen.

Besonders zu beachten bei der Diagnostik:

Impuls

Mit der Handfläche einen Impuls auf den rechten Oberbauch beziehungsweise in die Bauchspeicheldrüsenregion richten und dabei das Wort »Bauchspeicheldrüse« denken. Dann mit den Armen testen.

Eine Fallgeschichte aus der Praxis

Ein 42-jähriger Mann bekam vor sechs Monaten plötzlich einen Diabetes Typ 1. Er versuchte es mit Diät, was aber nicht ausreichte, und so musste er Insulin spritzen. Wir fanden seine Bauchspeicheldrüse in kompletter Starre, sein Sonnengeflecht war komplett blockiert und die Identität der Bauchspeicheldrüse war nicht seine, sondern die einer anderen Person. Bei der Diagnose mit der Lichthand hatte ich das Gefühl, einen kalten Stein zu berühren. Der Auslöser für alle Symptome aber war eine Grippeschutzimpfung. Hinzu kam eine Allergie auf Gluten, die schon länger bestand.

Nach der therapeutischen Behebung der Irritationen und dem Weglassen von Gluten reagierte und funktionierte seine Bauchspeicheldrüse wieder normal, der Blutzuckerwert lag im Normbereich, und zusätzliches Insulin war nicht mehr nötig.

Milz

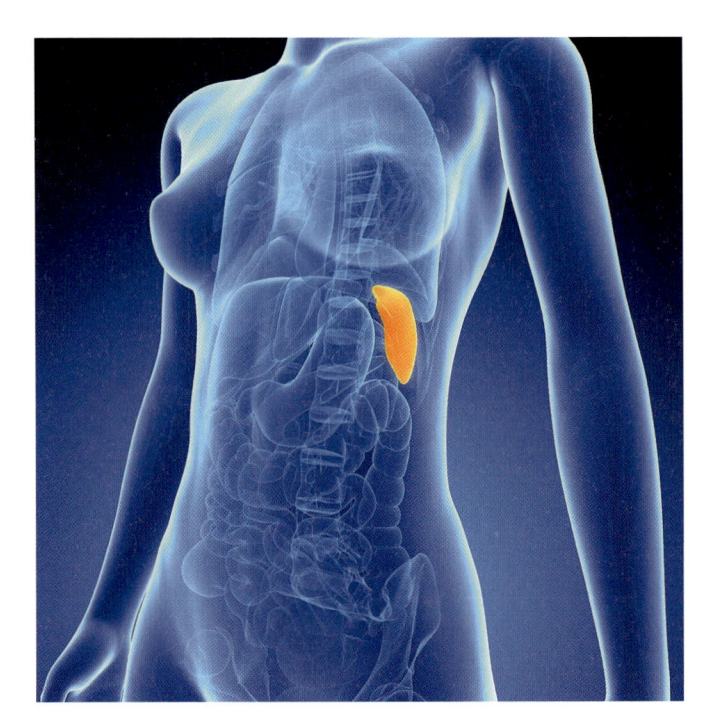

Ein kleines Organ, was oft erst beachtet wird, wenn der Fahrradlenker es beim Sturz eingerissen hat und es schnell entfernt werden muss. Es hat die Funktion der Blutreinigung und ist diagnostisch das wohl langweiligste Organ im Oberbauch, da es fast nie eine Irritation anzeigt. Wenn man jedoch das Blut, das sich zur Reinigung in der Milz befindet, mittestet, sieht das Ergebnis oft anders aus, denn das Blut ist oft irritiert. Bei solchen Irritationen und Symptomen kann die Ursache auch nur an einer Blockierung des Sonnengeflechts liegen.

Besonders zu beachten bei der Diagnostik:

Impuls

Mit der Handfläche einen Impuls auf den linken Oberbauch, die Milzregion, richten und dabei das Wort »Milz« denken. Dann mit den Armen testen.

Bauchorgane

Eine Fallgeschichte aus der Praxis

Bei einer Patientin fand ich eine Irritation der Milz. Nach einiger Zeit der Ratlosigkeit und einigen Tests mit dem Armlängentest fanden wir die Quelle: Risse im Fußboden des Kellers ihres Hauses. Dadurch drang radioaktives Radongas ein. Da sie im Keller eine Werkstatt hatte, in der sie sich sehr oft aufhielt, hatte sie das Gas häufig eingeatmet und es ins Blut aufgenommen. Und so kam es zur Schädigung der Milz. Radon ist oft im Erdreich vorhanden, doch intakte Bodenplatten schützen uns normalerweise davor.

Nieren

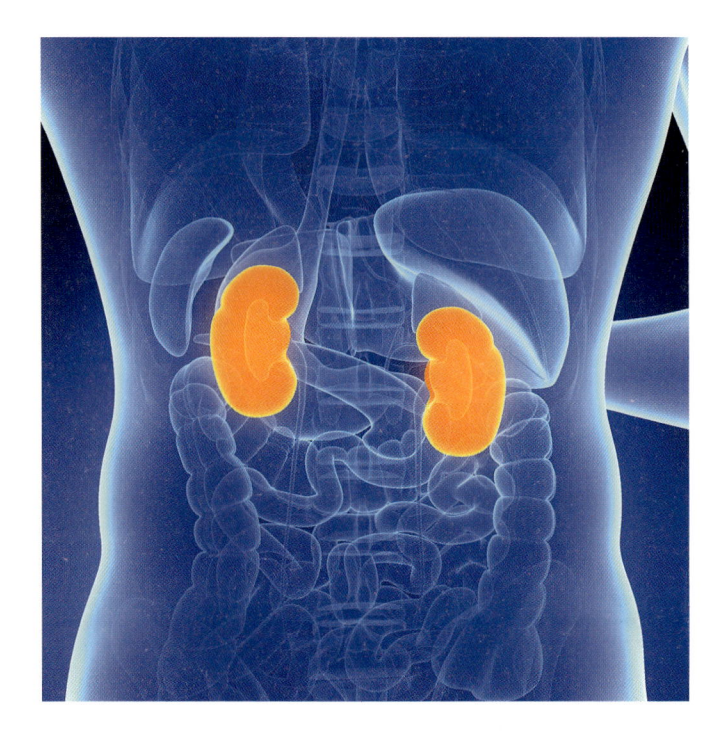

Die Sorgenkinder in unserem Körper. Das ist auch kein Wunder bei dem, was wir ihnen zumuten. Bei zirka sechzig Prozent aller Menschen haben eine oder beide Nieren Stress.

Hier ist es besonders wichtig auszutesten, welche Ebenen betroffen sind von der Irritation. Die Ursachen können von tiefen emotionalen Erschütterungen und Verlusten (»Das geht mir an die Nieren.«) bis hin zu Giftbelastungen aus verschiedenen Quellen reichen. Zirka dreißig Prozent der Irritationen sind emotional und energetisch, zirka siebzig Prozent durch Intoxikationen bedingt. Hier eine kleine Übersicht der möglichen Giftquellen:

- *Nahrung und Getränke:* Farbstoffe, künstliche Süßstoffe, Konservierungsmittel, Genussgifte wie Kaffee, Tee, Reste von Pflanzenschutzmitteln, Reste von Hormonen, Antibiotika und anderen Präparaten der Tierzucht, Gifte aus Verpackungsmitteln (wie Weichmachern aus Plastik);
- *Reinigungsmittel:* Inhalte von Wasch- und Reinigungsmitteln wie: Geschirrspültabs, Shampoos, Inhalten von Cremes, Weichspülern (Reste werden durch die Haut aufgenommen);
- *Zahnwerkstoffe:* Bestandteile von Amalgam, Zahngold, Kunststoffen;
- *Umweltgifte:* Raumluftbelastungen (Flammschutzmittel aus Elektrogeräten,

Holzschutzmittel aus Dachbalken, Mottenschutz aus Wollteppichen etc. sowie alle Arten von *Medikamenten, Nahrungsergänzungsmitteln.*

Diese Liste ist nicht komplett, und hier ist der Detektiv in dir gefragt, weitere Giftquellen in deinem Umfeld zu finden, indem du immer wieder nachfragst und testest. Und dann heißt es, die Belastungen zu reduzieren oder zu beseitigen, damit die Nieren dauerhaft wieder in Balance kommen können.

Die Funktion der Nieren ist sehr davon abhängig, ob ihr Rhythmus stimmt und keine Blockierungen vorliegen. Ich habe mehrere Patienten mit Niereninsuffizienzen, teilweise dialysebedürftig, erfolgreich behandeln können, indem ich die Nieren aus ihrer Erstarrung und dem Fremdklang befreit habe.

Deshalb sind die drei Testthemen so entscheidend:
- Das Organ hat die Originalidentität der Person: ja oder nein.
- Das Organ hat eine offene Regulation: ja oder nein.
- Energie des Organs: … in Prozent.

Besonders zu beachten bei der Diagnostik:

Impuls

Meine Empfehlung: Immer erst beide Nieren zusammen mit der Impulstechnik testen, und wenn Stress vorliegt, dann einzeln. Mit der Händen seitlich neben den Körper gehen und sie so bewegen, als ob du beide Nieren von hinten anklopfen möchtest, und dabei das Wort »Nieren« denken. Dann mit den Armen testen.

Eine Fallgeschichte aus der Praxis

Eine Patientin lässt sich von ihrem Zahnarzt das quecksilberhaltige Amalgam aus den Zähnen entfernen, weil sie darauf allergisch reagiert. So weit, so gut. Doch nach der Entfernung verspürt sie zunehmend Müdigkeit, Leistungsschwäche und Gedächtnisprobleme.

Da Quecksilber bereits bei 36 Grad Celsius verdampft und der Zahnarzt mit dem Bohrer hochtourig ausgebohrt hat, wurde diese Temperatur deutlich überschritten.

Da keine Schutzmassnahmen gegen die Dämpfe durchgeführt wurden, hatte die Patienten die hochgiftigen Dämpfe eingeatmet. Zum einen über die Nase: Von dort wurde das Quecksilber über die Geruchsnerven direkt ins Gehirn transportiert, wo es den Rest ihres Lebens bleiben wird (Halbwertzeit 36 Jahre). Zum anderen über die Lungen: Von dort wurde es ins Blut transportiert und darüber zu den Nieren. Diese sind sehr empfindlich auf Quecksilber und werden dadurch geschädigt.

Das Testergebnis war ein maximaler Stress in beiden Nieren, eine Nierenenergie von nur 17 und 27 Prozent. So, und wer zahlt nun die Behandlungskosten? Der Zahnarzt? Mit einer angemessenen Absaugung direkt am Zahn mit dem Clean-up-System, das fast nichts kostet, wäre das nicht passiert.

Nebennieren

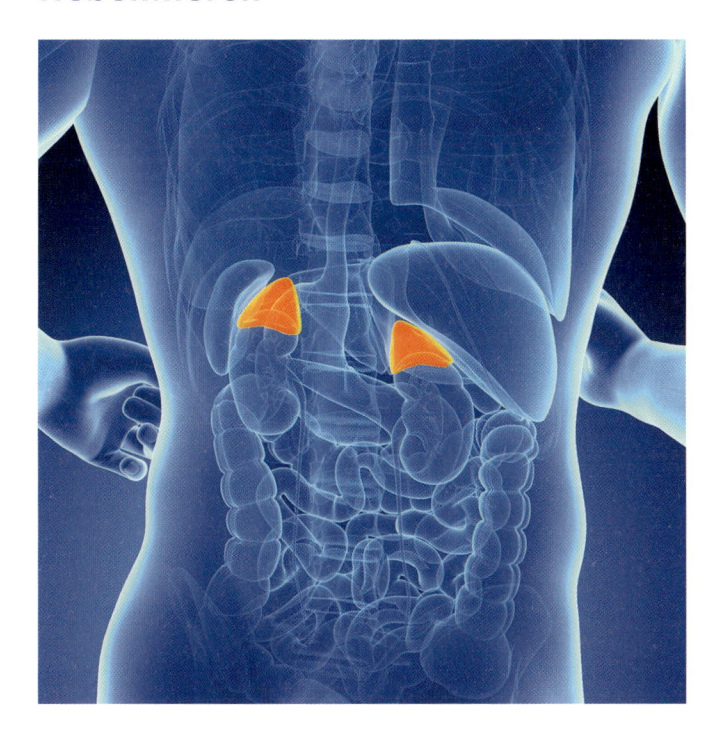

Klein, aber fein. Sie liegen wie Schlapphüte auf den Nieren auf und produzieren Hormone, die den Elektrolyt-, Wasser- und Zuckerhaushalt regulieren. Sie produzieren Sexualhormone und Stresshormone wie Kortisol, Adrenalin und Noradrenalin. Ohne funktionierende Nebennieren sähen wir schlapp aus.
Bei Dauerstresszuständen kann es zu einer Erschöpfung der Nebennieren kommen, die sich auch bei den Tests zeigt. Genussstoffe wie Kaffee, Tee und Schokolade können in großen Mengen auch zur Irritation führen, da sie die Funktion künstlich stimulieren beziehungsweise überstimulieren.

Besonders zu beachten bei der Diagnostik:

Impuls

Meine Empfehlung: Immer beide Nebennieren zuerst mit der Impulstechnik zusammen testen, und wenn Stress vorliegt, dann einzeln. Die Hände seitlich neben den Körper entlangführen und sie so bewegen, als ob du beide Nebennieren von hinten anklopfen möchtest. Dabei das Wort »Nebennieren« denken. Dann mit den Armen testen.

Eine Fallgeschichte aus der Praxis

Sexuelle Unlust war der Grund für die Konsultation von einem 35-jährigen Mann. Nur wenn er mit seiner Partnerin im Urlaub war, begehrte er sie. Das Ganze begann, als sie zwei Jahre zuvor das Haus umgebaut hatten. Seine Nebennieren, die wichtige Sexualhormone herstellen, waren beide beim Impulstest in großem Stress, und das begann bereits vor zwei Jahren. Ausreichend Cholesterin nahm er zu sich, so dass sich die Nebennieren nicht über Rohstoffmangel beklagen konnten.

Wenn wir die Nebennieren an den Urlaubsorten testeten, waren sie nach drei Tagen stressfrei. Das klingt nach einem Fall für den Detektiv.

Der Fall war nach drei Minuten testen und ein wenig Hilfe der Intuition gelöst: Das Paar hatte beim Umbau des Hauses das Schlafzimmer in ein anderes Zimmer verlegt (in dem drei Monate zuvor die Tante verstorben war) und sich dort quasi auf einer geopathischen Störung schlafen gelegt. Die Störung führte bei ihm nicht nur zu allmorgendlichen Rückenschmerzen, sondern auch zu einer Irritation der Nebennieren.

Nach der Behandlung tauschten die beiden die Schlafzimmer wieder und hatten schnell wieder ein tolles Sexleben.

Harnleiter

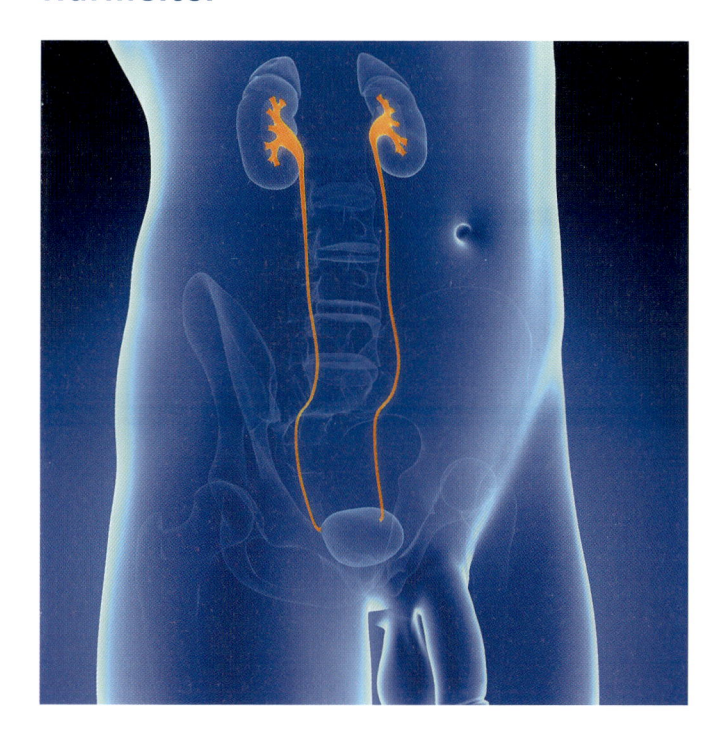

Ein sehr unauffälliges Organ, wenn sich nicht gerade ein Nierenstein hindurchquält. Eine weitere Möglichkeit seiner Irritation ist eine aus der Blase aufsteigende Infektion. Nun sind Infektionen aber oft Reaktionen, um etwas zu reinigen oder eine Erstarrung zu lösen. Wenn du die Regulation (»Das Organ hat eine offene Regulation.«) oder die Identität des Organs testest (»Das Organ hat die Originalidentität der Person.«), wirst du fast immer feststellen, dass eines davon oder sogar beides nicht stimmt und der Körper mit der Infektion einfach nur versucht, sich selbst zu helfen.

Besonders zu beachten bei der Diagnostik:

Impuls

Mit beiden Handfläche von beiden Seiten einen Impuls auf den seitlichen Bauch geben und dabei das Wort »Harnleiter« denken. Dann mit den Armen testen. Wenn eine Irritation vorliegt, kannst du die beiden Seiten getrennt testen, um festzustellen, welche Seite betroffen ist.

Eine Fallgeschichte aus der Praxis

Manchmal kommen nicht nur Menschen zur Behandlung, sondern auch Tiere oder die Firmen der Patienten. »Wenn es bei mir so gut geholfen hat, könnten Sie dann nicht auch …?« – »Na ja, probieren kann ja nicht schaden …«, und schon war ein Hund in meiner Praxis.

Er schien Schmerzen zu haben und wollte seit Tagen nicht mehr richtig essen und trinken. Das Hauptproblem bei diesem Hund war der Harnleiter rechts: Maximaler Stress beim Armlängentest (über meine eigenen Arme getestet), und mit der Lichthand stockte ich im Harnleiter. Er fühlte sich unruhig und rauh an, wie eine Entzündung. Auf die Testfrage, ob es ursprünglich ein Thema des Hundes sei, kam ein Nein als Antwort. Weitere Tests ergaben: Es sei ein Thema der Menschen, mit denen er lebt, und auch nur dort wäre eine sinnvolle Behandlung möglich. So haben ich Herrchen und Frauchen zum Thema Erbstreit in der Familie behandelt, und der Hund wurde wieder gesund.

Harnblase

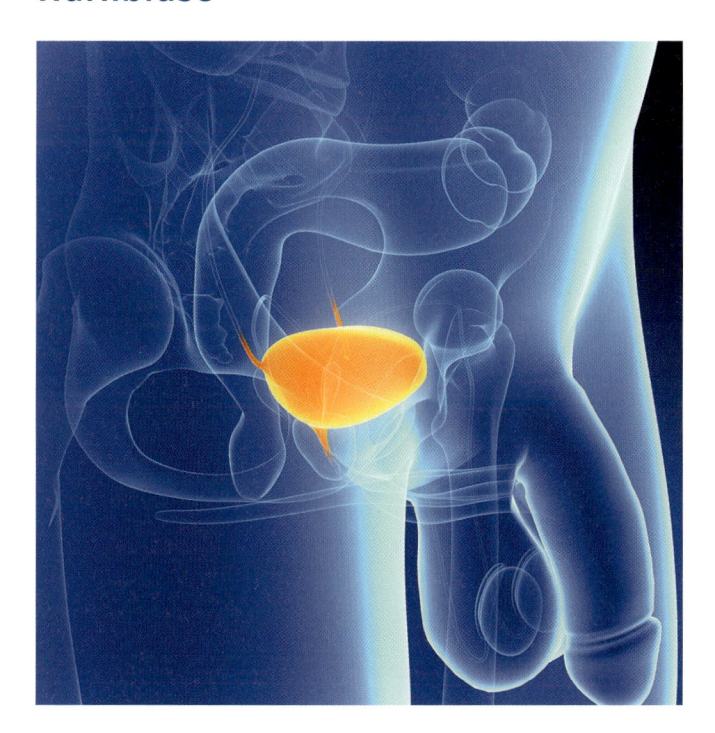

Viele Menschen, besonders Frauen, haben immer wieder Blasenentzündungen. Mit der Blase verhält es sich oft wie mit dem Magen. Trotz Beschwerden zeigt sie im Test keinen Stress an. Aus chinesischer Sicht betrachtet, ist sie das Yang-Organ des Organpaares Niere-Blase. Die Niere ist das Yin-Organ. Übersetzt bedeutet das, dass die Blase das oberflächliche Organ ist und die Niere das tiefe. Probleme der Niere zeigen sich also an der Blase.

Dabei versteht die Traditionelle Chinesische Medizin unter Nierenfunktion viel mehr als die westliche Medizin. Tiefe Verluste und Verletzungen, auch emotionaler und energetischer Art, gehen uns »an die Nieren«. Die Nieren sind dort auch für die Sexualität zuständig, für das Lebensfeuer. So können der Verlust von geliebten Menschen, dramatische Veränderungen des Lebens, negative sexuelle Erfahrungen und vieles mehr sich symptomatisch als Blasenbeschwerden zeigen, wie auch Allergien auf Nahrungsmittel, Getränke, Medikamente oder Umweltgifte. Und dennoch zeigt die Blase manchmal im Test keinen Stress, obwohl Beschwerden vorliegen.

Bei Entzündungen gilt das Gleiche wie beim Harnleiter beschrieben: Infektionen sind oft Reaktionen, um etwas zu reinigen oder aus einer Erstarrung zu lösen. Wenn du die Regulation oder die Identität des Organs testest, wirst du fast immer feststellen, dass eines oder beides nicht stimmt und der Körper mit der Infektion einfach nur versucht, sich selbst zu helfen.

Besonders zu beachten bei der Diagnostik:

Impuls
Mit der Handfläche einen Impuls auf die Blase richten und dabei das Wort »Blase« denken. Dann mit den Armen testen.

Lichthand
Die Blase eignet sich auch sehr gut für die Lichthand. Damit sind Störungen auf allen Ebenen genau zu lokalisieren. Stelle dir vor, deine Hand sei Licht und bewege sich durch die Blase an den Wänden entlang und suche nach Widerständen.

Eine Fallgeschichte aus der Praxis

Offiziell war es eine Blasenentzündung bei einer 57-jährigen Patientin, die mittlerweile chronisch geworden war. Seit fast zwanzig Jahren war die Blase ihre Schwachstelle und mehrmals im Jahr konnte sie deshalb nicht als Lehrerin in ihrer Schule arbeiten.

Sie war seit 35 Jahren verheiratet und hatte vor zwanzig Jahren bei einer Fortbildung ihre große Liebe gefunden in einer fünf Jahre älteren Frau. Sie hatte nicht den Mut, zu dieser Liebe zu stehen, hatte sich den Erwartungen der Familie, der religiösen Gemeinschaft und ihrer Verpflichtung gegenüber den beiden Kindern, denen sie nicht die Familie nehmen wollte, gebeugt und versucht, die Liebe zu der Frau zu vergessen und zu töten. Da hat die Blase begonnen, sich als Symptom zu zeigen und sie so an ihre unerfüllte Liebe zu erinnern. Gleichzeitig wurde die Blase zur Abwehr gegen Sex mit dem Ehemann. Nach der Behandlung fand sie den Mut, der Frau einen Brief zu schreiben, und damit ging es auch ihrer Blase wieder besser. Der Rest hängt von ihrer Ehrlichkeit zu sich selbst ab. Passenderweise hatte sie über all die Jahre viele Antibiotika eingenommen, die das Thema nicht lösen konnten – *Anti-bio* bedeutet: gegen das Leben gerichtet.

Harnröhre

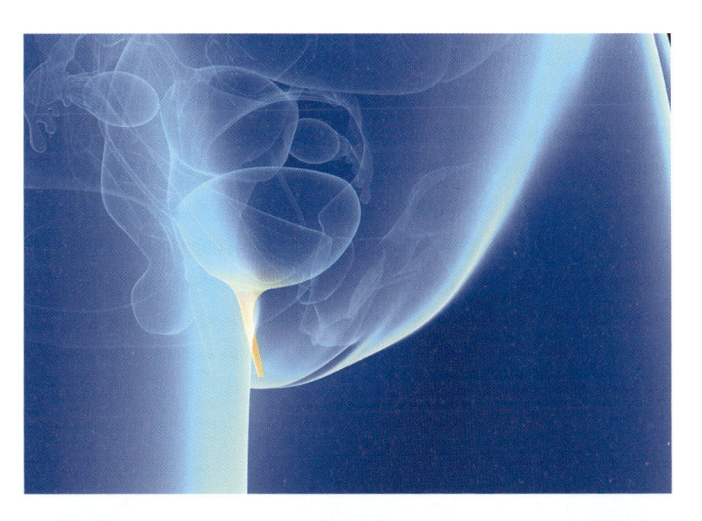

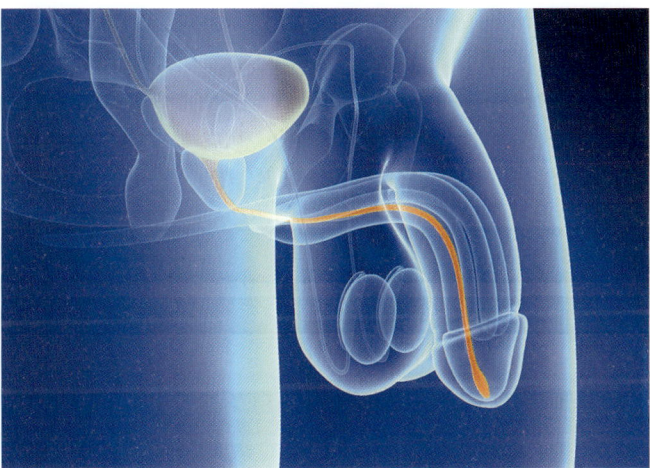

Diese zeigt öfter Irritationen, die entzündlicher Art sein können. Dahinter verbergen sich allerdings meistens energetische Irritationen. Sie kommen zumeist aus dem weiten Gebiet der Sexualität.
In der Sexualität findet häufig ein Austausch von Ladungen statt, also ein Partner entlädt seine (oder ihre) Energien in den andern Partner. Dazu gehören auch Anker mit Besitzansprüchen und die Energien erfahrener Gewalt.
Ich habe öfter schon bei kleinen Mädchen, die mit Beschwerden in diesem Bereich kamen, die Energien der sexuellen Wünsche und Fantasien von Männern aus ihrem Umfeld gefunden. Nach der Entfernung dieser Energien verschwanden ihre Beschwerden sofort.
Deshalb helfen uns die Testthemen zur Identität auch hier oft weiter. Eine schwa-

che Organenergie spricht auch für eine schlechte Abwehr und Immuninstabilität in dem Bereich. Wir müssen einfach lernen, dass Beschwerden, Schmerzen und Infektionen Zeichen des Körpers sind, die uns helfen.

Besonders zu beachten bei der Diagnostik:

Impuls
Mit der Handfläche einen Impuls auf den Unterbauch richten, inklusive Penis bei Männern, und dabei das Wort »Harnröhre« denken. Dann mit den Armen testen.

Eine Fallgeschichte aus der Praxis

Eine 28-jährige Frau hatte seit einiger Zeit ein Brennen und Ziehen in der Harnröhre, so als ob sie ständig Wasser lassen müsste. Die Tests ergaben, dass es nichts mit einer Verkühlung oder Infektion zu tun hatte, sondern mit dem Zustand der Beziehung mit ihrem Partner. Sie hatten immer wieder miteinander geschlafen, obwohl es in der Beziehung gar nicht mehr stimmte. Und das zeigte sich in der Reaktion der Harnröhre. Die Energie und die Identität des Organs waren von den Energien einer Affäre des Mannes, die er im Sex an sie weitergegeben hatte, irritiert, und der Körper versuchte, die fremden Felder und Energien mit Hilfe der Entzündung loszuwerden.

Zwölffingerdarm

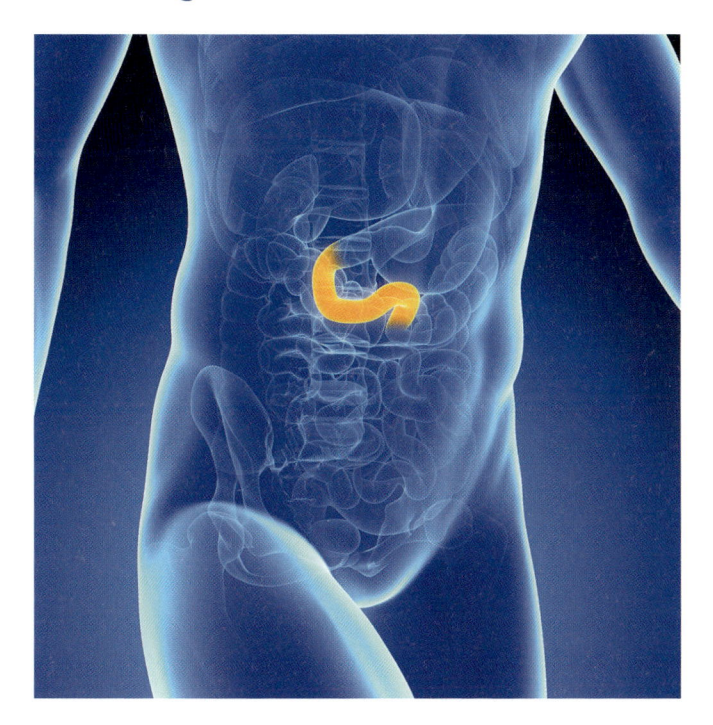

Ein kurzes Stück Darm, das den Magen mit dem Dünndarm verbindet. Das Besondere daran ist, dass Leber und Bauchspeicheldrüse ihre Säfte hier in den Darm entleeren und deshalb der pH-Wert sehr basisch sein sollte, damit die Säfte optimal wirken können.
Wenn durch Säureblocker im Magen die Säure nicht aus dem Blut extrahiert wird, fehlen im Zwölffingerdarm die Basen, denn die bleiben normalerweise – nach der Säureausscheidung in den Magen – in erhöhter Konzentration in denjenigen Blutgefäßen übrig, die um den Magen herum liegen, und werden dann auf ihrem nächsten Abschnitt in den Zwölffingerdarm ausgeschieden. Und schon funktioniert die Verdauung nicht mehr richtig. Unverdautes gelangt in den Dünn- und Dickdarm und gärt und fault dann dort vor sich hin.
Im Zwölffingerdarm kommt es, ähnlich wie im Magen, öfter zu Geschwüren. Hauptursachen dafür sind Medikamente (vor allem Schmerzmittel, Rheumamittel und Säureblocker) und natürlich Stress und emotionale Belastungen.

Besonders zu beachten bei der Diagnostik:

Impuls
Mit der Handfläche einen Impuls auf den mittleren Oberbauch richten und dabei das Wort »Zwölffingerdarm« denken. Dann mit den Armen testen.

Eine Fallgeschichte aus der Praxis

Ein Mann, 48 Jahre alt und Manager mit viel Stress, bekam ein Geschwür am Zwölffingerdarm. Im Test war seine stressreiche Arbeitssituation nur zu 15 Prozent für das Symptom verantwortlich (Testfrage: »Zu wie viel Prozent ist xy dafür verantwortlich?«). Die restlichen 85 Prozent waren in seiner Familie zu finden. Und zwar bei seinen Ahnen väterlicherseits. Wir sind daraufhin zurückgegangen bis in die Zeit zwischen den Weltkriegen, in der die Familie ums Überleben kämpfte. Therapeutisch haben wir damals gearbeitet und die so von einer Generation zur nächsten weitergegebene Ladung geklärt.

Dünndarm

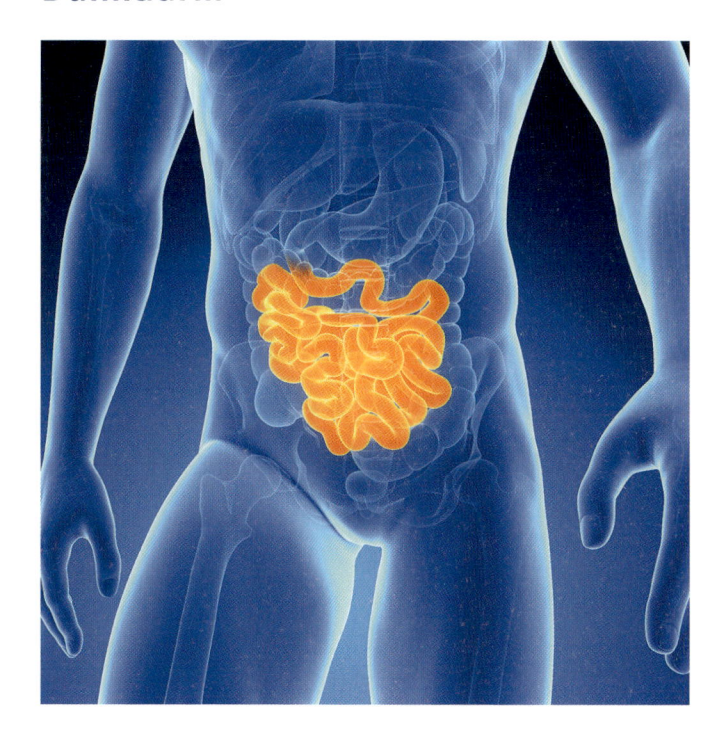

Dieses sieben bis zwölf Meter lange Stück Darm ist hauptverantwortlich für die dicken Bäuche. Wenn der Darm völlig gesund ist, kann man mit den Fingerspitzen durch die Bauchdecke die Hauptschlagader leicht massieren, ohne dass irgendein Schmerz zu spüren ist. Ja, normalerweise ist der Bauch völlig schmerzfrei. Du kannst in den Bauch drücken, wie du willst, und es tut nicht weh. Es sei denn, der Darm ist entzündet und geschwollen.
Die Ursache für die Schwellung und Entzündung liegt in der Reaktion auf Nahrungsmittel. Während einer Fastenphase wird jeder Bauch schmerzfrei und schwillt ab. Die Hauptnahrungsmittel, auf die viele Menschen reagieren, sind:
- Rindereiweiß: Milch, Käse, Schokolade, Eis, Rindfleisch etc.;
- Hühnereiweiß: Eier, Hühnchen etc.;
- Gluten: Getreideprodukte wie Brot, Brötchen, Kuchen, Kekse, Pasta, Weizenbier etc.

Manchmal spielen auch Zahnwerkstoffe, vor allem Amalgam, eine Rolle als Auslöser von Darmentzündungen. Aber dabei ist der Dickdarm stärker betroffen. Hier ist wieder der Detektiv in dir gefordert, diejenigen Nahrungsmittel auszutesten, auf die eine Unverträglichkeit oder Allergie besteht. Und dann heißt es stark sein und diese Stoffe weglassen. Dann wird auch der Bauch wieder dünn und verliert die Schwere und den Druck.

Besonders zu beachten bei der Diagnostik:

Impuls

Mit der Handfläche einen Impuls auf den Bauch richten und dabei das Wort »Dünndarm« denken. Dann mit den Armen testen.

Bauchorgane

Dickdarm

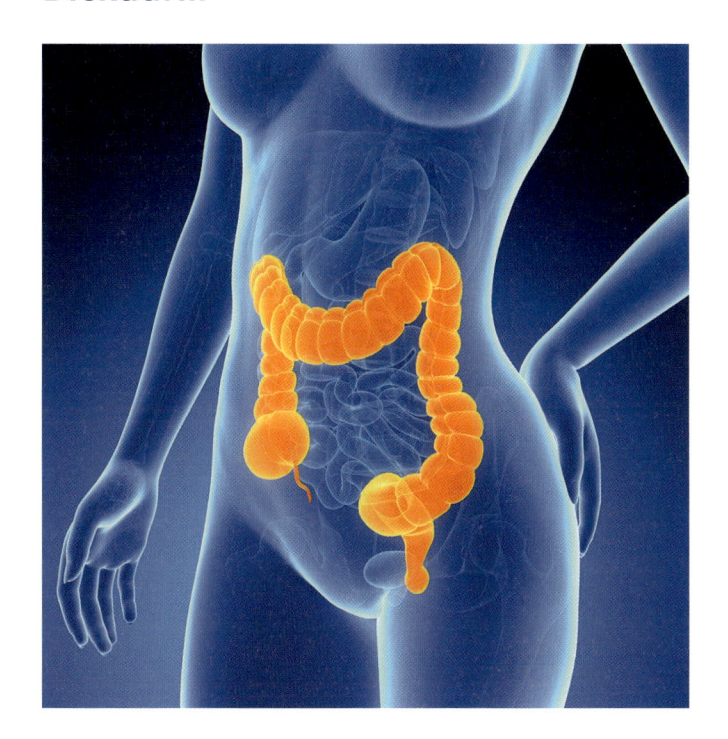

Auf den Dickdarm trifft alles zu, was ich beim Dünndarm schon beschrieben habe. Zu dem Thema gibt es eigentlich nichts zu ergänzen. Der Dickdarm ist ein wunderbares Organ, um das Scannen mit der Handfläche zu erlernen.
Wenn du mit der Handfläche, beginnend im rechten Unterbauch, den Dickdarm abfährst beziehungsweise abscannst, wirst du oftmals Bereiche finden, die ein anderes Gefühl in deiner Hand erzeugen. Das kann sich energiereicher, unangenehmer, rauh wie Sandpapier oder als Widerstand anfühlen. In den meisten Fällen sind das Bereiche mit Entzündungen. Es können aber auch Ablagerungen (was besonders bei der Colonhydrotherapie sichtbar wird), emotionale und energetische Irritationen oder Tumoren sein.
Mit der Zeit und mit mehr Erfahrung wirst du die verschiedenen Arten der Störungen schon anhand des unterschiedlichen Feldes, das du spürst, erkennen können. Das ist vergleichbar mit einem Musiker, der eine Melodie hört und die Noten aufschreiben kann.
Am häufigsten betroffen von Irritationen sind der zweite Teil des Querdarms und der absteigende Dickdarm. Also alles auf der linken Körperseite.

Besonders zu beachten bei der Diagnostik:

Impuls
Mit der Handfläche einen Impuls auf den Bauch geben und dabei das Wort »Dickdarm« denken. Dann mit den Armen testen.

Eine Fallgeschichte aus der Praxis

Ein sechs Jahre altes Kind hatte, schon seitdem es nicht mehr gestillt wurde, ständig Probleme mit Verstopfungen. Oft hatte es Schmerzen, und durch die nicht regelmäßige Entleerung kam es zu einer inneren Vergiftung mit Reinigungen über die Haut als Pickel und oft Schnupfen. Beim Testen stellten wir eine schwere Allergie auf Rindereiweiß fest. Milchprodukte waren aber das Hauptnahrungsmittel des Kindes.

Wir vereinbarten, dass das Kind fünf Wochen, das war genau die Zeit bis Weihnachten, auf alle Produkte verzichtete, die von Kühen stammte.

Ich sah das Kind drei Monate später auf der Straße wieder. Es kam glücklich auf mich zugelaufen und sagte, dass sein Bauch jetzt wieder gut sei und es jetzt Safteis lutsche. Es war so innerlich gewachsen und so stolz, die Herausforderung, auf Rinderprodukte zu verzichten, bewältigt zu haben.

Enddarm

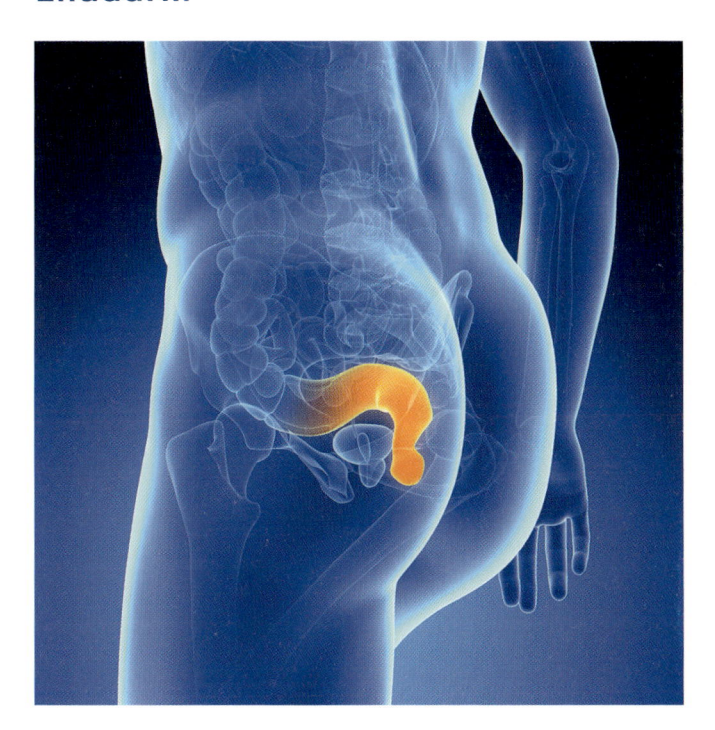

Der Enddarm zeigt diagnostisch keine wesentlichen Unterschiede zum Dickdarm, außer, wenn man sich nicht nur auf den Darm selbst, sondern auch auf das Gewebe drum herum, die Gefäße und den Anus konzentriert. Hier haben wir die Phänomene Hämorrhoiden sowie Krämpfe und Verspannungen am Anus.
Gesteuert wird die Region vegetativ vom Beckenplexus, der am Steißbein aufliegt. In der Irritation des Beckenplexus durch eine Irritation des Steißbeins kann die Ursache für Irritationen des Enddarms liegen. Des Weiteren können sich Ladungen und Themen in den Geweben, Muskeln, Bändern und Faszien ablagern. Durch Sexualität hervorgerufene Irritationen, vor allem energetischer Art, zeigen sich dort ebenfalls. Bei Hämorrhoiden liegen Fehlfunktionen und Stauungen in den arteriovenösen Netzen um den Anus vor. Auch diese können auf Fehlinformationen aus den vegetativen Plexus beruhen. Ebenso spielen Nahrungsmittelunverträglichkeiten bei ihrer Entstehung eine Rolle, wie sich im Verschwinden der Symptomatik während Fastenphasen deutlich zeigen lässt.
Schaue diagnostisch somit komplex und beziehe Allergien ebenso ein wie die vegetativen Plexus. Teste, ob durch sexuelle Gewalt Ladungen abgelagert wurden. Teste mit der Lichthand die Muskeln, Faszien, Gefäße, und schaue dir, wenn nötig, das Thema mit Hilfe der Organimago genauer an. Auch Hämorrhoiden müssen kein chronisches Leiden sein.

Besonders zu beachten bei der Diagnostik:

Impuls
Mit der Handfläche einen Impuls auf den Unterbauch richten und dabei die Worte »Enddarm und umgebende und damit zusammenhängende Gewebe« denken. Dann mit den Armen testen.

Eine Fallgeschichte aus der Praxis

Eine Frau, mittlerweile 46 Jahre alt, war schon als Kind vom Großvater regelmäßig vergewaltigt worden, auch anal. Später ist es ihr mehrfach mit anderen Männern und auch selbst mit festen Partnern widerfahren. Sie hatte immer wieder Probleme beim Stuhlgang, da sie den Ringmuskel um den Anus nicht entspannen konnte. So kam es öfter zu Fissuren und blutigen Einrissen am Anus.

Diagnostisch fanden wir etliche fremde Felder und Ladungen im Anus sowie in den Muskeln und Faszien des Beckenbodens. All die Gewalt war dort immer noch gespeichert. Erst nach der therapeutischen Auflösung dieser Ladungen und Energien funktionierte der Stuhlgang wieder normal.

Hoden

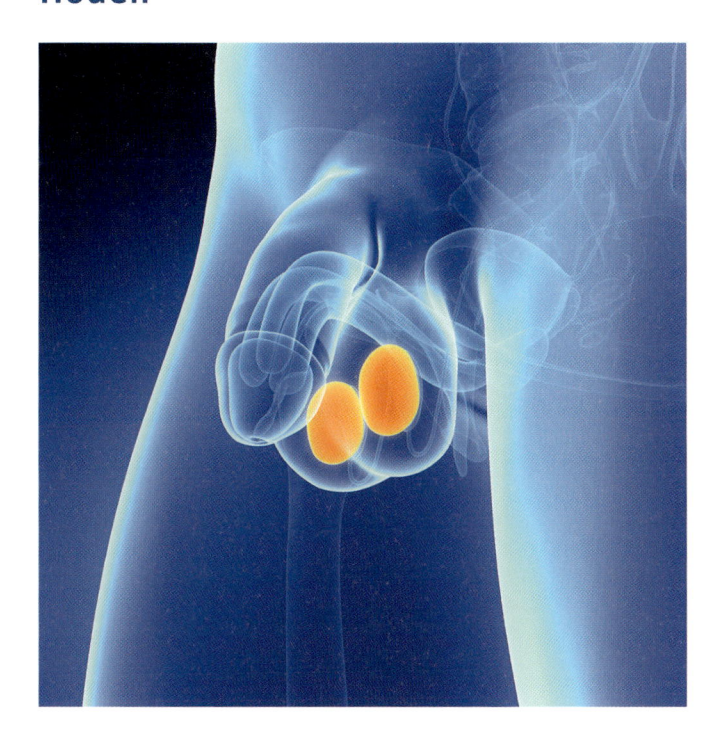

Klassisch betrachtet, sind die Hoden fast immer unauffällig, es sei denn, sie verdrehen sich, bekommen einen Tumor oder werden zu warm gelagert, was ihre Funktion einschränkt. Sie müssen auch nicht genau die gleiche Größe haben. Die Natur ist da großzügig. Funktionell sind sie nicht nur für die Produktion der Spermien zuständig, sondern auch für die der männlichen Geschlechtshormone und vor allem des Testosterons. Das alles ist zu bedenken, wenn wir die Hoden testen, denn nur, was uns bewusst ist, werden wir sehen können.

In den Hoden lagern sich oft emotional-energetische Verletzungen aus der Sexualität ab. Dazu gehören auch sexualfeindliche Prägungen von Eltern, Religion und Gesellschaft. Mit der Lichthand lassen sich diese energetischen Widerstände leicht aufspüren, um sie danach mit angemessenen Verfahren therapieren zu können.

Besonders zu beachten bei der Diagnostik:

Impuls

Mit der Handfläche einen Impuls auf die Hoden richten und dabei das Wort »Hoden« denken. Dann mit den Armen testen.

Eine Fallgeschichte aus der Praxis

Ein Mann kam mit einer Hodenvergrößerung in die Praxis. Ihm war ein Größenunterschied der beiden Hoden aufgefallen, und er hatte, sensibilisiert durch einen Artikel zu Hodenkrebs, begonnen, sich Sorgen zu machen, und den Hoden immer wieder selbst untersucht. Durch die häufige Manipulation hatte der Hoden natürlich irgendwann schmerzhaft reagiert.

Im Test zeigte sich nur eine Irritation auf der mentalen und emotionalen Ebene, aber kein Tumor. Durch die Lösung seiner Angst vor dem Krebs verschwand die Irritation vollständig.

Nochmals: Es ist normal, dass die Hoden eine unterschiedliche Größe haben können.

Prostata

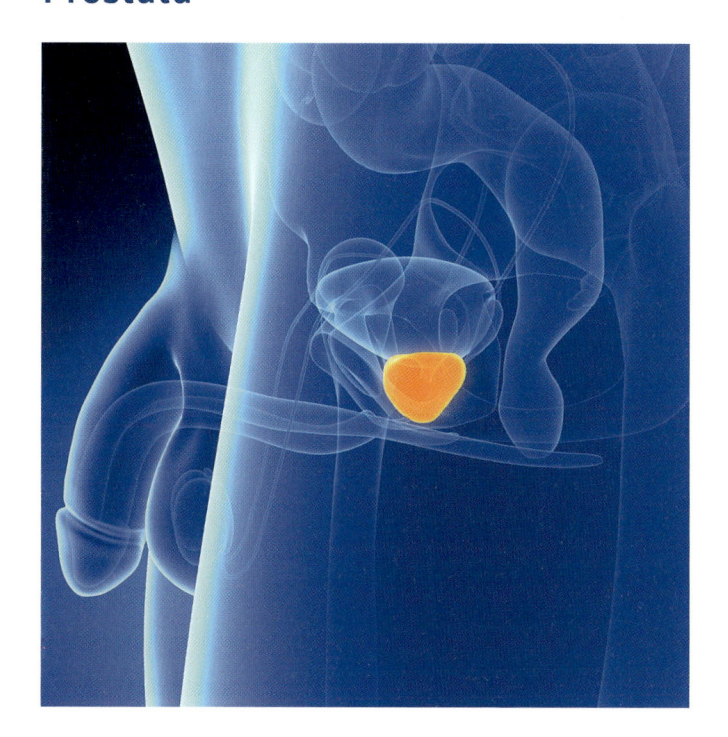

Ein Urologe der Berliner Charité sagte mir einmal, dass man bei jedem 90-jährigen Mann dort Krebs finde. Erstens muss das nicht sein, und zweitens stellt sich die Frage, warum gerade dort so oft Krebs auftritt.
Die Prostata benötigt und speichert fünfmal mehr Zink als jedes andere Organ im Körper, aber eine reichliche Zinkzufuhr verhindert die Tumoren auch nicht. Wenn wir dem Thema näher kommen wollen, dann durch den Vergleich mit der Gebärmutter. Beide Organe sind die Speicherorte für energetische Ablagerungen und Ladungen der Sexualität. Fremde Energien und Felder werden dort abgelagert und bewirken Veränderungen. Sexualität ist oft nicht nur liebevoll, sondern eine Spielwiese für Macht, Gewalt, Eigentumsansprüche und Kontrolle sowie ein Feld der Entladung von Aggressivität, die in anderen Lebensbereichen aufgenommen wurde. Das Ungeklärte wird dort oft im Partner abgelagert.
Ich habe Sängerinnen und Sänger erlebt, die nach derartigen Entsorgungen von Energien und Feldern in den jeweiligen Organen Stimmprobleme bekamen und bei denen die Klärung und Reinigung der Energien im Unterleib die Stimme wieder zurückbrachte. Der Mensch ist schon ein Wunderwerk an Komplexität. Oft weist auch das Feld über dem Unterleib Risse auf.
Die besten und detailliertesten Ergebnisse erzielst du mit dem Scannen, der Lichthand und vor allem der Organimago.

Besonders zu beachten bei der Diagnostik:

Impuls
Mit der Handfläche einen Impuls auf den Unterbauch richten und dabei das Wort »Prostata« denken. Dann mit den Armen testen.

Eine Fallgeschichte aus der Praxis

Mit der Lichthand zeigten sich bei einem 38-jährigen Mann einige Irritationen und Resistenzen in der Prostata. Die Testung auf die Entstehungszeit ergab, dass es vor vierzehn Jahren begonnen und mit der Zeit die Anzahl der Irritationen zugenommen hatte. Es waren mittlerweile acht fremde Identitäten und Felder in der Prostata vorhanden.

Nach der energetischen Reinigung der Prostata sprachen wir lange über Sexualität und darüber, was zu beachten sei, damit dadurch keine Irritationen auftreten. Viele Menschen achten nicht auf energetisch saubere innere Räume und Situationen für ihre Sexualität und wundern sich dann, dass sie dabei etwas aufnehmen.

Bauchorgane

Samenwege

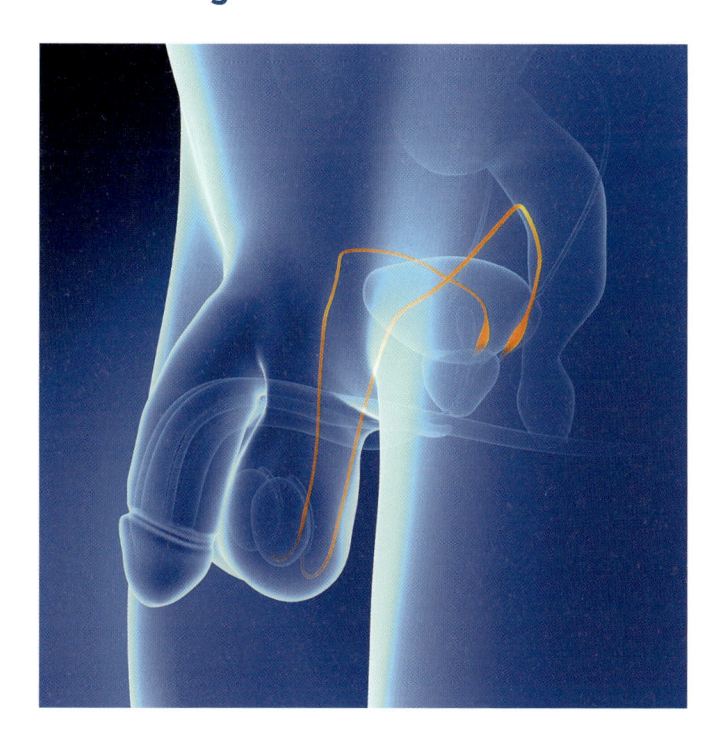

Anatomisch betrachtet, sind die Samenwege (würde man sie auseinanderziehen) vom Hoden bis zur Prostata ein fünf Meter langes Röhrensystem, das immer durchlässig ist für Flüssigkeiten. Davon macht der sogenannte Nebenhoden die längste Strecke aus.
Energetisch betrachtet, können fremde Klänge und Felder zu Blockaden führen. Mit der Lichthand kannst du sogar feststellen, dass es sich anfühlt, als ob Bereiche nicht vorhanden wären. Oder es liegen innere Widerstände vor, so dass du dich energetisch nicht durch die Samenwege bewegen kannst. Gehe mit der Lichthand jeweils von beiden Hoden zur Prostata und dann durch die Harnröhre durch den Penis hindurch, um die Felder zu diagnostizieren.
Auch eine Imago ist sehr erfolgreich bei der Identifikation der darin abgelagerten Themen.

Besonders zu beachten bei der Diagnostik:

Impuls

Mit der Handfläche einen Impuls auf den Hoden, Unterbauch und Penis richten und dabei das Wort »Samenwege« denken. Dann mit den Armen testen.

Eine Fallgeschichte aus der Praxis

Ich habe vor einiger Zeit bei mir selbst mit der Lichthand meine Samenwege untersucht, weil ich das Gefühl hatte, etwas stimme nicht. Dabei habe ich auf einer Seite einen Bereich gefunden, der wie unterbrochen wirkte, als ob ein Stück des Samenleiters nicht vorhanden wäre. Zeitlich konnte ich es klar zuordnen im Test, und es war nur ein energetisches Thema.

Also habe ich therapeutisch die mir fehlenden Anteile zurückgeholt, das Fremde aus dem Samenleiter entfernt, und sofort hatte ich mit der Lichthand wieder ein gutes Gefühl bei der Kontrolle des Samenleiters.

Penis

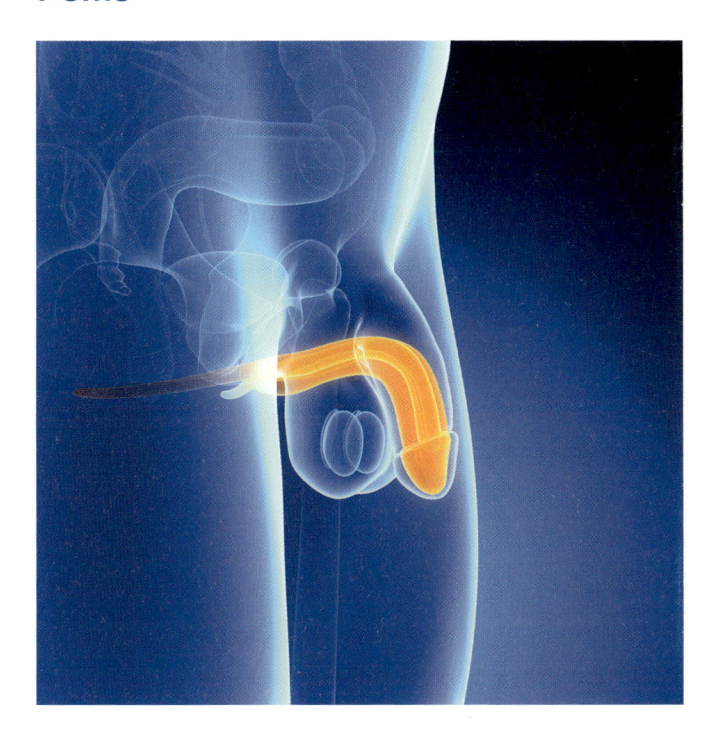

Wie schief oder gerade er ist oder dass wir mit seiner Größe unzufrieden sind, lässt sich nicht ändern. Aber energetisch können wir dafür sorgen, dass der Penis gesund bleibt. Wichtig ist im Bedarfsfall die Testung auf allergische Reaktionen auf Kondome. Aber auch Reaktionen auf Waschmittelreste in der Unterwäsche sind zu bedenken.

Entzündungen werden neben Infektionen auch oft durch energetische Irritationen hervorgerufen, die in der Sexualität beruhen. Auch Veränderungen in der Wahrnehmung von Erotik und des Organismus gehören dazu. Ich habe Wunden an Penissen gesehen, die nicht mechanisch verursacht, sondern durch die in der Scheide noch vorhandenen Felder von Ex-Partnern der Frau hervorgerufen waren, die diese als ihren Besitz betrachtet hatten. Deshalb ist bei allen Irritationen des Penis die Diagnostik des Parameters Identität entscheidend.

Mit der Lichthand und der Organimago kannst du schnell und sicher die wahren Ursachen von Irritationen feststellen. Die Narben der Beschneidungen mit dem darin gespeicherten Trauma, traditionellen und kulturellen Werten und die Folgen für die nun ungeschützte, sehr empfindliche Schleimhaut der Penisspitze sind ein großes Thema. Hier sind die Lichthand und die Imago die diagnostischen Mittel der Wahl.

Besonders zu beachten bei der Diagnostik:

Impuls
Mit der Handfläche einen Impuls auf den Penis richten und dabei das Wort »Penis« denken. Dann mit den Armen testen.

Eine Fallgeschichte aus der Praxis

Ein Mann meldete sich zu einer Behandlung, da es an seiner Penisspitze immer wieder zu juckenden Rötungen kam. Wir stellten mit dem Armlängetest eine Verbindung dieser Reaktion zu Kondomen fest. Er hatte eine Latexallergie, und die einzige Therapie war, zu latexfreien Kondomen zu wechseln.

Scheide

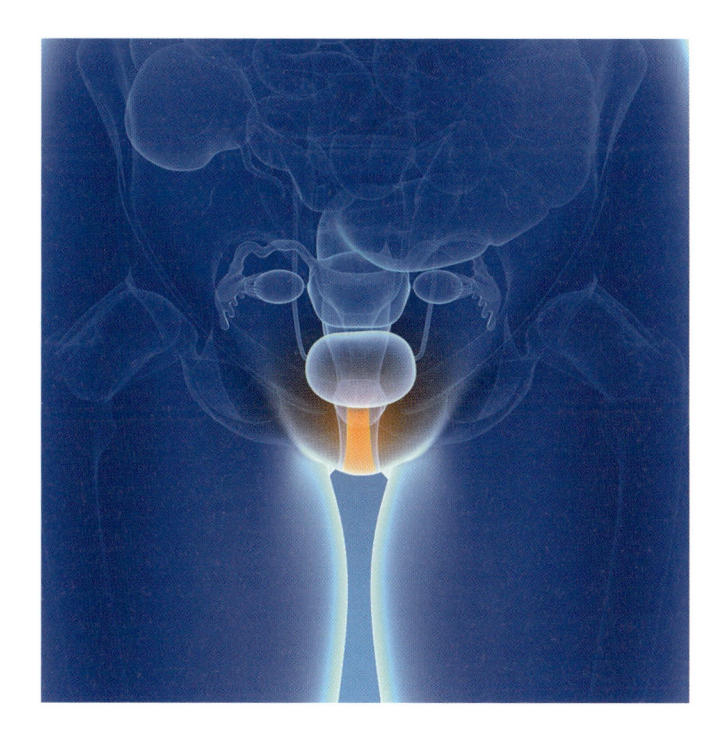

Als nichtinvasive Diagnostik, die den Intimbereich achtet, bietet die intuitive Diagnostik eine Möglichkeit, die Organe zu diagnostizieren, ohne dass die Frauen nackt sein müssen.

Du findest in der Scheide auf vielen Ebenen Störungen, von Zellveränderungen über eine Irritation der Biochemie bis hin zu allergischen Reaktionen auf Tampons, Kondome, Portiokappen und manchmal auch auf das Sperma des Partners. Mental sind Werte und Regeln zur Sexualität in der Scheide gespeichert, emotional und energetisch Gewalterfahrungen und weitere sexuelle Irritationen. Diese zeigen sich am deutlichsten im Scannen auf Risse im Feld, auf Veränderungen der Identität als vorhandene Fremdfelder und auf Widerstände durch abgelagerte Themen. Sie sind mit der Lichthand auffindbar, und mit der Organimago werden die Geschichten dahinter wieder sichtbar.

Besonders zu beachten bei der Diagnostik:

Impuls

Mit der Handfläche einen Impuls auf den Unterbauch richten und dabei das Wort »Scheide« denken. Dann mit den Armen testen.

Eine Fallgeschichte aus der Praxis

Schon als Kind wurde ihr Sexualität an sich als etwas Schmutziges vermittelt, und körperlicher Sex durfte nur nach der Eheschließung stattfinden. Ein Selbstentdecken der Lust war ein Tabu. Später heiratete die Patientin einen Mann, den sie nicht wirklich liebte, und sie hatte Sexualität innerlich nie von den Verboten und Unterdrückungen befreien können. Ihre Scheide blieb oft trocken, wenn sie mit ihrem Mann schlief, und sie hatte dabei Schmerzen.

Therapeutisch mussten wir an ihrer Mutter arbeiten, die als Sechzehnjährige vom eigenen Onkel schwanger wurde. Denn dort lag nach allen Tests die wahre Ursache für die Trockenheit der Scheide der Patientin, auch wenn das Nichtvorhandensein der erotischen Resonanz mit dem eigenen Partner dies noch verstärkte.

Muttermund

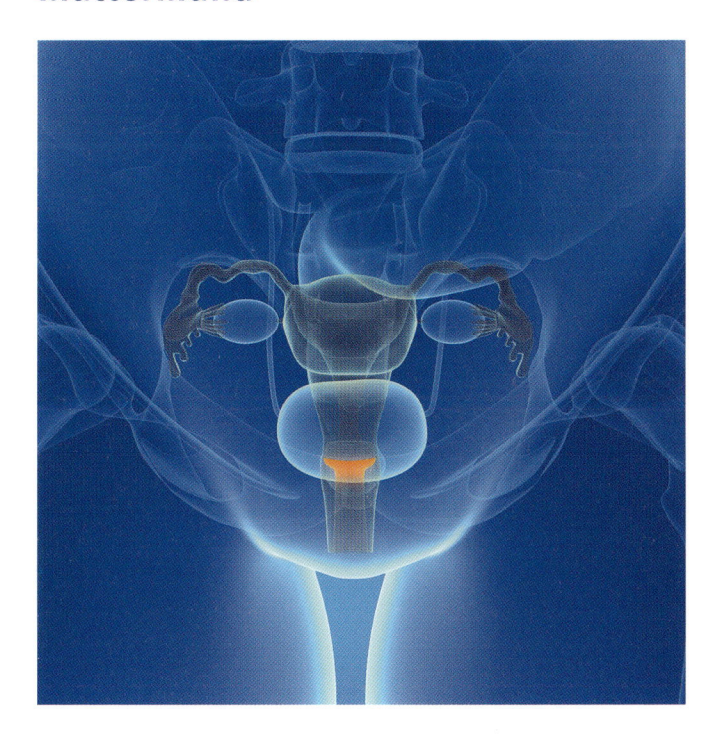

Für viele Frauen ist dieses Wort mit Angst verbunden durch die möglichen Zellveränderungen, die dort in Vorsorgeuntersuchungen gefunden werden. Dabei hat sich gezeigt, dass die Zellveränderungen wieder heilen können, wenn die Themen dahinter gelöst werden. Und hier beginnt wieder einmal deine Aufgabe als Detektiv: Finde mit der Lichthand, der Imago und den Möglichkeiten des Armlängentests heraus, was die wirklichen Ursachen sind, um diese dann klären zu können.

Besonders zu beachten bei der Diagnostik:

Impuls

Mit der Handfläche einen Impuls auf den Unterbauch richten und dabei das Wort »Muttermund« denken. Dann mit den Armen testen.

Eine Fallgeschichte aus der Praxis

Bei einem sechsjährigen Mädchen fiel bei der Diagnostik eine Irritation am Muttermund auf, die seit drei Wochen bestand. Es war an der Stelle eine fremde Identität vorhanden, und das Mädchen klagte auf Nachfragen über ein Jucken an der Scheide. Die fremde Identität gehörte zum Stiefvater. Er hatte das Mädchen nicht sexuell berührt, aber es sich beim Masturbieren vorgestellt.
Dieser Fall beschreibt eindrücklich die Kraft der Felder, der Energien.

Gebärmutter

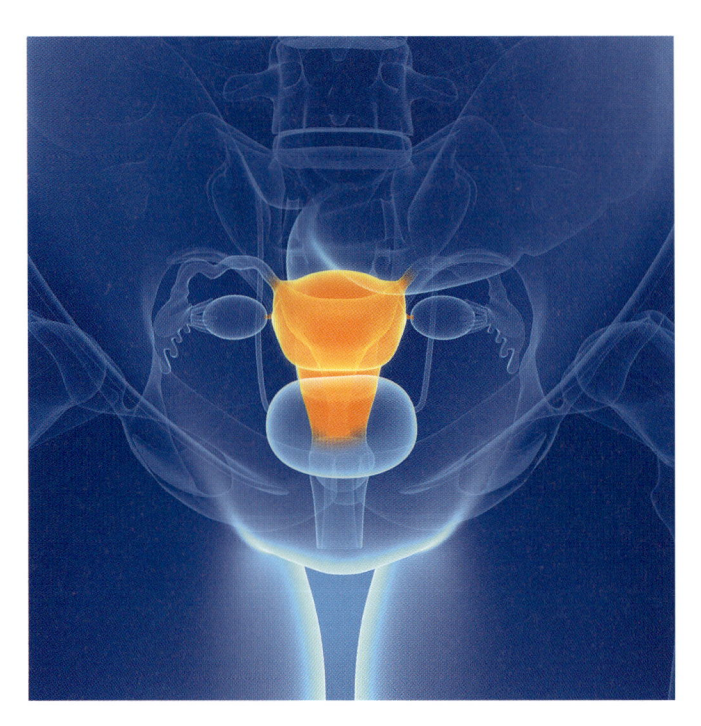

Dieses Organ ist ein Speicher für viele Erfahrungen und Manipulationen, die durch Sexualität entstehen. Fast alle Frauen sehen in der Organimago in der Gebärmutter etwas Dunkles, Schweres, Belastendes. Mit der Lichthand kommen wir zu denselben Ergebnissen: Fast immer kann sich die Hand nicht leicht und frei durch das Organ bewegen, weil Irritationen auf allen Ebenen vorliegen. Es ist kein Wunder, dass dieses Organ so oft Krankheiten wie Myome und Tumoren entwickelt. Denn das sind die strukturellen Manifestationen der energetischen Irritationen. Hebammen sehen in Myomen die Energien der ungeborenen Kinder. Eine andere Erklärung ist, dass sie als Speicher für Gift und Schwermetalle dienen – Sondermülldeponien sozusagen.

Bedenke bei der Gebärmutter auch, die Bänder und damit zusammenhängenden Strukturen zu testen, was mit der Lichthand am einfachsten ist. Hier wird noch einmal deutlich, wie wichtig eine energetisch saubere Sexualität ist, die frei von Manipulation und dem Entsorgen von Ladungen im Partner ist.

Besonders zu beachten bei der Diagnostik:

Impuls

Mit der Handfläche einen Impuls auf den Unterbauch richten und dabei das Wort »Gebärmutter« denken. Dann mit den Armen testen.

Scannen

Häufig sind Risse im Feld aufgrund der Verletzungen über der Gebärmutter zu finden.

Lichthand

Bewege dich durch das Organ, und es sollte leicht, frei und ohne Widerstand sein.

Organimago

Die beste Art, die Geschichten und Ursachen sichtbar zu machen, um sie dann auflösen zu können.

Zwei Fallgeschichten aus der Praxis

Bei einer 36-jährigen Frau, die in der neunten Woche schwanger war, setzten Blutungen ein. Nach der Impulstestung, die Stress im Kind, in der Plazenta und in der Gebärmutter zeigte, sind wir in eine Organimago gegangen. Die Frau visualisierte die Gebärmutter als Raum und beschrieb, dass der Rand der Plazenta gräulich verfärbt sei und es dort blute. Ich bat sie daraufhin, hinter die Plazenta zu schauen. Dort fand sie in der Wand der Gebärmutter ein energetisches Loch. Als sie durch das Loch hindurchschaute, fand sie einen Tunnel, an dessen Ende die Seele ihres im 18. Lebensjahr abgetriebenen Kindes saß.

Wir haben die Seele dann therapeutisch verabschiedet, damit sie endlich Frieden finden konnte, und damit verschwand der Tunnel, und das Loch schloss sich. Die Plazenta nahm an ihrem Rand wieder eine gesunde rosa Farbe an. Die Blutungen hörten auf, und das Kind konnte sich prächtig entwickeln.

Bei einer 47-jährigen Frau fanden wir eine große Anzahl von Fremdenergien in der Gebärmutter. Das Organ war voll mit Schwere und Aggressivität. Als Ursache zeigte sich der Ex-Partner, der regelmäßig zu Prostituierten ging und die Energien, die er von dort mitbrachte, in ihr ablud.

Eileiter

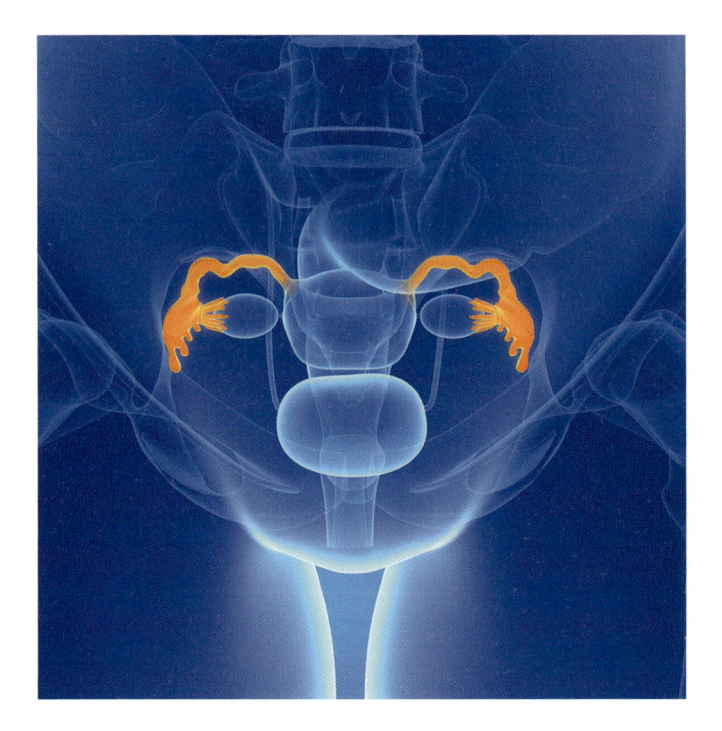

Da der Ultraschall Strukturen erst ab fünf Millimeter Größe sicher darstellen kann, ist er nicht geeignet, Organe wie Eileiter oder Harnleiter zu diagnostizieren. Wenn der Impulstest Stress angezeigt hat, bist du mit der Lichthand in der Lage, hier Blockaden auf allen Ebenen zu finden. Von kleinen Gewächsen bis zu energetischen Blockaden.
Beginne in der Gebärmutter und bewege dich nacheinander mit der Lichthand durch die Eileiter auf beiden Seiten. Du kannst gleichzeitig die Beweglichkeit des Organs spüren und eventuelle Einschränkungen auffinden.
Und denke daran, ein Organ, das gesund ist, fühlt sich innerlich glücklich, leicht und frei an.

Besonders zu beachten bei der Diagnostik:

Impuls

Mit der Handfläche einen Impuls auf den Unterbauch richten und dabei das Wort »Eileiter« denken. Dann mit den Armen testen.

Lichthand

Mit der Hand die Eileiter auf Irritationen abtasten.

Eine Fallgeschichte aus der Praxis

Eine Patienten kam zu mir, weil sie ein ungutes Gefühl im Unterleib hatte. Wir fanden Irritationen in der Gebärmutter, im Eierstock rechts und im Eileiter rechts.

Gebärmutter und Eierstock waren auf der energetischen und emotionalen Ebene betroffen, der Eileiter allerdings auch auf der rhythmischen, biochemischen und strukturellen. In der Imago zeigte sich eine Verbindung zu einem Kind, das sie durch eine Fehlgeburt verloren hatte. Es fühlte sich so an, als ob die Seele des Kindes noch immer in ihr war.

Der anschließend vom Frauenarzt durchgeführte Ultraschall offenbarte einen Tumor, der durch die frühe Diagnose rechtzeitig operiert werden konnte.

Eierstöcke

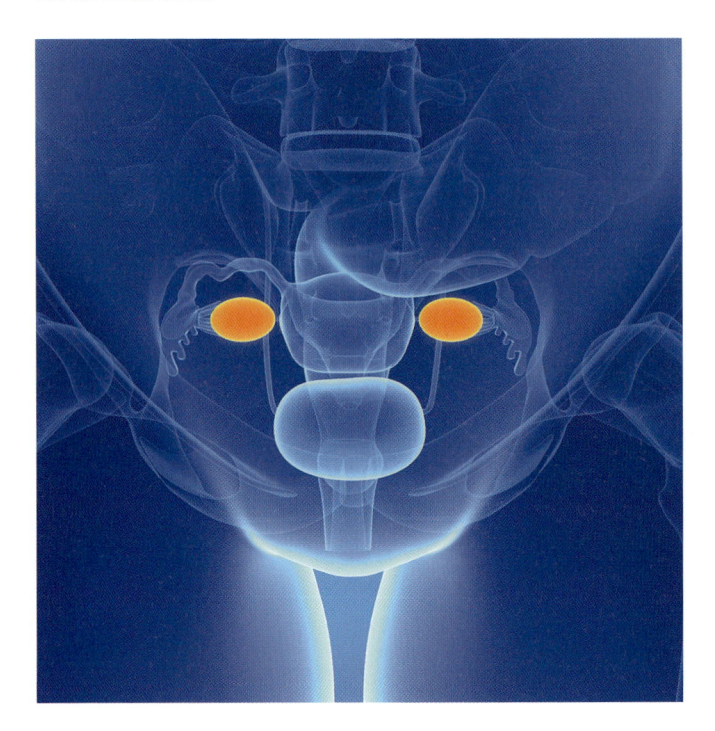

Im Gegensatz zur Scheide und Gebärmutter sind die Eierstöcke nicht so regelmäßig von Irritationen betroffen. Aber auch hier zeigen sich sexualitätsbedingte Verletzungen und Irritationen von Fehlgeburten und Abtreibungen. Oft haben die Frauen das Gefühl, dass diese Kinder noch in ihnen wären, dass sie nicht gegangen wären. Mit der Testfrage »Ist die Seele des Kindes noch in der Frau anwesend?« bekommst du fast immer eine Bestätigung dieser Annahme. Dann heißt es, das Kind zu verabschieden, damit die Seele gehen kann.

Wichtig bei der Untersuchung von Eierstöcken ist auch, dass hier oft Themen von Generation zu Generation weitergegeben werden. Eine Testfrage bei Stress in den Eierstöcken lautet: »Ist es das Thema der Patienten oder »ist es ein getragenes Thema?«

Besonders zu beachten bei der Diagnostik:

Impuls

Mit der Handfläche einen Impuls auf den Unterbauch richten und dabei das Wort »Eierstöcke« denken. Dann mit den Armen testen.

Eine Fallgeschichte aus der Praxis

Eine 34-jährige Frau testete bei sich selbst immer wieder Krebsfelder im rechten Eierstock, die sich durch plötzliche extreme Schmerzen ankündigten. Ich konnte die Diagnose leider nur bestätigen. Der Krebs war immer auf der unbekannten, der energetischen und der rhythmischen Ebene vorhanden. Bei der unbekannten Ebene gibt es immer etwas dazuzulernen. Wir fanden die Ursache in einer Neiderin, die sich mit energetischen Manipulationen gut auskannte und so versuchte, der Frau zu schaden.

Die energetische Welt der Felder ist komplex und hält immer wieder Überraschungen für uns bereit. Mit der energetischen Medizin sind wir allerdings auch in der Lage, mit diesen Herausforderungen klarzukommen.

Brustorgane

Zwerchfell

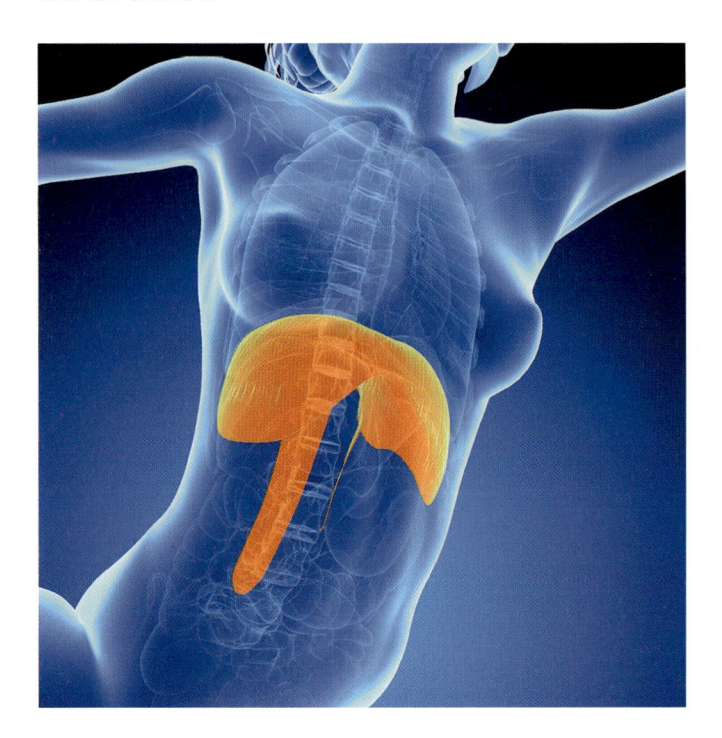

Das Zwerchfell ist eine große Muskel-Sehnen-Platte, die nicht nur den Brust- vom Bauchraum teilt, sondern auch entscheidend an der Atmung beteiligt ist. In diesem großflächigen Organ finden sich immer wieder Irritationen in Form von Verspannungen, Widerständen und Beweglichkeitseinschränkungen. Dies führt dann zu einer Einschränkung der Atmung. Wie in jedem Muskel und in jeder Faszie werden auch im Zwerchfell vor allem ungelöste emotionale Themen abgelagert.
Wenn das Organ beim Impulstest Stress zeigt, lohnt es sich, mit der Lichthand und der Imago nachzuforschen. Denn nur identifizierte Themen können nachhaltig gelöst werden.

Besonders zu beachten bei der Diagnostik:

Impuls

Mit der Handfläche einen Impuls auf die Grenze zwischen Bauch und Brust richten und dabei das Wort »Zwerchfell« denken. Dann mit den Armen testen.

Eine Fallgeschichte aus der Praxis

Bei einem 23-jährigen Mann war seit Jahren der Atem fast komplett blockiert. Er hatte Meditationstechniken in Indien erlernt, um innerlich so still zu werden, dass er mit dem wenigen Sauerstoff auskam, der ihm zur Verfügung stand. So hatte er mit Hilfe der Meditation überlebt.
Als Ursache identifizierten wir die seelische Ebene. Vor fünf Jahren war sein Zwillingsbruder an Leukämie gestorben, und der Schmerz über den Verlust saß unter anderem im Zwerchfell des jungen Mannes und hatte es blockiert.

Lunge und Atmung

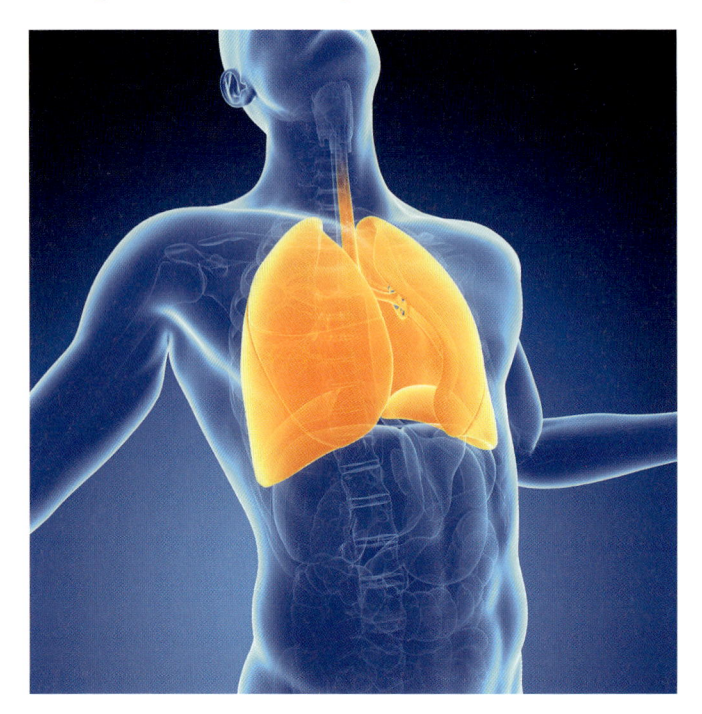

In der Traditionellen Chinesischen Medizin steht die Lunge emotional für Trauer. »Die heruntergeschluckten Tränen findest du in der Lunge.« Auf der anderen Seite reagiert auch die Lunge heftig auf Nahrungsmittelallergien. So kann eine Rindereiweißallergie chronische Bronchitis und Asthma auslösen. Aber auch Umweltgifte und Medikamente irritieren die Lunge. Die am meisten belasteten Ebenen der Lunge sind jedoch die rhythmische, die emotionale und die energetische.

Die Diagnostik der Atmung erkläre ich ausführlich ab Seite 267.

Besonders zu beachten bei der Diagnostik:

Impuls

Mit der Handfläche einen Impuls auf den Brustkorb richten und dabei das Wort »Lunge« denken. Dann mit den Armen testen.

Cyberhand

Zur Diagnostik der Atmung (eingehend beschrieben im Kapitel Rhythmen, *ab Seite 267) kannst du mit deinen Händen die Atmung darstellen und die feinen und groben Irritationen der Ein- und Ausatmung sichtbar machen.*

Eine Fallgeschichte aus der Praxis

Bei einem 35-jährigen Mann war seit mehreren Wochen ein kaum zu mildernder Husten vorhanden, und in der letzten Woche begann das Einatmen Schmerzen in der linken oberen Lunge hervorzurufen, und ein pfeifendes und leicht rasselndes Geräusch begleitete das Ausatmen. Seine Lungenenergie lag bei 21 Prozent, es waren Fremdidentitäten in der Lunge vorhanden, und die Lunge selbst war in einer Starre.

Mit der Lichthand fühlte sich die Lunge sehr inhomogen, gleichzeitig jedoch an einigen Stellen sehr aktiv an. Und in der Imago fanden wir die Ursache: Er hatte vor acht Wochen seinen Lebenstraum einer Sicherheit zuliebe aufgegeben. Damit hatte er seine tiefsten Werte verraten und sich selbst getötet. Auf die Aussage »Ich will leben!« antworteten seine Arme mit »Nein«.

Bronchien

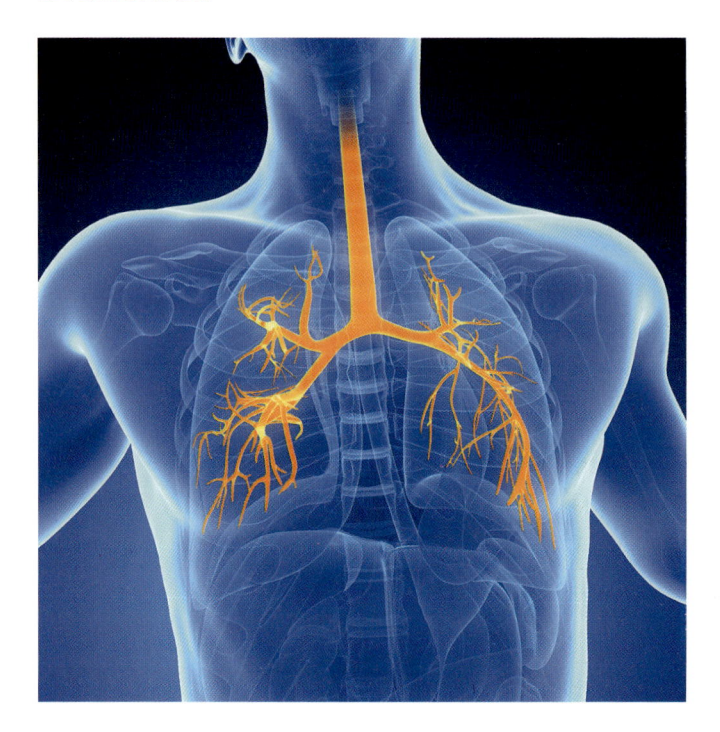

Die Bronchien haben feine Haare auf der Schleimhaut, die all den Dreck, den wir einatmen oder aus Versehen beim Schlucken in die falsche Kehle bekommen, wieder heraustransportieren. Sie transportieren Luft in die Lunge und wieder aus ihr heraus, und je weiter und offener die Bronchien sind, desto mehr Luft kann transportiert werden. Verengungen der Bronchien führen bis zu Asthma, und das ist fast immer bedingt durch allergische Reaktionen auf Nahrungsmittel oder Medikamente oder durh emotionale Belastungen.

Besonders zu beachten bei der Diagnostik:

Impuls

Mit der Handfläche einen Impuls auf den Brustkorb richten und dabei das Wort »Bronchien« denken. Dann mit den Armen testen.

Eine Fallgeschichte aus der Praxis

Eine Frau bekam im Alter von 37 Jahren Asthma. Der Erkrankung ging voraus, dass sie unfreiwillig einen Kredit hatte aufnehmen müssen, um ihr Geschäft zu retten. Diagnostisch zeigte sich eine schwere Allergie auf Rindereiweiß und seit der Kreditaufnahme eine Schockstarre in der Lunge.

Herz

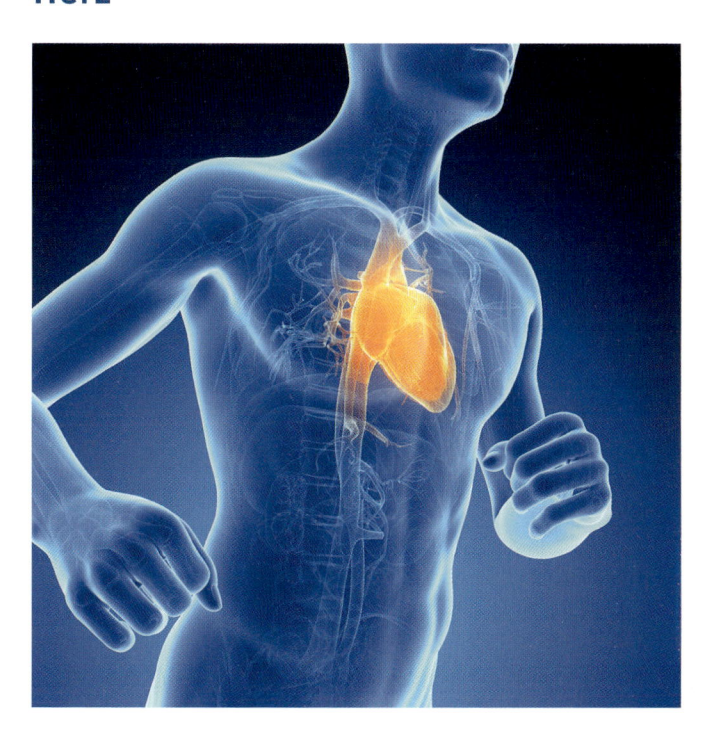

Das Herz ist das wohl spannendste und am häufigsten fehlverstandene Organ. Viele Menschen haben ab und zu Schmerzen, Druck und ein Stechen im Herzen und bekommen deshalb Angst vor einem Herzinfarkt. In der Diagnostik zeigt sich allerdings, dass die häufigsten Irritationen des Herzens auf der emotionalen Ebene liegen: Das Herz ist gebrochen worden. Das Herz selbst hat fast nie ein organisches Problem, auch wenn es sticht, drückt, schmerzt. Wenn also das Herz beim Impulstest Stress zeigt, würde ich immer testen, welche Ebenen betroffen sind und seit wann.

Die wahre Ursache der Beschwerden liegt im Vagusnerv und im davon ausgehenden vegetativen Herzgeflecht wie auch im linken Halsgeflecht des vegetativen Nervensystems, das das Herz steuert. Das vegetative Nervensystem steuert die Herzmuskulatur, die Gefäßweite der Herzkranzgefäße und alles Weitere im Herzen. Vom Vagusnerv ausgehend, gibt es ein vegetatives Geflecht, das das Herz kontrolliert.

Fast immer ist bei Herzbeschwerden der Vagusnerv blockiert, schwer, nicht frei. Sogar bei einem Herzinfarkt ist er der eigentliche Verursacher. In den Pfröpfen, die die Herzkranzgefäße verschließen, befinden sich Eiweiße, die erst durch den Zerfall des Herzmuskels entstehen. Wenn die Pföpfe aber zuerst da wären, könnten die Eiweiße sich nicht darin befinden, denn die gab es ja noch gar nicht.

Teste regelmäßig den Vagusnerv und beseitige eventuelle Blockierungen, und dein Herz freut sich. Wenn du mehr zu diesem Thema erfahren möchtest und noch nicht glauben kannst, dass die Medizin sich so lange irrte, dann schau dir den Film *Herzmittel Strophanthin – die unterdrückte Alternative* auf www.alpenparlament.tv an.

Das ist das Wunderbare an der intuitiven Diagnostik, du kannst bekanntes Wissen überprüfen und Neues herausfinden.

Für mich gehört der Test des Vagusnervs mit einer einfachen Daumenbewegung zum täglichen Check-up. Selten sind Muskulatur, Klappen, Gefäße oder der Herzbeutel irritiert. Aber wenn doch, findest du dies mit den Tests heraus.

Besonders zu beachten bei der Diagnostik:

Impuls
Mit der Handfläche einen Impuls auf den Herzbereich richten und dabei das Wort »Herz« denken. Dann mit den Armen testen.

Cyberhand
Teste den Vagusnerv, das Herzgeflecht und das linke Halsgeflecht aus.

Eine Fallgeschichte aus der Praxis

Ich hatte ein Stechen im Herzen, fast krampfartig. Das Herz zeigte keinen Stress beim Armlängentest, aber als ich den Vagusnerv mit der Cyberhand überprüfte, war dieser komplett blockiert und fühlte sich fest an. Mit einer Visualisierung von Musik, in dem Fall war es Mozart, löste sich die Blockade komplett auf, und die Stiche im Herzen waren sofort verschwunden. Die Ursache der Blockierung lag auf der energetischen Ebene und stand in Verbindung mit einem schwierigen Telefongespräch zwei Stunden zuvor.

Brustorgane

Thymus

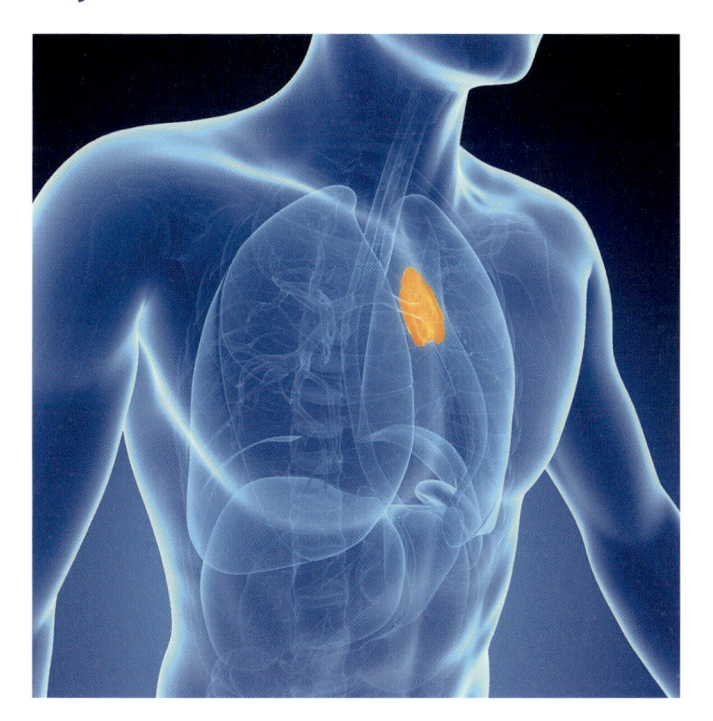

Klein, aber fein. Ohne den Thymus können wir kein intaktes Immunsystem entwickeln. Nicht nur T-Lymphozyten, sondern auch immunaktive Eiweiße stellt uns der Thymus zur Verfügung. Obwohl in allen medizinischen Büchern steht, dass mit dem Erwachsenwerden die aktiven Thymuszellen in Fettzellen umgewandelt werden, bedeutet das nicht, dass der Thymus bei Erwachsenen weniger wichtig sei.
Messe beim Thymus auch die Organenergie aus, um den Aktivitätszustand einschätzen zu können. Wenn der Thymus Stress anzeigt, teste aus, welche Stoffe und Chemikalien ihn irritiert haben.
Dazu kannst du folgende Fragen verwenden:
»Wenn ich nur noch Wasser trinken würde, wie wäre der Thymus dann?«
»Wenn ich nur noch Quellwasser trinken würde, wie wäre der Thymus dann?«
Normales Wasser (aus der Leitung oder Flasche) und frisches Quellwasser sind oft etwas ganz Verschiedenes. Das Wasser aus der Leitung wie auch gefiltertes Wasser aus Flaschen enthalten Reste vom Medikamenten und Chemikalien, die ins Grundwasser eingedrungen sind.
»Wenn ich keinerlei Waschmittel verwenden würde, wie wäre der Thymus dann?«
»Wenn ich eine andere Zahnpasta verwenden würde, wie wäre der Thymus dann?«
Du siehst, hier ist der Detektiv in dir gefordert.

Besonders zu beachten bei der Diagnostik:

Impuls
Mit der Handfläche einen Impuls auf den oberen Brustbereich richten und dabei das Wort »Thymus« denken. Dann mit den Armen testen.

Regulation
Das Organ hat eine offene Regulation: »Ja.«/»Nein.«

Organenergie
Energie des Organs in Prozent?

Eine Fallgeschichte aus der Praxis

Bei einem 28-jährigen Patienten, der an HIV erkrankt war, fand ich im Test eine Organenergie des Thymus von zwei Prozent. Nicht nur bei HIV ist die Aktivität reduziert. Auch innerhalb der ersten zehn bis vierzehn Tage nach Impfungen kommt es dazu. Ein gesundes Immunsystem wird durch eine Impfung oft erst einmal blockiert, deshalb kommt es zum Beispiel nach Grippeschutzimpfungen zu grippalen Infekten.

Brüste

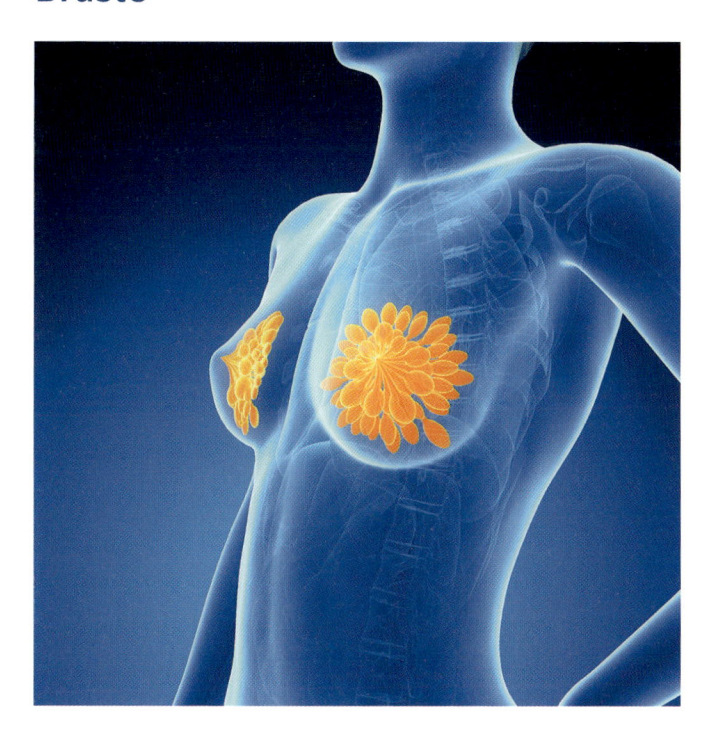

Immer wieder kommt es in den Brüsten zu Veränderungen des Gewebes. Doch welche davon sind gefährlich, welche nicht? Die Mammographie hat als Diagnostikmethode nicht zur Lösung des Problems geführt, sondern durch hohe Raten an Fehldiagnosen teilweise ihrer eigenen Glaubwürdigkeit geschadet. Hinzu kommt, dass die Dosis an Röntgenstrahlen durch regelmäßige Mammographien selbst tumorauslösend sein kann. Kein Wunder, dass der Nutzen der Mammographie mittlerweile auch offiziell angezweifelt wird. Gerd Gigerenzer, Direktor des Max-Planck-Instituts für Bildungsforschung in Berlin, sagt: »Es schweigt sich darüber aus, dass die Gesamtsterblichkeit in der Screening-Gruppe gleich hoch ist wie in der Nicht-Screening-Gruppe. Durch Mammographie wird überhaupt kein Leben gerettet.« (21.07.2014 dpa/T-Online)
Und es kommt noch schlimmer: Der dänische Medizinforscher Professor Dr. Peter Götzsche vom Cochrane-Zentrum am Rigshospitalet in Kopenhagen geht davon aus, dass eine von 200 Frauen, die über zehn Jahre hinweg regelmäßig zur Mammographie gehen, unnötigerweise die Diagnose Brustkrebs erhält, anschließend operiert und oft strahlenbehandelt wird. Er erläutert: »Wenn sich 2000 Frauen innerhalb von zehn Jahren regelmäßig einem Screening unterziehen, wird nur eine davon einen Nutzen daraus ziehen und vermeiden, an Brustkrebs zu sterben.« (21.07.2014 dpa/T-Online) Also, eine von 200 Frauen bekommt die

Fehldiagnose Krebs, und nur eine von 2000 Frauen hat einen Nutzen von der Untersuchung. Ist das sinnvoll?

Besonders zu beachten bei der Diagnostik:

Impuls
Mit der Handfläche einen Impuls auf die Brüste richten und dabei das Wort »Brüste« denken. Dann mit den Armen testen.

Lichthand
Mit der Hand das Gewebe scannen, ob Irritationen vorliegen.

Eine Fallgeschichte aus der Praxis

Eine 68-jährige Patientin in Kalifornien war von einem philippinischen Geistchirurgen behandelt worden, weil sie Knoten in der Brust hatte. Er fand drei Tumoren und konnte zwei davon in einer Sitzung entfernen. Den letzten wollte er später therapieren.

Ich war dankbar dafür, den Zustand unmittelbar danach mit der intuitiven Diagnostik beobachten und aus meiner Sicht betrachten zu können. Auch ich fand mit der Lichthand die drei erkrankten Zonen in der Brust. In zwei war der Tumor, der vor der Behandlung durch den Geistchirurgen noch nachweisbar war, auch tatsächlich nicht mehr vorhanden. In der noch nicht therapierten Zone dagegen war der Tumor aktiv, test- und spürbar.

Allerdings kamen Fragen in mir auf: Wenn mit den Methoden der Geistchirurgen der Tumor entfernt wird (was möglich ist, wenn man den Tumor als eigenes Wesen betrachtet, das sich im Menschen eingenistet hat und parasitär dort lebt und sich ausbreitet), wird der Tumor dann auch artgerecht entsorgt? Was geschieht mit der Tumorenergie, dem Wesen Tumor, nachdem er aus dem Körper heraus ist? Passiert das Gleiche, was wir mit unserem Müll machen: hinter den Zaun kippen in Nachbars Garten oder über die Grenze ins Nachbarland fahren? Wenn das auch bei den Tumoren so gemacht würde, wäre es eine Erklärung für die sich superschnell entwickelnden Tumoren in Menschen, die sich innerhalb von Tagen manifestieren. Das könnten die vollentwickelten Tumoren sein, die nicht artgerecht entsorgt wurden und einen neuen Wirt gefunden haben.

Aber was geschieht dann mit den Tumorenergien, die konventionelle Chirurgen rausschneiden? Oft stellen wir therapeutisch fest, dass herausgeschnittenes Gewebe die Ladungen, Muster und Programme der Störung auch noch trägt und mitbehandelt werden muss, um therapeutisch erfolgreich zu sein.

Viele Fragen und ein unkonventioneller Denkansatz. Aber genau das führt zu neuen Entwicklungen, denn es verlässt die ausgetretenen Wege.

Hals- und Kopforgane

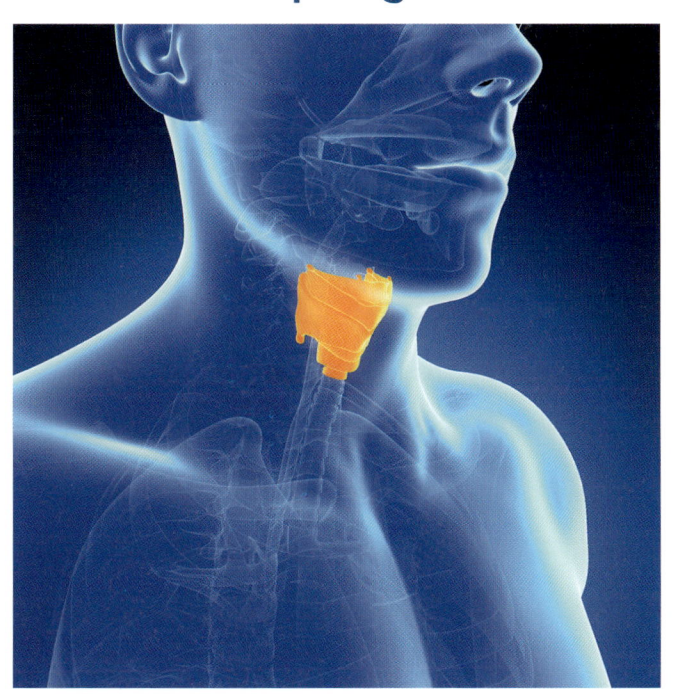

Kehlkopf

Im Kehlkopf ist vor allem unser Stimmorgan zu Hause, und das zeigt oft Störungen an, die sich in Veränderungen unserer Stimme ausdrücken. Entzündungen, Schwellungen und Fehlspannungen sind die Folge, aber nicht die Ursache. Diese findest du eher in emotional-energetischen Belastungen.
Mit Hilfe der Diagnostik der ursächlichen Ebene und der Dauer der Irritation kannst du die wahre Ursache leicht ermitteln. Häufig habe ich auch erlebt, dass Irritationen der Sexualorgane zu Stimmstörungen führten.

Besonders zu beachten bei der Diagnostik:

Impuls
Mit der Handfläche einen Impuls auf den oberen Hals richten und dabei das Wort »Kehlkopf« denken. Dann mit den Armen testen.

Lichthand
Zur Diagnostik der Stimmbänder ist diese Technik sehr gut geeignet.

Eine Fallgeschichte aus der Praxis

Eine Sängerin bekam während einer Tournee eine rauhe Stimme, die weitere Auftritte unmöglich machte. In der Untersuchung habe ich das Feld des ganzen Körpers darauf abgescannt, wo ich die Ursache für die Stimmirritation finden kann. Denn sie lag laut meiner Tests weder am Singen noch an einer Verkühlung. Fündig wurde ich im Unterleib.

Dort saß seit zwei Tagen eine Fremdidentität, die die Stimme blockierte. Schon einige Stunden nach der Therapie war die Stimme der Sängerin wieder klar.

Schilddrüse

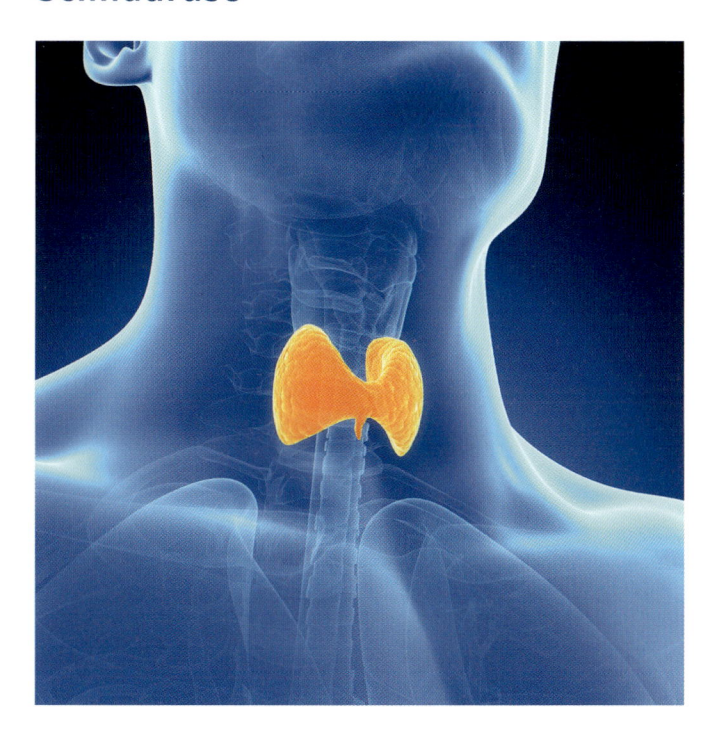

Unser Stoffwechsel, der Wärmehaushalt, die zur Verfügung stehende Energie und Leistungsfähigkeit sind an die Schilddrüse gekoppelt. Das Organ wird, wie auch alle anderen hormonproduzierenden Organe, aus dem Gehirn gesteuert. In der Hypophyse werden die Kontrollhormone für die Schilddrüse produziert und in der Epiphyse die Kontrollhormone für die Hypophyse. Die hohe Rate an Schilddrüsenerkrankungen ist mit Jodmangel allein, wie häufig angenommen wird, nicht zu erklären.

Einen drastischen Einfluss auf die Schilddrüse hat die Wechselspannung (durch nahegelegene Stromleitungen) im Schlafbereich. Wenn diese zu hoch ist, wird die Produktion der Steuerhormone in der Epiphyse und in der Folge auch der Hypophyse unterdrückt, und der Schilddrüse fehlen die steuernden Hormone. Dadurch beginnt sie, autonom zu produzieren, was sie für richtig hält. Mit der Beseitigung der Wechselspannung im Schlafbereich kommt es oft nach etwa drei Monaten zu einer Besserung der Schilddrüse und einer Verringerung des Bedarfs an externen Hormonen, wenn diese bereits eingenommen wurden.

Eine weitere bedenkenswerte Störung sind die Autoimmunerkrankungen, die unter anderem auch Schilddrüsengewebe betreffen können. Der Körper hat keinen Grund, eigenes Gewebe anzugreifen, es sein denn, er wird dazu provoziert. Bei allen Autoimmunerkrankungen müssen wir nach körperfremdem Material suchen, gegen das der Körper allergisch reagiert und dann Kreuzreaktionen gegen eigenes Gewebe entwickelt. Oft finden wir die primären Allergien im Zahnbereich bei den dort eingebrachten Werkstoffen (Metalle, Kunststoffe, Kleber, Implantate, Knochenaufbaupräparate). Es können aber die Werkstoffe künstlicher Gelenke oder anderer chirurgisch eingebrachter Stoffe sein. Erst wenn die primären Auslöser der Allergien entfernt wurden, kann die Reaktion auf körpereigenes Gewebe aufhören.

Besonders zu beachten bei der Diagnostik:

Impuls

Mit der Handfläche einen Impuls auf den mittleren Hals richten und dabei das Wort »Schilddrüse« denken. Dann mit den Armen testen.

Zwei Fallgeschichten aus der Praxis

Bei einer Patientin mit einer Autoimmunthyreoiditis (einer Autoimmunerkrankung der Schilddrüse) fanden wir die primäre Allergie auf zwei Zahnfüllungen aus palladiumhaltigem Gold. Vier Monate nach der Entfernung der Füllungen normalisierten sich die Laborparameter der Schilddrüse.

Eine andere Patientin mit Irritationen der Schilddrüse hatte im Schlafbereich 150-fach erhöhte Wechselspannungsbelastungen. Nach der Beseitigung derselben durch regelmäßiges Ausschalten der Sicherungen in der Nacht konnte sie nach zehn Wochen beginnen, die Zugabe künstlicher Schilddrüsenhormone zu reduzieren. Nach neun Monaten hat sie gar keine mehr benötigt.

Nebenschilddrüsen

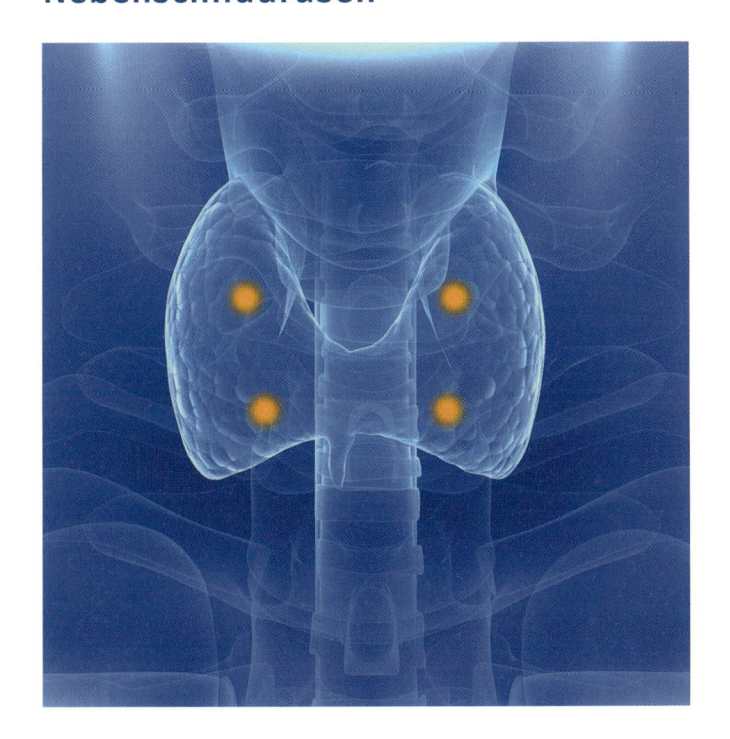

Zu dem Organ, bestehend aus vier kleinen Strukturen, gibt es nicht so viel zu erzählen, es sein denn, sie sind bei der Schilddrüsenoperation aus Versehen mit entfernt worden. Eine weitere Möglichkeit der Irritation besteht darin, dass man zu hohe Dosen an Vitamin D eingenommen hat und damit die Nebenschilddrüse negativ beeinflusst. In dem Zusammenhang bitte nicht vergessen: Folgende Vitamine kann man überdosieren und sollte deshalb achtsam damit umgehen: E, D, K und A. Die Nebenschilddrüsen sind nicht nur für den Kalziumstoffwechsel zuständig, sondern bei einer Unterfunktion erleiden wir Muskelkrämpfe und bei einer Überfunktion Müdigkeit und Depressionen. Insofern sind die Nebenschilddrüsen schon ein interessantes Organ für die intuitive Diagnostik.

Besonders zu beachten bei der Diagnostik:

Impuls

Mit der Handfläche einen Impuls auf den Hals richten und dabei das Wort »Nebenschilddrüsen« denken. Dann mit den Armen testen.

Zähne und Zahnwerkstoffe

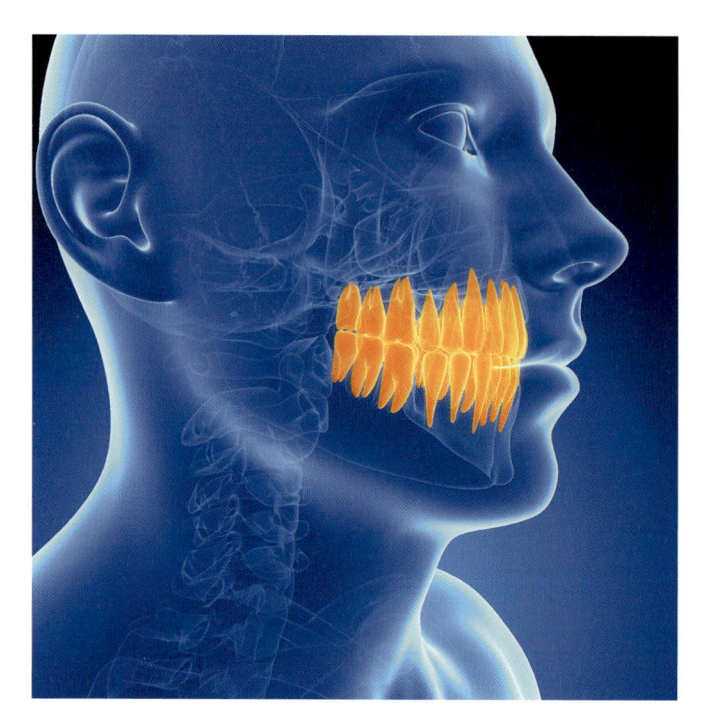

Zähne sind ein so großes Thema, dass ich es an dieser Stelle nur ganz grob anreißen kann. Ich möchte dich sensibilisieren und einladen, dich tiefer damit zu beschäftigen und zu entdecken.

Wusstest du,
- dass mindestens die Hälfte des Knochens unter einem Zahn zerfressen sein muss, ehe auf einem Röntgenbild etwas sichtbar wird?
- dass ein Entzündungsherd unter einem Zahn die Hälfte des Immunsystems binden kann, nur um ruhiggestellt zu werden?
- dass die Gifte von Entzündungen im Zahnbereich über die Mandeln wieder ausgeschieden werden?
- dass der Wurzelkanal eines Schneidezahns 5000 Meter lang ist und nicht nur 1,5 Zentimeter? Das liegt daran, dass es kein Kanal, sondern ein unendlich verzweigtes Flussdelta ist. Damit ist eine Wurzelkanalbehandlung, die nur 1,5 Zentimeter sauber macht, schon sehr fraglich.
- dass ein toter Zahn Leichengifte absondert? Das sind die stärksten Gifte, die es im menschlichen Organismus gibt. Sie haben so nette Namen wie Propion- und Buttersäure, Putrescin, Cadaverin, Thioether. Cadaverin in unseren Zähnen – klingt doch lecker, oder?

- dass die Kombination aus edlen und unedlen Metallen im Mund zum Fließen von elektrischen Strömen führt, die die Nerven destabilisieren können? Somit ist die Verwendung von Gold und Amalgam in einem Mund ein Kunstfehler, denn bereits bei achtzig Mikrovolt werden die Nerven irritiert. Das ist der sogenannte Mundbatterieeffekt. Kopfschmerzen, Trigeminusneuralgien (Gesichtsschmerzen), Nebenhöhlenirritationen und Augenstörungen können darauf zurückzuführen sein, ebenso wie auf Zahnherde.
- dass viele Menschen die im Mund verwendeten Werkstoffe nicht vertragen? Teilweise zeigen sie sogar allergische Reaktionen. Diese treten jedoch meist nicht direkt im Mund auf, sondern als Symptom überall im Körper. Dramatisch ist es bei in den Kieferknochen eingesetztem Schweine- oder Rinderkollagen, um den Knochen für Implantate aufzubauen. Das kann dann nicht mehr entfernt werden. In Füllungen eingesetzte Metalle lassen sich dagegen leicht beseitigen. Bei Klebern ist es schon schwieriger, denn sie müssen wieder abgeschliffen werden. Wenn Allergien auf die Werkstoffe vorliegen und im Armlängentest eine immer größere Differenz beim Testen auftritt, müssen die Materialien so schnell wie möglich entfernt werden. Zum Testen kann der Patient seine Zunge auf die Füllung legen. Oder man legt eine Werkstoffprobe auf den Körper, und der Patient stellt sich vor, diese Werkstoffe dauerhaft im Mund zu haben. Optimal ist es, wenn die Werkstoffe vor dem Einsetzen direkt in der Zahnarztpraxis ausgetestet werden. Das kann der Zahnarzt und auch der Patient selbst tun. So lassen sich viele Odysseen des Leidens vermeiden.
- dass man die Verträglichkeit der meisten Kleber und Kunststoffe mit einer Tube Sekundenkleber testen kann? Die Kleber und Kunststoffe beim Zahnarzt basieren auf Cyanoacrylat. Das ist genau der gleiche Grundstoff, der bei den Sekundenklebern verwendet wird. Durch das blaue Licht, das der Zahnarzt anwendet, werden Kleber und Kunststoff polymerisiert und damit ausgehärtet. Der Körper reagiert nur auf die nichtpolymerisierte Form. Somit kann manchmal durch Nachhärten mit dem blauen Licht die Reaktion auf die Stoffe reduziert oder gar beseitigt werden.
- dass Implantate der Goldesel der Zahnärzte sind? Durch die Vergütungsreduzierungen der letzten Jahre fällt es Zahnärzten immer schwerer, wirtschaftlich zu arbeiten und die hohen Schulden ihrer immens teuren Ausstattung an technischen Geräten abzuzahlen. Aber zum Glück gibt es ja noch Implantate.
- dass die Hälfte aller Menschen beim Armlängentest auf Titan reagiert, das implantiert wird. Okay, die Chance beträgt immer noch fünfzig Prozent, dass man selbst nicht betroffen ist. Wenn die Zahnärzte nicht so viel damit verdienen würden, würde es nicht so viele Implantate geben. Im Zweifel ist es besser, die herausnehmbare Variante für die Zweiphasentablette in der Nacht zu wählen.

- dass Amalgam gut ausgeleitet werden muss, wenn es entfernt wird? Und dass Chlorella-Algen zur Entgiftung, wenn man sie allein anwendet, gemeingefährlich sind? Mit diesen Algen staut sich der aus dem Bindegewebe herausgelöste Dreck vor den Nieren, und diese gehen damit in die Knie. Wird die Alge jedoch mit einem Nierenblasentee kombiniert, der Goldrute enthält, kann die Niere die Belastung verkraften. Den Zeitplan der Amalgamentfernung (wie viele Füllungen in wie viel Sitzungen entfernt werden können und in welchem Abstand) und die nötigen Ausleitungsmaßnahmen lassen sich exzellent mit dem Armlängentest austesten.
- dass Zahnwerkstoffe nicht lange auf dem Markt bleiben? Dass sie vor ihrer Einführung in die Praxis nicht lange und gründlich getestet wurden? Somit ist der Patient selbst das Versuchskaninchen. Es kann schon mal vorkommen, dass die Kunststofffüllung aufquillt und den Zahn sprengt oder hochgiftiges Quecksilber in Deutschland noch immer in Zähne eingefüllt wird, obwohl es in anderen Ländern schon längst verboten ist. Auch wird hochwertiges Gold mit viel Palladium gemischt. Deshalb erweist man sich keinen Gefallen, wenn man Amalgam gegen dieses Gold austauscht. Nur, dass beim Palladium nicht Nieren und Gehirn betroffen sind, sondern »nur« die Bauchspeicheldrüse.
- dass an den Zähnen die Meridiane enden und jeder Zahn auch mit speziellen emotionalen Themen verbunden ist? Daraus ergibt sich, warum bestimmte Zähne kaputtgehen, wenn bestimmte Themen vorliegen.
- dass man die Entzündungen der Zähne des Unterkiefers sehr gut tasten kann? Wenn man mit dem Daumen am Unterkieferknochen von unten versucht, die Zahnwurzeln zu tasten, kann es Stellen geben, die sehr druckempfindlich sind. Alte Regel: DAWOS – DA, WO eS weh tut, ist eine Entzündung.

Zur Testung der Schwere eines Zahnherds – das sind die oft im Röntgenbild unsichtbaren Entzündungen unter den Zähnen – wird ein Test verwendet, bei dem die Konzentrationen der Zersetzungsgifte gemessen werden. Hier folgt eine Skala, mit der du das ohne Labortest tun kannst:

Oberkiefer

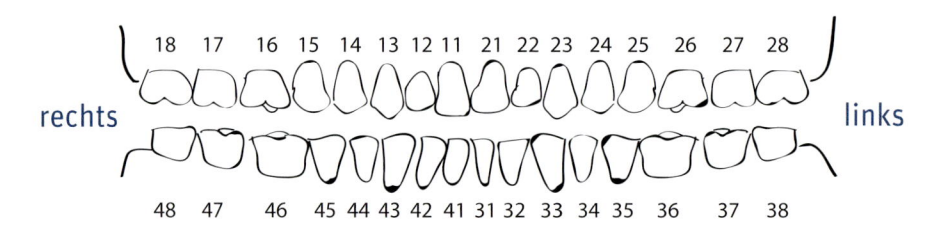

18 17 16 15 14 13 12 11 21 22 23 24 25 26 27 28

rechts   links

48 47 46 45 44 43 42 41 31 32 33 34 35 36 37 38

Unterkiefer

Tox-Test für Zahnherde: Bakteriengifte und Zersetzungsgifte

(Propion- und Buttersäure, Putrescin, Cadaverin, Thioether)

Skala zur Beurteilung eines Zahnherdes:
0 = gesund
1 = unbedenklich
2 = Behandlungsbedarf
3 = Behandlungsbedarf
4 = Behandlungsbedarf
5 = Behandlungsbedarf
6 = Behandlungsbedarf
7 = chirurgische Entfernung des Herdes nötig
8 = chirurgische Entfernung des Herdes nötig

Zahnstellung und -fehlstellung

Wie jedes System und jeder Bestandteil unseres Körpers besitzen auch Zähne eine individuelle Beweglichkeit. Dieser werden wir aber normalerweise erst gewahr, wenn wir sie verlieren, zum Beispiel durch Zahnbrücken, die die Beweglichkeit aufheben.
Die Beweglichkeit liegt in einigen Richtungen vor und ist nur minimal, also Bruchteile eines Millimeters.
Jeder Zahn kann folgende Bewegungen durchführen:
- Vor-und-zurück-Bewegung.
- Seitliche Bewegungen, auch wenn diese durch die nebenstehenden Zähne weitgehend eingeschränkt sind und das Einfügen von Kronen die Beibehaltung des Minizwischenraums erfordert.
- Rotation um die eigenen Achse.
- Hoch-und-runter-Bewegung, also in den Kiefer hinein und heraus.

Die Bewegungen sind mit Instrumenten kaum messbar, aber mit der virtuellen Diagnostik mit den Händen leicht erfass- und darstellbar. Dabei wird die Hand des Untersuchers zum Zahn des Patienten und kann die Bewegungen im Raum vergrößert darstellen und damit sogar sichtbar machen.

6. Diagnostik auf allen Ebenen

Übung

- **Schritt 1:** Greife mit Daumen und Zeigefinger einen deiner Schneidezähne und bewege ihn in alle Richtungen. Nimmst du eine Starre oder einen minimale Beweglichkeit wahr? Dann wiederhole die Übung mit jedem deiner Zähne.
- **Schritt 2:** Stelle dir vor, deine Hand werde zu deinem Schneidezahn. Sie ist nicht mehr deine Hand, sondern der Zahn. Vergleichbar mit einem Schauspieler, der die Identität der gespielten Person annimmt.
- Halte die Hand vor deinen Brustkorb und nutze den ganzen Raum als Bühne für die Hand. Nun bewege die Hand und damit deinen Schneidezahn vor und zurück, nach rechts und links, rotiere um die eigene Achse in beide Richtungen und bewege die Hand hoch und runter. Damit stellst du die Beweglichkeit in den vier Dimensionen dar. Sollte sich eine Bewegungsrichtung schwerer anfühlen, ein Widerstand in der Hand vorliegen, so ist für den Zahn diese Bewegung eingeschränkt, ein Widerstand vorhanden ist.
- Um das Ergebnis am Zahn zu kontrollieren, greifst du den Zahn mit Daumen und Zeigefinger und versuchst, ihn in die Richtung zu bewegen, und testest dann unmittelbar mit dem Armlängentest die Reaktion darauf aus.
- Nun wiederhole die Darstellung der Beweglichkeit mit der Hand mit jedem deiner Zähne. Markiere in folgender Grafik alle Zähne, die eine Bewegungseinschränkung haben.

Herz Dünndarm	Pankreas Magen	Lunge Dickdarm	Leber Gallenblase	Niere Blase	Niere Blase	Leber Gallenblase	Lunge Dickdarm	Pankreas Magen	Herz Dünnd
Schulter	Kieferhöhle	Bronchien	Keilbeinhöhle	Stirnhöhle	Stirnhöhle	Keilbeinhöhle	Bronchien	Kieferhöhle	Schult
Ellenbogen	Larynx		Tonsilla phar.	Tonsilla phar.	Tonsilla phar.	Tonsilla phar.		Larynx	Ellenbo
18	17/16	15/14	13	12/11	21/22	23	24/25	26/27	28

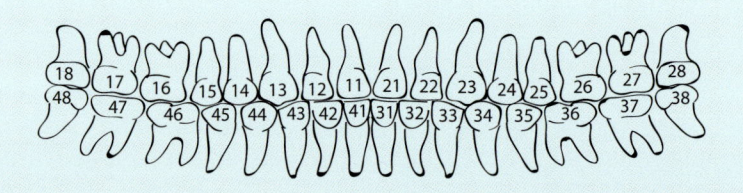

48	47/46	45/44	43	42/41	31/32	33	34/35	36/37	38
Schulter	Bronchien	Lymphgef.	Keilbeinhöhle	Stirnhöhle	Stirnhöhle	Keilbeinhöhle	Lymphgef.	Bronchien	Schul
Ellenbogen		Brustdrüse	Tonsilla phar.	Tonsilla phar.	Tonsilla phar.	Tonsilla phar.	Brustdrüse		Ellenbo
Herz Dünndarm	Lunge Dickdarm	Pankreas Magen	Leber Gallenblase	Niere Blase	Niere Blase	Leber Gallenblase	Pankreas Magen	Lunge Dickdarm	Her Dünnd

- *Schritt 3:* Nun teste bei den von der Beweglichkeitseinschränkung betroffenen Zähnen aus, wie lange diese schon vorliegt. Zahn X ist seit über einem Jahr in der Beweglichkeit blockiert. »Ja.«/»Nein.« Dann kannst du bei einem Ja als Antwort deiner Arme beim Test zum Beispiel fünf Jahre testen. Bei einem Nein als Antwort kannst du zum Beispiel auf sechs Monate reduzieren. Ermittle damit so exakt wie möglich den Zeitpunkt der Blockierung.
- Die Blockierungen und Beweglichkeitseinschränkungen sind an Themen gekoppelt. Das können ungelöste Ladungen, Traumen, unbewältigte Herausforderungen, unausgesprochene Worte und vieles mehr sein.
- *Übung Schritt 4:* Teste aus, auf welcher der folgenden Ebenen die Ursache der Blockierung liegt: strukturell, biochemisch, rhythmisch, mental, emotional, energetisch, seelisch.

Tonsillen / Mandeln

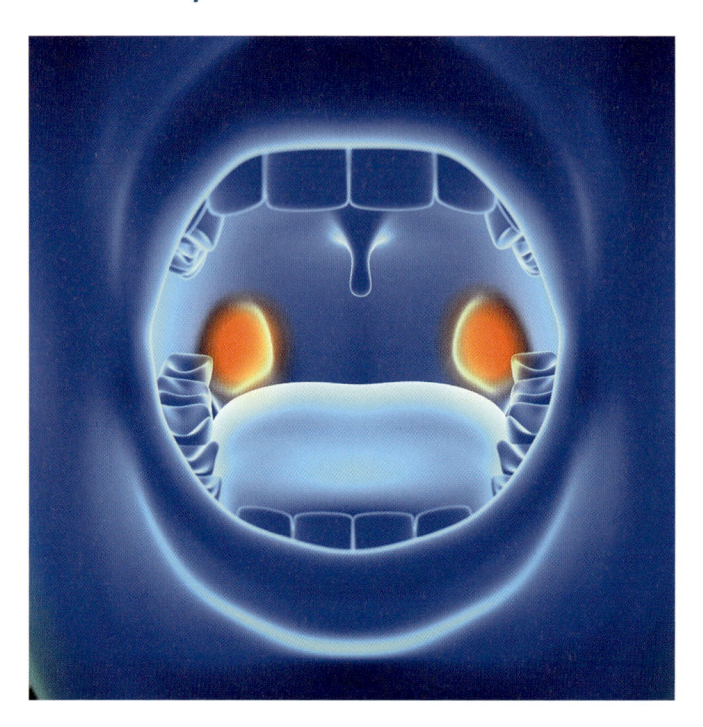

Da die im Zahnbereich produzierten Giftstoffe über die Lymphwege zu den Tonsillen transportiert und dort gefiltert und ausgeschieden werden, sorgen vor allem Herde im Zahnbereich für Stippchenbildung in den Tonsillen. Dies wurde durch Tuscheinjektionen in den Zahnbereich nachgewiesen, die dann über die Mandeln wieder ausgeschieden wurden. Die Stippchen sind verfestige Ausscheidungen, also genau genommen alter fester Eiter. Genauso riechen beziehungsweise stinken sie auch, wenn sie entfernt werden. Entgegen der üblichen Auffassung handelt es sich nicht um Speisereste, sondern es sind Ausscheidungen von im Körper produzierten Giften.

Noch im letzten Jahrhundert war die Reinigung der Tonsillen ein gängiges medizinisches Verfahren. Am bekanntesten ist dabei das Roedern – benannt nach dem Entwickler des Verfahrens, dem Internisten und Naturheilkundler Dr. Heinrich Roeder (1866–1918) –, bei dem die Mandeln abgesaugt und damit die Stippchen entfernt werden.

Besonders zu beachten bei der Diagnostik:

> *Impuls*
>
> *Mit der Handfläche einen Impuls auf die Mandeln (Rachen- und Gaumenmandeln) richten und dabei das Wort »Mandeln« denken. Dann mit den Armen testen.*

Eine Fallgeschichte aus der Praxis

Bei einem jungen Mann mit chronischen Rückenschmerzen in der unteren Lendenwirbelsäule fanden sich Verquellungen in den sakralen Reflexzonen, die auf ein entzündliches Geschehen im Bereich der Rachenmandel rechts und der Unterkieferzähne hindeuteten. Ich erkläre die Zusammenhänge später im Zusammenhang mit Herden, ab Seite 263.

Bei der Betrachtung der Rachenmandeln fielen die weißen Eiterstippchen in der rechten Mandel auf. Da diese oft aus Entzündungen im Zahnbereich stammen, testete ich mittels Scannen die Zähne und fand eine Irritation im rechten Unterkiefer an den Backenzähnen.

Dann bat ich den Patienten, die Zunge auf einen Zahn nach dem anderen zu legen, während ich mit seinen Armen testete. So fanden wir schnell den Zahn mit der Entzündung unter seiner Wurzel.

Ein Abtasten des Unterkiefers von unten/hinten in Richtung der Zahnwurzeln bestätigte mit einer schmerzhaften Schwellung an dieser Stelle den Befund.

So hatten wir die Ursachenkette aufgerollt: Zahnherd, Mandeln gefüllt mit Eiter, Verquellung an der Reflexzone Mandeln und Zähne über dem Kreuzbein und als Symptom: Rückenschmerz.

Ist doch ganz einfach und logisch, der Mensch, oder?

Nasennebenhöhlen

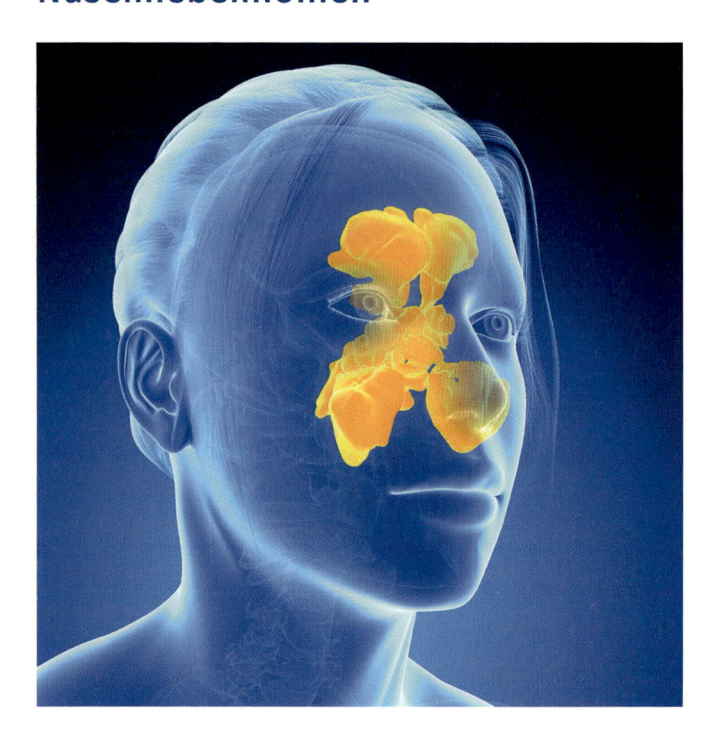

Die akuten Irritationen drücken sich durch Schmerz unmissverständlich aus und machen auf Behandlungsbedarf aufmerksam.
Das Problem sind die chronischen Irritationen im Nebenhöhlenbereich.
Diese können bedingt sein durch
- Fremdkörper inkl. abgebrochenen Bohrers von Zahnbehandlungen im Oberkieferbereich mit Verletzung des papierdünnen Bodens der Kieferhöhle,
- allergische Reaktionen auf Nahrungsmittel, Medikamente oder Umweltstoffe,
- herdbedingte Fernreaktionen entsprechend den Reflexzonen.

Besonders zu beachten bei der Diagnostik:

Impuls

Mit der Handfläche einen Impuls auf das Gesicht richten und dabei das Wort »Nasennebenhöhlen« denken. Dann mit den Armen testen. Es ist ebenfalls möglich, dass der Patient die Nase mit Daumen und Zeigefinger zuhält und Luft hineinpresst. Auch das setzt einen testbaren Reiz.

Eine Fallgeschichte aus der Praxis

Vor acht Jahren war einem Zahnarzt bei der Behandlung eines Zahns im rechten Oberkiefer nicht nur der Bohrer abgebrochen und im Zahn stecken geblieben, sondern bereits vorher hatte dieser die papierdünne Membran zwischen Zähnen und Kieferhöhle verletzt. So geriet der Bohrer in die Kieferhöhle. Die Folge war eine chronische Entzündung der Nebenhöhle seiner Patientin. Hinzu kam, dass sie auch noch eine Allergie auf Rindereiweiß hatte und durch den regelmäßigen Genuss von Milch und Käse immer wieder eine Anschwellung ihrer Schleimhäute provozierte.

Augen

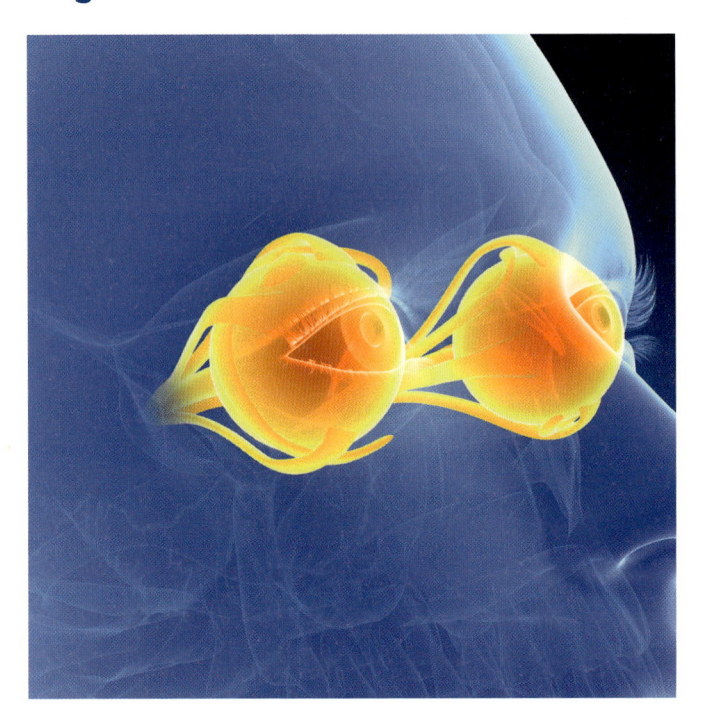

Bei den Augen sind folgende Strukturen besonders wichtig: Augenmuskeln, Augapfel mit allem Inhalt und der Sehnerv.

- *Die Augenmuskeln:* Schaue nach oben und teste mit dem Armlängentest, ob Stress vorliegt. Dann schau nach unten, recht und links und in die vier diagonalen Richtungen und teste jeweils die Reaktion aus. Alternativ kannst du auch die Cyberhand verwenden. Dabei wird die Hand virtuell zum Auge, und du bewegst sie in alle Richtungen und spürst an der eingeschränkten Beweglichkeit deiner Hand die blockierten Augenmuskeln.
- *Der Augapfel:* Teste die Hornhaut, die Linse, den Glaskörper und die Netzhaut auf Stress aus. Und bewege dich mit der Lichthand durch das Auge.
- *Der Sehnerv:* Teste den Sehnerv aus und überprüfe das Ergebnis mit der Lichthand.

Besonders zu beachten bei der Diagnostik:

Impuls

Mit der Handfläche einen Impuls auf die Augen richten und dabei das Wort »Augen« denken. Dann mit den Armen testen.

Zwei Fallgeschichten aus der Praxis

Als Jugendlicher bekam ich eine Brille wegen einer Kurzsichtigkeit von 1,5 und 1,75 Dioptrien. Jahre später konnte ich durch bioenergetische Körperarbeit an dem Thema »Eigene Geburt und das Gefühl, dabei zu ersticken« wieder klar sahen – ohne Brille. Die ungelösten Themen meiner Geburt hatten sich als Fehlsichtigkeiten symptomatisch gezeigt.

Ein junger Mann hatte Probleme damit, seine Augen in bestimmte Richtungen zu bewegen – die Augenbewegung nach oben und nach rechts erzeugte bei ihm Stress. Nach oben gerichtet ist der Blick in die Zukunft, nach unten in die Vergangenheit, nach rechts ins Männliche, nach links ins Weibliche. Die Ursache für seinen Stress und die Blockierung der Augenmuskeln lag in seiner Angst vor der Zukunft, weil er die Strafe für ein begangenes Vergehen fürchtete und einen emotionalen Konflikt mit dem Vater.

Ohren

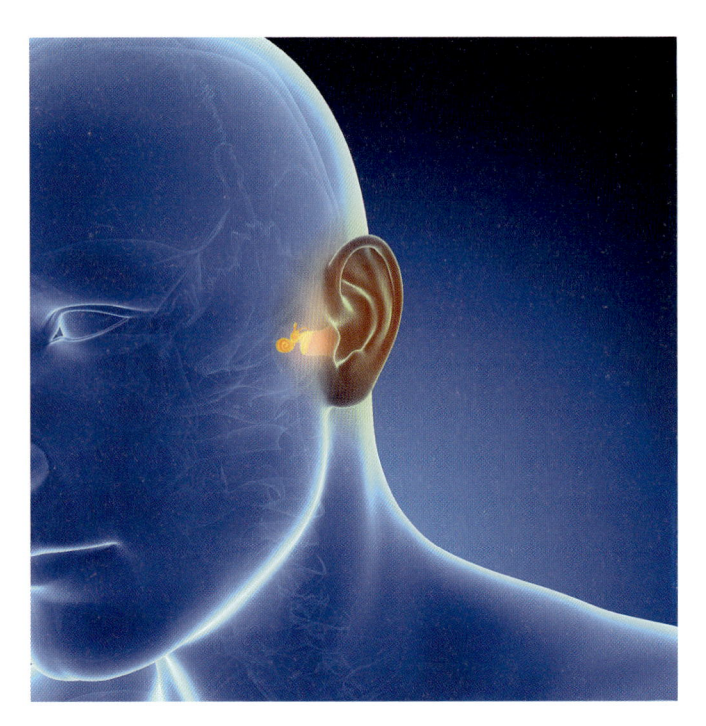

Das Ohr ist mechanisch das genialste Organ im Körper. Aber es hat Schwachstellen. Eine davon ist die Tube, die Verbindung vom Rachen zum Ohr, die, sobald sie zuschwillt, zu Schmerzen und zur Mittelohrentzündung führen kann. Auch Druck auf dem Ohr beim Fliegen liegt daran, dass die Verbindung nicht völlig frei ist und der Druck nicht ausgeglichen werden kann. Eine weitere Schwachstelle des Ohrs ist der Gehörgang, hier kann Ohrenschmalz zur Verstopfung führen und das Hören einschränken.

Im Ohr selbst kannst du dich, wenn du seine Anatomie kennst, am besten mit der Lichthand bewegen und damit diagnostizieren. Teste, wenn du das Ohr testest, auch Gehörgang, Innenohr und die Tube mit.

Besonders zu beachten bei der Diagnostik:

Impuls

Mit der Handfläche einen Impuls auf die beiden Ohren richten und dabei das Wort »Ohren« denken. Dann mit den Armen testen.

Lichthand

Sie ist für die Feindiagnostik besonders geeignet.

Hals- und Kopforgane

Eine Fallgeschichte aus der Praxis

Eine Patientin klagte über Schwindel. Schwindel beziehungsweise eine Irritation des Gleichgewichtssinns kann ursächlich als Störung in den Augenmuskeln, im Innenohr und in den kleinen Nackenmuskeln liegen. Mit der Lichthand bewegte ich mich durch das Ohr, und um deutlicher zu sehen, stellte ich es mir so groß wie einen Fußball vor. Ich fand in den Bogengängen eine fremde Energie, ein irritierendes schweres Feld.

Kurz bevor das Symptom einsetzte, war die Patientin wieder ins alte Elternhaus eingezogen, weil ihr Vater gestorben war und ihre Mutter Pflege benötigte. Hinzu kam ein Streit mit den Geschwistern um das Erbe. Nach diesem Streit bekam sie Kopfschmerzen, und der Schwindel setzte ein. So war die Patientin, im wahrsten Sinne des Wortes, aus ihrem Gleichgewicht geraten.

In diesem Fall bestand die Lösung darin, in ihr altes Leben zurückzukehren, das sie erfüllt hatte, und sich nicht mehr dafür verantwortlich zu fühlen, für die Mutter zu sorgen. Mit den Geschwistern wurde die Lösung gefunden, dass alle an der Pflege beteiligt wurden und eine externe Pflegekraft den Rest übernahm.

Gehirn

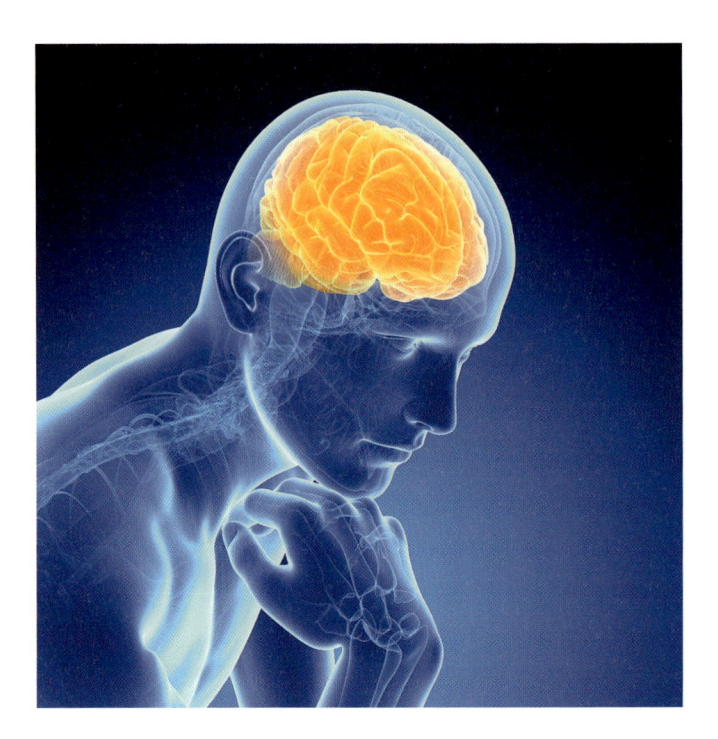

Es wirkt im ersten Moment erschreckend, wenn das Gehirn beim Impulstest Stress anzeigt. Da können Gedanken an Schlaganfall, Aneurysma oder Hirntumor aufkommen. Aber in fast allen Fällen von Stress ist die Lösung des Rätsels viel einfacher und undramatisch. Oft ist es nur ein erhöhter Bedarf an hochdosiertem Vitamin-B-Komplex, der befriedigt werden muss, und der Stress verschwindet. Hier empfiehlt es sich, Produkte mit 50 oder 100 Milligramm eines jeden B-Vitamins zu verwenden, um den Mangel auszugleichen. Diese sind zwar nicht in Deutschland, aber übers Internet aus Holland und England in Europa beziehbar, in den USA kann man sie in jedem Supermarkt erhalten. Wassermangel, Schlafmangel und Elektrosmog im Schlafbereich sind weitere wichtige Ursachen für Stress im Gehirn.

Gut zu wissen: Vegetarier und Veganer haben öfter einen Vitamin-B-Mangel, weil eine der Hauptquellen dieser Vitamine das Fleisch ist, das wir essen.

Besonders zu beachten bei der Diagnostik:

Impuls

Mit der Handfläche einen Impuls auf das Gehirn richten und dabei das Wort »Gehirn« denken. Dann mit den Armen testen.

Hals- und Kopforgane

Lichthand

Damit sind die Irritationen genauer zu lokalisieren.

Imago

Damit werden die Geschichten hinter Irritationen sichtbar.

Eine Fallgeschichte aus der Praxis

Ein Patient zeigte beim Impulstest Stress im Gehirn an. Dieser bestand seit drei Wochen, genau dem Zeitraum, in dem er für Prüfungen lernte.

Ich habe ihm zwölf Kapseln eines hochdosierten Vitamin-B-Kombipräparats (es enthält alle B-Vitamine in hohen Dosen) auf den Körper gelegt und ihn gebeten, sich vorzustellen, diese zwölf Kapseln innerhalb von drei Tagen einzunehmen. Dann haben wir die zeitliche Veränderung des Stresses im Gehirn ausgetestet. Bereits am ersten Tag reduzierte sich der Stress auf die Hälfte, und am Ende des zweiten Tages war er ganz verschwunden.

Weitere Organe

Die folgenden Organe werden in der Diagnostik leicht übersehen, weil sie so groß und allgegenwärtig sind. Aber auch sie sind Organe und müssen betrachtet werden.

Haut

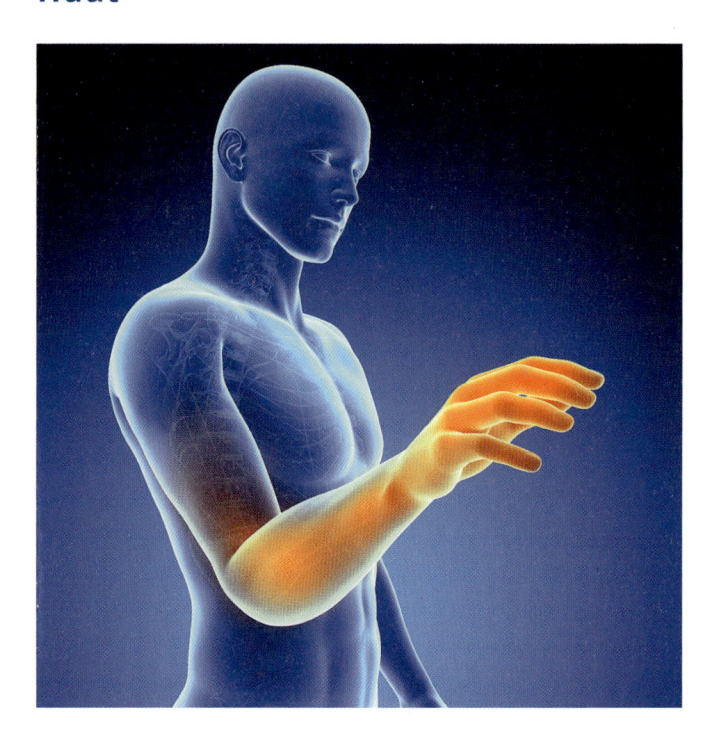

Die Haut dient uns nicht nur als Schutz und Abgrenzung gegenüber dem Außen, sie ist auch ein Ausscheidungsorgan. Viele Krankheiten der Haut basieren auf ihrer Ausscheidungsfunktion. Nicht die Haut selbst ist also krank, sie entsorgt nur die Gifte. Ob Neurodermitis, offene Beine im Alter oder auch Pickel – all das sind nur Zeichen, und diese sind nicht direkt an der Haut zu therapieren. Oft machen wir daher die Gesamtsituation noch schlimmer, wenn wir die Ausscheidungen unterbinden.
Die häufigsten Quellen von Hautreaktionen sind Allergien auf Nahrungsmittel und Getränke sowie auf Wasch- und Reinigungsmittel und sogar Geschirrspültabs (Reste bleiben immer am Geschirr und werden beim Essen und Trinken aufgenommen), Allergien auf und Vergiftungen durch Zahnersatzstoffe und Medikamente. Hinzu kommen emotional-energetische Abgrenzungen gegen andere

Weitere Organe

Menschen. Bei offenen Beinen ist die Übersäuerung des Körpers durch Nahrungsmittelallergien, Genussgifte und Entwässerungstabletten eine der Hauptursachen.
Hauterkrankungen sind ein Symptom, und wir sollten der Haut dafür danken und nach den wahren Ursachen forschen.

Besonders zu beachten bei der Diagnostik:

Impuls

Mit der Handfläche einen Impuls auf den ganzen Körper richten und dabei das Wort »Haut« denken. Dann mit den Armen testen.

Eine Fallgeschichte aus der Praxis
Ein junger Mann hatte seit Jahren Schuppenflechte. Wir hatten schon einige Male therapeutisch miteinander gearbeitet, doch ohne Erfolg. So habe ich noch einmal alle möglichen Faktoren durchgetestet und dabei festgestellt, dass er allergisch auf Rindereiweiß und das von ihm verwendete Waschmittel reagierte. Das wunderte mich, denn ich war mir sicher, dass wir schon früher darüber gesprochen hatten, Milch, Käse, Quark, Schokolade, Joghurt, Rindfleisch etc. vom Speiseplan zu entfernen. Es kam jedoch heraus, dass er diese Nahrungsmittel doch nicht wegließ und sogar täglich Quark aß. Warum? Weil seine bei der Untersuchung anwesende Mutter dafür sorgte – Zitat: »Der Junge braucht doch sein Eiweiß.« Mittlerweile ernährt sich der groß gewordene Junge vegan und hat eine gesunde Haut.

Blut

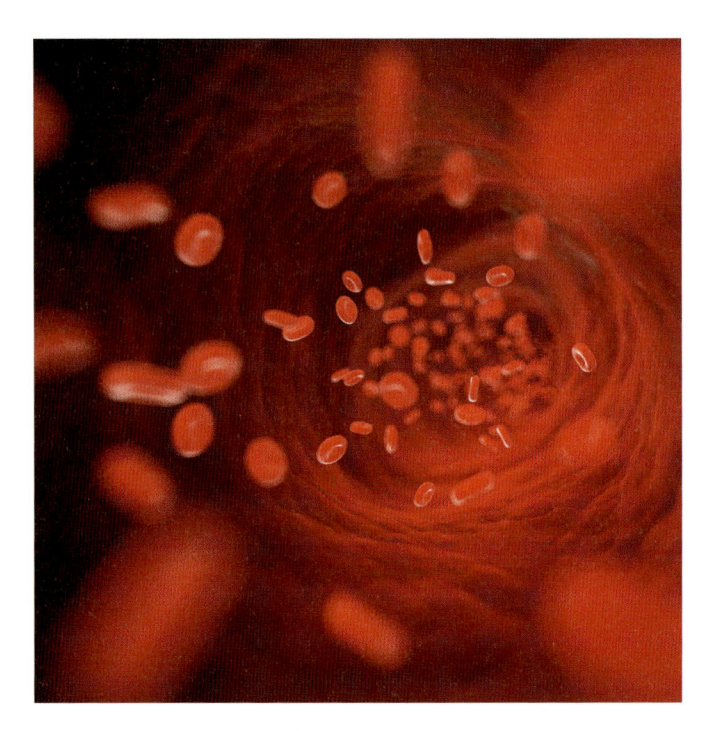

Das Blut zeigt sich in den Tests relativ häufig als gestört, auch wenn die Laboruntersuchungen nichts anzeigen. Laboruntersuchungen sind diagnostische Spättests – zeigen also erst Veränderungen auf, wenn die Veränderungen schon weit fortgeschritten sind, und es ist oft besser, nicht so lange zu warten, bis auch sie Veränderungen anzeigen. Wenn du dich regelmäßig mit der intuitiven Diagnostik durchcheckst oder dies von einem anderen machen lässt und ein gutes Gefühl für dich selbst hast, brauchst du normalerweise keine regelmäßigen Laboruntersuchungen. Ich kenne viele Menschen, die sich selbst diagnostizieren und bei Bedarf auch behandeln und seit Jahren keinen regulären Arzt mehr gesehen haben.

Stress im Blut kann viele Ursachen haben, und hier testest du am besten die ursächliche Ebene und die Dauer der Störung zuerst aus. Daraus ergeben sich die weiteren Testfragen. Manchmal kann man die Ursache auch nicht ermitteln, aber feststellen, dass zum Beispiel ein Kräutertee das Problem behebt, und dann kann man rückwirkend durch das wirksame Therapiemittel auf die Ursache schließen. Dazu musst du das Therapiemittel nur auf den Körper auflegen und das betroffene Organ nachtesten. Wenn es das richtige Mittel ist, verschwindet der Stress im zuvor gestörten Organ.

Weitere Organe

Besonders zu beachten bei der Diagnostik:

Impuls

Mit der Handfläche einen Impuls auf den ganzen Körper richten und dabei das Wort »Blut« denken. Dann mit den Armen testen.

Eine Fallgeschichte aus der Praxis

Beim Durchchecken eines achtjährigen Jungen fand ich Stress im Blut. Der Test ergab, dass dieser in Verbindung zu Nahrungsmitteln stand, die er gern und häufig zu sich nahm. Nach einigen Testfragen war klar, dass die Ursache im Hähnchenfleisch, genauer in den Antibiotikaresten darin, lag.
Einfache Lösung: kein Hähnchenfleisch mehr oder im Bioladen einkaufen.

Blutgefäße

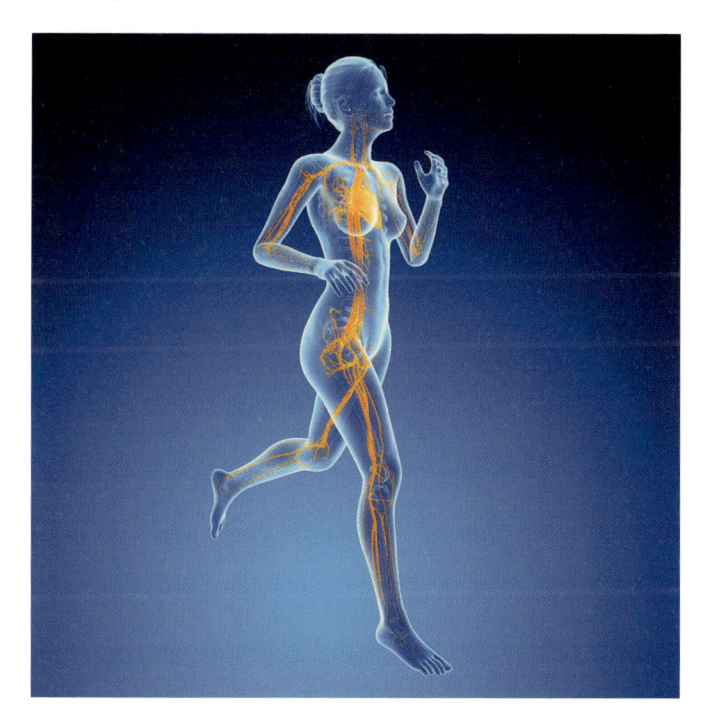

Noch vor wenigen Jahren wurde vielen Menschen ihr Frühstücksei unter anderem wegen seines hohen Cholesteringehalts vergällt, nur um Angst vor Gefäßerkrankungen zu schüren und Medikamente dagegen zu verkaufen. Später musste man offiziell anerkennen, dass Eier überhaupt nicht schaden, sondern – im

Gegenteil – sogar gesund sind. Schließlich wurde auch bekannt, dass die Depressions- und Selbstmordrate anstieg, wenn man mit Medikamenten den Cholesterinspiegel unter 200 mg/dl senkte.

Cholesterin ist der Rohstoff für die körpereigene Produktion wichtiger Hormone (männliche und weibliche Sexualhormone, Kortisol, Aldosteron – auch als Durstdhormon bezeichnet), und eine Absenkung des Cholesterinspiegels führt zum Mangel an ihnen. Eine Studie zeigte schließlich, dass Verkalkungen an Herzkranzgefäßen sogar mit Meditation zu reduzieren sind.

Wenn deine Gefäße also im Test Stress anzeigen, solltest du wieder einmal auf Entdeckungsreise gehen. Finde selbst heraus, was zu den entzündlichen Reaktionen der Gefäße führt, die mit den inneren Pflastern in Form von Cholesterin verarztet werden, wodurch Ablagerungen, wie ein Schorf, im Gefäß übrig bleiben. Hier hat auch die alte Humoralpathologie mit dem Konzept der Säfte, Verschlackung und Reinigung ihre Stärken. Aber auch moderne Faktoren wir Wechselspannung, Magnetfelder und Hochfrequenzen können eine Rolle spielen.

Hinweis: Auf der begleitenden Webseite www.intuitiveDiagnostik.com kannst du deine Entdeckungen mit anderen teilen, und wir können alle voneinander lernen.

Besonders zu beachten bei der Diagnostik:

Impuls

Mit der Handfläche einen Impuls auf den ganzen Körper richten und dabei das Wort »Gefäße« denken. Dann mit den Armen testen.

Lichthand

Diese ist ideal dazu geeignet, eine energetische Endoskopie, also eine innere Organuntersuchung, durchzuführen.

Eine Fallgeschichte aus der Praxis

Ein 76-jähriger Mann bekam plötzlich Herzschmerzen. Die Organimago zeigte das Bild eines sich krampfhaft verengenden Gefäßes im Herzen. Ein altes Schuldgefühl machte ihn unfähig, seinem Sohn gegenüber seine wahren Gefühle auszudrücken. Mit einigen Atemübungen öffnete sich in der Imago die Gefäßverkrampfung, und seine Schmerzen verschwanden.

Bindegewebe

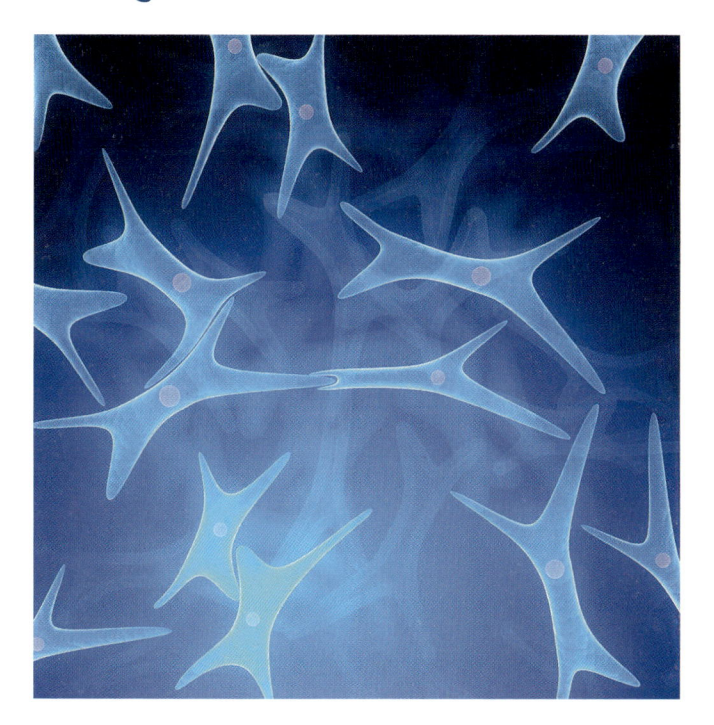

Es ist überall in uns und leitet nicht nur Informationen und Nährstoffe von den Gefäßen und Nerven zu den einzelnen Zellen, es speichert auch noch die Schlacken, Gifte und Säuren, die nicht ausgeschieden werden. Obwohl es in der modernen Medizin nicht mehr gewürdigt, ja sogar geradezu mutwillig übersehen wird, können wir Gesundheit und Krankheit nur mit dem Verständnis des Bindegewebes begreifen.

Kneife doch mal mit Daumen und Zeigefinger eine Hautfalte am Unterarm, an der Brust oder an einer anderen Stelle zusammen. Sollte das einen Schmerz erzeugen, ist dein Bindegewebe nicht gesund und glücklich, denn zu diesem Schmerz kommt es nur durch Übersäuerung. Wenn du das Bindegewebe mit Stress testest, musst du vor allem testen, ob Vergiftungen vorliegen, bedingt durch eine erhöhte Aufnahme, erhöhte interne Produktion oder reduzierte Ausscheidung von Giften. Das kann an blockierten Ausscheidungsorganen liegen oder an der nicht ausreichenden Aufnahme von Wasser, das die Gifte verdünnt und hinaustransportiert. Wenn du nur noch das isst, was du wirklich verträgst, und auch nur die Mengen, die wirklich notwendig sind, wirst du feststellen, dass du gar nicht mehr viel trinken musst. Denn das meiste Wasser wird zum Verdünnen und Ausscheiden der Gifte benötigt, wie beispielsweise der enorme Durst (Brand) am Morgen nach zu viel Alkohol am Vorabend deutlich zeigt.

Du kannst es auch daran prüfen: Urin hat normalerweise eine helle klare Farbe und ist fast geruchlos.

Besonders zu beachten bei der Diagnostik:

Impuls

Mit der Handfläche einen Impuls auf den ganzen Körper richten und dabei das Wort »Bindegewebe« denken. Dann mit den Armen testen.

Eine Fallgeschichte aus der Praxis

Ein Mann hatte regelmäßig Schwellungen in den Beinen, Wasser hatte sich darin abgelagert. Dieses Wasser diente der Verdünnung von nicht ausgeschiedenen Säuren. Er berichtete, dass er manchmal sogar einen starken Juckreiz an den Beinen bekam und sich die Haut aufkratzte. Wenn es dann blutete, wurde der Juckreiz kurzfristig besser.

Als Ursache stellte sich Kaffee heraus. Die Gifte und Säuren aus dem Kaffee, die sogenannten Alkaloide, wurden nicht ausreichend ausgeschieden und hatten sich im Bindegewebe angesammelt. Und damit sie das Gewebe nicht schädigen, wurden sie von seinem Körper mit Wasser verdünnt. Der Körper besitzt doch eine geniale Selbstregulation.

Übrigens: Auch Tee und Schokolade enthalten giftige und gewebeschädigende Alkaloide.

Weitere Organe

Knochenmark

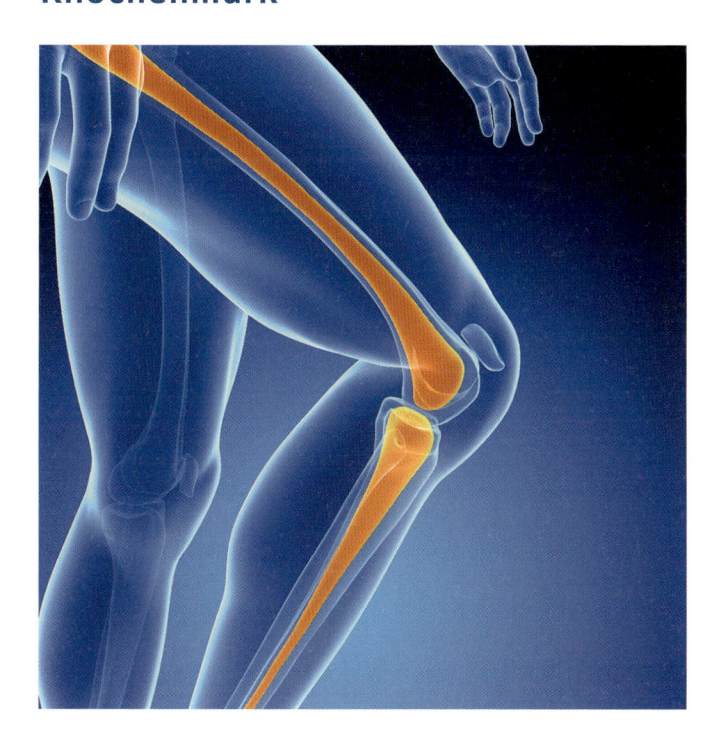

Im Knochenmark wird unter anderem unser Blut gebildet. Als ich 120 Fotos junger Studenten diagnostizierte, fiel mir auf, dass viele der jungen Menschen Stress im Knochenmark anzeigen. Bis dahin habe ich dieses Organ nicht bei jedem Patienten getestet, aber seit der Erfahrung mit den Studentenfotos gehört der Test bei mir nun zur Routine. Und meine Befürchtungen haben sich bestätigt: Bei vielen Menschen ist im Knochenmark Stress vorhanden. Zur Ursache kann ich noch nicht viel sagen, aber eine Beeinträchtigung der Blutbildung bei so vielen Menschen ist ein erschreckendes und alarmierendes Zeichen.

Erste Hinweise auf die Ursache für die Knochenmarksreaktion bekam ich durch künstliche Süßstoffe und den Mangel an B-Vitaminen. Ich vermute eine Irritation des Knochenmarks bei über dreißig Prozent aller Schulkinder. Während der Kindergartenzeit sind es nur etwas über zehn Prozent. Das sind erschreckende Zahlen, und ich lade dich ein, selbst zu forschen und auf der Webseite www.intuitiveDiagnostik.com deine Entdeckungen mit anderen zu teilen.

Besonders zu beachten bei der Diagnostik:

Impuls
Mit der Handfläche einen Impuls auf die Beckenknochen oder den Oberschenkelknochen als repräsentativer Ort des Knochenmarks richten und dabei das Wort »Knochenmark« denken. Dann mit den Armen testen.

Eine Fallgeschichte aus der Praxis
Ich kann noch kein Geschichte aus der Praxis erzählen, denn meine Forschungen an diesem Organ sind noch am Anfang.

Weitere Organe

Lymphflüssigkeit

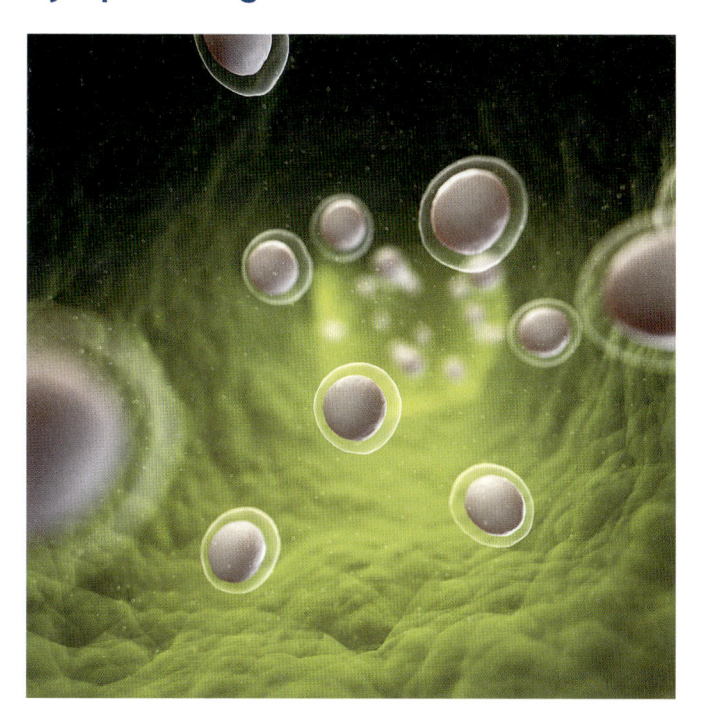

Ja, es ist sinnvoll, die Lymphflüssigkeit als eigenes Organ zu betrachten, wie auch das Blut. Sie ist spezialisiert auf den Transport von Nähr- und Abfallstoffen und entsorgt Krankheitserreger. Sie kann in ihrer Dicke und Zusammensetzung irritiert sein. Zudem kann sie mit Giften überladen sein, die aus der Nahrung, aber auch aus Medikamenten stammen.
Die Mandeln stellen das Überlaufsystem des Lymphkreislaufs dar. Dort werden Stoffe, die nicht zurück ins Blut gelangen sollen, in den Verdauungstrakt ausgeschieden. Deshalb ist das Entfernen der Mandeln wegen Überfunktion (dann hat man immer wieder geschwollene und entzündete Mandeln) keine sinnvolle und logische Lösung. Das ist so, als ob ich in einem System den Überlaufhahn entferne.

Besonders zu beachten bei der Diagnostik:

Impuls

Mit der Handfläche einen Impuls auf den Körper richten und dabei das Wort »Lymphe« denken. Dann mit den Armen testen.

Eine Fallgeschichte aus der Praxis

Der linke Arm einer Patientin war geschwollen. Das Ganze hatte begonnen mit dem Bruch ihres Handgelenks sechs Monate zuvor. Der Bruch heilte schlecht, die Durchblutung blieb reduziert, und der Arm hatte seine ursprüngliche Kraft nicht wiedererlangt. Die Muskeln wurden schwach, die Haut blass. Offiziell nennt sich das Morbus Sudeck.

In der Diagnostik zeigten sich als Hauptproblem eine Irritation des vegetativen Halsplexus links und eine Blockierung der ersten und zweiten Rippe links. Wenn die Rippen in ihrer Beweglichkeit blockiert sind, drücken sie mit ihren Köpfchen auf den vegetativen Halsplexus und irritieren damit seine Funktion. Und die Funktion ist auch die Steuerung der Durchblutung und des Lymphstroms in dem Arm.

Hand, Unterarm und Ellenbeuge wiederum hatten die Identität der Schwiegermutter, mit der die Patientin einen schweren Streit erlebt hatte, bevor es zum Unfall mit Bruch des Handgelenks kam.

Therapeutisch war es nun erst einmal nötig, die richtige Identität der betroffenen Regionen herzustellen, damit der Arm wieder in die Regulation integriert werden konnte. Dann folgten die Deblockierung der Rippen und die Reaktivierung des Nervengeflechts. Das anschließend in den Arm einströmende Blut wurde von ihr als Wärme empfunden, und es war ein Kribbeln spürbar.

Lymphsystem

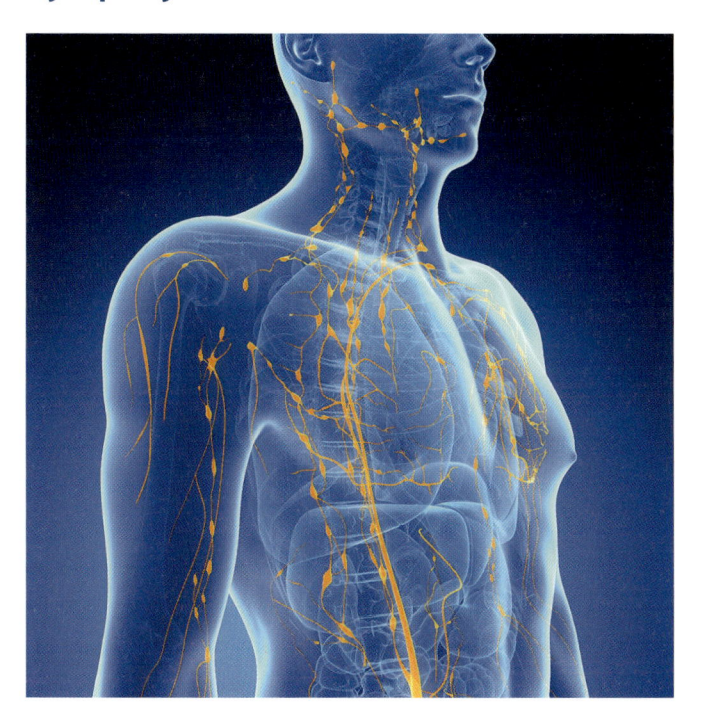

Das Lymphsystem umfasst die Lymphgefäße und die in das Gefäßnetz eingelagerten Lymphknoten. Es wird im Vergleich zum System der Blutgefäße nur wenig beachtet. Das kommt auch daher, dass es kaum mit Geräten abbildbar ist, keine spürbare Pulswelle hat, keinen messbaren Druck und, wenn wir uns an den Lymphgefäßen verletzen, die transparente Flüssigkeit kaum auffällt.
Die täglich zirka zwei Liter Flüssigkeit, die sich durch die Lymphknoten und Lymphbahnen bewegen, erfüllen aber wichtige Aufgaben wie Immunabwehr, Abtransport von Giften, Schlacken und Fremdstoffen sowie die Tumorabwehr. Über das vegetative Nervensystem werden die Klappen der Lymphbahnen gesteuert, die die Lymphflüssigkeit pumpen.
Damit werden die Schwachstellen klar: Änderungen in der Dicke der Lymphflüssigkeit und damit des Fließverhaltens, Fehlsteuerungen der Klappen und damit Lymphstau im Gewebe, eine Überforderung der Transportleistung durch zu viele Gifte, ein veränderter pH-Wert im Gewebe und vorliegende Infektionen.
Übrigens: Das Lymphsystem hängt auch direkt mit dem Bindegewebe zusammen, das es durchspült.

Besonders zu beachten bei der Diagnostik:

Impuls

Mit der Handfläche einen Impuls auf den ganzen Körper richten und dabei das Wort »Lymphsystem« denken. Dann mit den Armen testen.

Eine Fallgeschichte aus der Praxis

Der Lymphstau im rechten Bein einer Patientin begann nach einer Knieoperation, bei der ein künstliches Kniegelenk eingesetzt wurde. Das war fünf Monate her, das Knie war noch immer entzündet und fühlte sich heiß an, und die Patientin konnte nur an Krücken laufen. Sie empfand das ganze rechte Bein, samt dazugehörigem Becken, als Fremdkörper, so, als ob es nicht zu ihr gehören würde. In den Tests zeigte sich, dass das ganze Bein in einer Starre war, eine fremde Identität hatte, sie allergisch auf das Material des künstlichen Kniegelenks reagierte und auch die vegetativen Geflechte unterhalb des Zwerchfells blockiert waren. Der Lymphstau war damit eine Folge der Übersäuerung und des Nichtfunktionierens der vegetativ gesteuerten Klappen in den Lymphgefäßen. Und nun die große Frage: Was kann man therapeutisch tun? Ist das Gelenk wieder zu entfernen?

Wir haben erst einmal alle Blockaden beseitigt, und erstaunlicherweise konnten wir mit den auf dem Material aufgelagerten Energien des Herstellers arbeiten, was zu einer deutlichen Reduktion der allergischen Reaktion führte. Es ist schon ein Unterschied, ob ein Produkt mit Liebe hergestellt wurde oder nur mit Profitgier.

Knochen

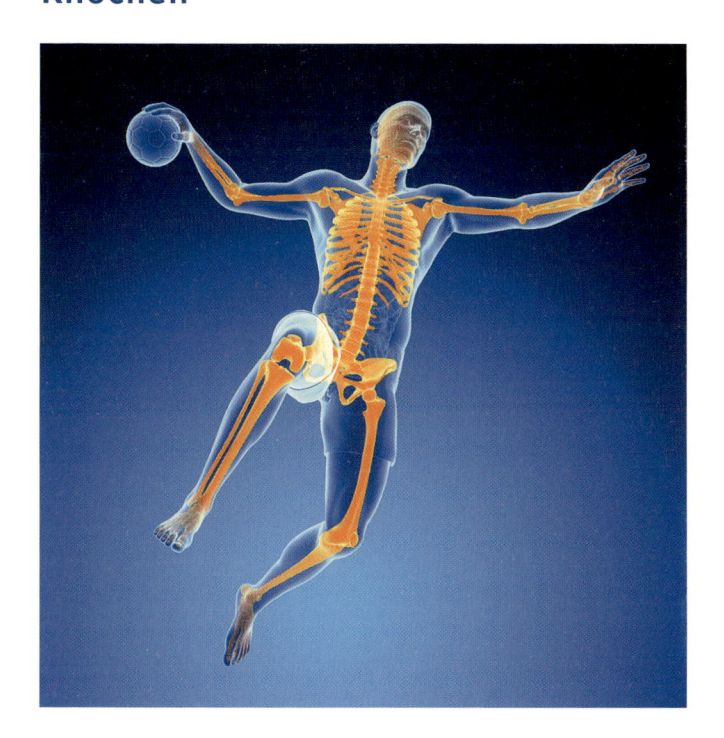

Entzündungen und Brüche zeigen sich schon allein durch den Schmerz. Allerdings haben viele Menschen Entzündungen des Knochens unterhalb von Zähnen im Kiefer und wissen es nicht, weil es dort normalerweise nicht weh tut. Mit dem Scannen und der Lichthand sind die Bereiche schnell identifiziert.
Auch ehemalige Bruchzonen von Knochen schmerzen nicht mehr, was aber nicht bedeutet, dass sie ausgeheilt sind. Oft bleibt die Struktur gestört und der Energiefluss unterbrochen. Die Erinnerung des Bruchs bleibt gespeichert, und damit wird der Originalzustand nicht wiederhergestellt. Wenn du dich mit der Lichthand durch die ehemaligen Bruchbereiche bewegst, kannst du spüren, ob dort noch Handlungsbedarf besteht, denn die Lichthand bleibt in irritierten Bereichen regelrecht stecken und kann sich nicht weiterbewegen, so hoch ist der Widerstand.
Osteoporose ist eine weitere häufige Knochenstörung, die sich als Stress in den Knochen zeigt, weil es generalisierte Ernährungsstörungen des Knochens sind. Eine wichtige Ursache ist sicherlich der gestörte Säure-Basen-Haushalt.

Besonders zu beachten bei der Diagnostik:

Impuls

Mit der Handfläche einen Impuls auf den ganzen Körper richten und dabei das Wort »Knochen« denken. Dann mit den Armen testen.

Lichthand

Teste alle Bereiche, die einmal gebrochen waren, ob noch Ladungen vorhanden sind.

Eine Fallgeschichte aus der Praxis

Bei einem jungen Mann, der bereits ein wildes Leben mit einigen Knochenbrüchen hinter sich hatte, haben wir alle Bruchbereiche mit der Lichthandtechnik untersucht, um festzustellen, wie viele komplett ausgeheilt waren, also keine Ladung des ehemaligen Bruchs mehr in sich trugen. Wir wollten also testen, ob das Gedächtnis des Bruchs gelöscht war. Das erstaunliche Ergebnis: In sechs Körperbereichen hatte sich der Mann Brüche zugezogen, in vier von ihnen waren noch Ladungen vorhanden.

Vegetatives Nervensystem

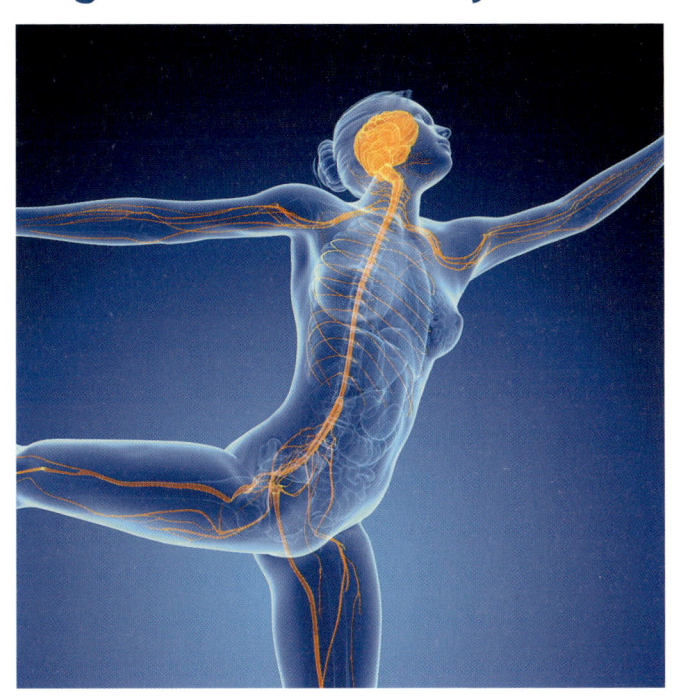

Ein neues Entdecken

In diesem Bereich kann sich der Abenteurer, der Entdecker in dir ausleben. Die konventionelle Physiologie hat das vegetative Nervensystem in einigen Bereichen noch nicht verstanden, und so existiert dafür noch immer kein anerkanntes Diagnostiksystem. Das vegetative Nervensystem steuert ohne Beeinflussung unseres Willens alle Körperfunktionen, und dazu gehören der sympathische (aktive) und der parasympathische (ruhende) Anteil.

- Welche Rolle spielt der Vagusnerv bei vielen Arten der Herzschmerzen, und warum verschwinden diese augenblicklich, wenn der Vagusnerv therapeutisch von seiner Irritation befreit wird?
- Was hat der irritierte Beckenplexus mit einem Rodelunfall im Alter von zwölf Jahren zu tun und was wiederum dieses Ereignis mit der Jahre später auftretenden eingeschränkten Orgasmusfähigkeit?
- Wie kommt es bei Kindern zu Bauchschmerzen, wenn sie irritiert und überfordert sind, und was hat das Sonnengeflecht damit zu tun?
- Warum ergibt eine simultane Blutabnahme in beiden Ellenbogen des gleichen Patienten sehr abweichende Blutparameter, zum Beispiel bei Leukozytenzah-

len (Anzahl weißer Blutkörperchen), Hämatokrit, Hämoglobinwerten (Anzahl roter Blutkörperchen), und was ist die Rolle des Plexus cervicalis (Halsgeflecht) dabei.

Ich könnte noch viele weitere Fragen stellen und habe in meiner Praxisarbeit auch die Antworten gefunden, nicht aber in Lehrbüchern und Hörsälen. Für mich ist die medizinische Praxis meine private Forschungsanstalt. Jeder Patient beschenkt mich mit einer Geschichte, einem spannenden Fall.
Der Einfachheit halber fassen wir die vegetativen Geflechte folgendermaßen zusammen: Beckenplexus, Solarplexus, Vagusnerv beidseits mit dem Herzplexus und Halsplexus beidseits. Es gibt weitere vegetative Versorgungsgebiete, auf die ich hier nicht eingehe.

Grundlagen und Technik der Diagnostik

Die Technik ist einfach. Du verwendest die Cyberhand-Technik. Wenn wir das vegetative Nervensystem mit der Cyberhand testen, nehmen wir im Grunde seinen Rhythmus war und die Freiheit des Energieflusses. Die Hand wird zum Plexus und misst beziehungsweise fühlt seinen Freiheitsgrad. Dieser ist ein verlässlicher Parameter für die Funktionsfähigkeit.

- Außer bei den Vagusnerven hältst du die Hand zirka zehn Zentimeter über dem Körper mit der Handfläche und nach oben und geöffneter Hand. So, als ob du ein Blatt Papier auf ihr balanciertest.
- Dann stellst du dir vor, dass es nicht mehr deine Hand ist, sondern die Hand zu dem entsprechenden vegetativen Plexus wird.
- Dann bewegst du die Hand nach oben und unten beziehungsweise vom Plexus weg und wieder hin. Bei einem freien Plexus hast du währenddessen das Gefühl, als ob sich deine Hand schwerelos, also ohne jeglichen Widerstand, bewegen kann. Bei einem blockierten Plexus liegt ein Gewicht auf deiner Hand, du spürst einen Widerstand, gegen den du dich bewegen musst, oder etwas hält die Hand unten, so dass du sie gar nicht erst nach oben bewegen kannst.
- Nun ist es wichtig, nur den Spielraum für die Bewegung zu nutzen, der ohne Widerstand möglich ist. Versuche nicht, in den Widerstand hineinzugreifen mit Gewalt und Kraft. Damit würdest du in die Themen und Ladungen energetisch hineingreifen, die den Plexus blockieren, und es könnte sein, dass das Thema anschließend an deiner Hand klebt und du das Gefühl hast, sie erst wieder sauber machen zu müssen.
Grundregel bei der intuitiven Diagnostik: Bringe dich nie in die Gefahr, deine Unabhängigkeit, Neutralität und deinen Blick von außen zu verlieren.

Vegetatives Nervensystem

Der vegetative Beckenplexus, das Beckengeflecht

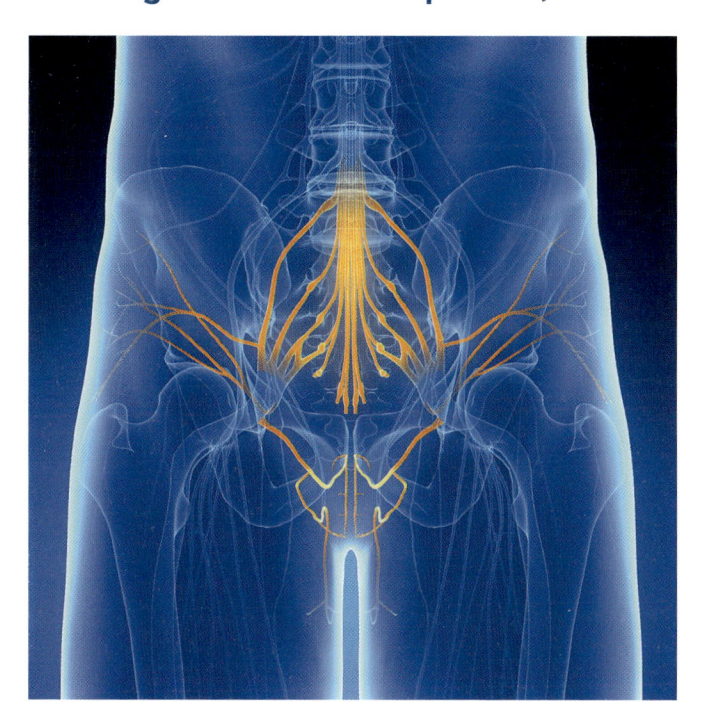

Das Beckengeflecht liegt, anatomisch gesehen, teilweise auf dem Steißbein auf. Damit erklärt sich auch seine große Verletzlichkeit, ein Sturz auf das Steißbein etwa führt zur nachhaltigen Irritation des Beckenplexus. Da dieser Plexus alle Funktionen im Becken reguliert und steuert, kann es zu Fehlfunktionen kommen. Dazu gehören
- Entleerungsstörungen und Hämorrhoiden im Darmbereich,
- Verspannungen und Krämpfe im Beckenboden,
- Erektions-, Orgasmus-, Regelstörungen und -beschwerden im Genitalbereich und Unterleib,
- Entleerungsstörungen der Blase,
- Lymphstauungen und Durchblutungsstörungen in den Beinen.

Das Organ, das alles im Becken automatisch abstimmt und koordiniert, befindet sich oft in einer Schockstarre. Neben dem Steißbeintrauma kommen schockierende Erlebnisse im Becken als Auslöser in Frage, wie sexuelle Gewalterfahrungen und Geburtstraumen. Aber auch sexuell bedingte energetische Manipulationen und Entladungen können für Teil- oder Komplettblockaden ausreichen.

Besonders zu beachten bei der Diagnostik:

Impuls
Mit der Handfläche einen Impuls auf das Beckengeflecht richten und dabei das Wort »Beckengeflecht« denken. Dann mit den Armen testen.

Cyberhand
Die Hand über das kleine Becken halten, zum Plexus werden lassen und den Bewegungsfreiraum erspüren durch Auf-und-ab-Bewegung.

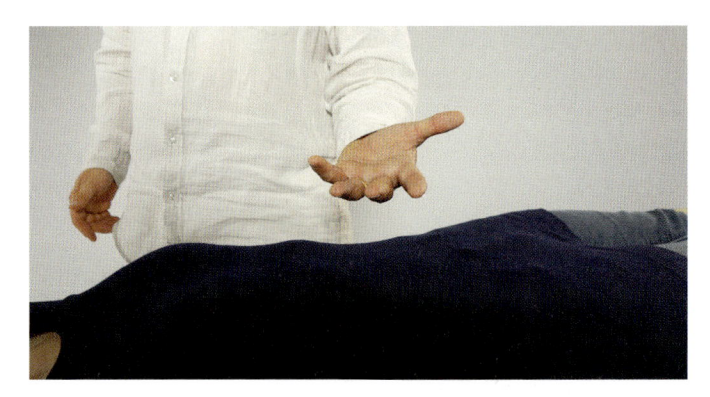

Eine Fallgeschichte aus der Praxis

Bei der Diagnostik einer 36-jährigen Sportlerin fiel ein blockierter Beckenplexus auf. Hinzu kam eine Totalblockierung des Steißbeins. Sie hatte drei schwere Steißbeintraumen erlitten im Alter von neun, dreizehn und siebzehn Jahren. Als Symptome gab sie an, seit ihrer Jugend Regelbeschwerden zu haben. Hinzu kam, dass sie sich von einen Schleudertrauma der Halswirbelsäule nicht recht erholt hatte. Seit zehn Monaten wollten Schwindel, Müdigkeit und Schmerzen in der Halswirbelsäule nicht weichen. Ihr fielen zu den Steißbeintraumen auch noch die entsprechenden Unfälle ein: Stürze beim Schlitten- und Schlittschuhfahren sowie ein Sturz von einem Turngerät.

Das Steißbein ist das untere Ende der Wirbelsäule und normalerweise sehr flexibel. Wenn es blockiert durch einen Sturz, ist es so, als ob man einen Keil von unten in die zuvor bewegliche Wirbelsäule schlägt. Damit wird die gesamte Wirbelsäule fest und verliert an Flexibilität. Wenn es dann zu einem Trauma an der Halswirbelsäule kommt, kann die Wirbelsäule das nicht balancieren und kompensieren, denn sie ist ja bereits blockiert von unten. Somit ist oft der Schlüssel zu Problemen an der Halswirbelsäule die Deblockierung des Steißbeins. Das ist mit energetischer Medizin, wie mit dem *innerwise*-Heilsystem, auf einfache Weise möglich.

Vegetatives Nervensystem

Das vegetative Sonnengeflecht

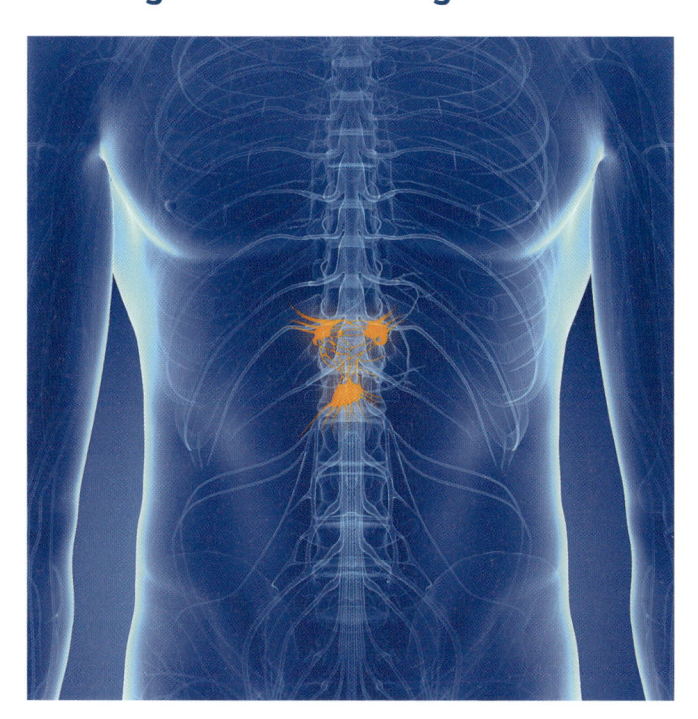

Alle Organe im Oberbauch hören auf diesen Dirigenten, sie alle werden gesteuert und koordiniert durch das Sonnengeflecht. Oft erleben wir Fehlfunktionen oder Irritationen in den Organen, denen aber ausschließlich eine Blockierung des Sonnengeflechts zugrunde liegt. Das Sonnengeflecht reagiert sehr empfindlich bei Irritationen und Blockierungen der Gesamtregulation des Menschen. So kommt es besonders bei Kindern häufig zu Beschwerden im Oberbauch. Das Sonnengeflecht ist eine der Hauptursachen für die unklaren Bauchschmerzen der Kinder.

Besonders zu beachten bei der Diagnostik:

Impuls

Mit der Handfläche einen Impuls auf das Sonnengeflecht richten und dabei das Wort »Sonnengeflecht« denken. Dann mit den Armen testen.

Cyberhand

Die Hand über den Oberbauch halten, zum Plexus werden lassen und den Bewegungsfreiraum erspüren durch Auf-und-ab-Bewegung der Hand.

Eine Fallgeschichte aus der Praxis

Ein zwölfjähriges Mädchen hatte immer wieder Bauchschmerzen. Sie waren oft so stark, dass es nicht in die Schule gehen konnte. Ich hatte es öfter behandelt, und bei den Tests zeigte sich immer wieder eine Regulationsstarre. Dadurch wurde das Sonnengeflecht blockiert, und es kam zu den Bauchschmerzen. Jedes Mal, wenn ich das Mädchen behandelt hatte, waren die Schmerzen verschwunden. Aber sie kamen immer wieder.

Erst mit der therapeutischen Klärung verschwanden die Schmerzen dauerhaft. In dem Fall kamen drei Ursachen zusammen: eine Nahrungsmittelunverträglichkeit, Angst vor Prüfungssituationen in der Schule und eine Belastungssituation im Elternhaus.

Vegetatives Nervensystem

Vagusnerven

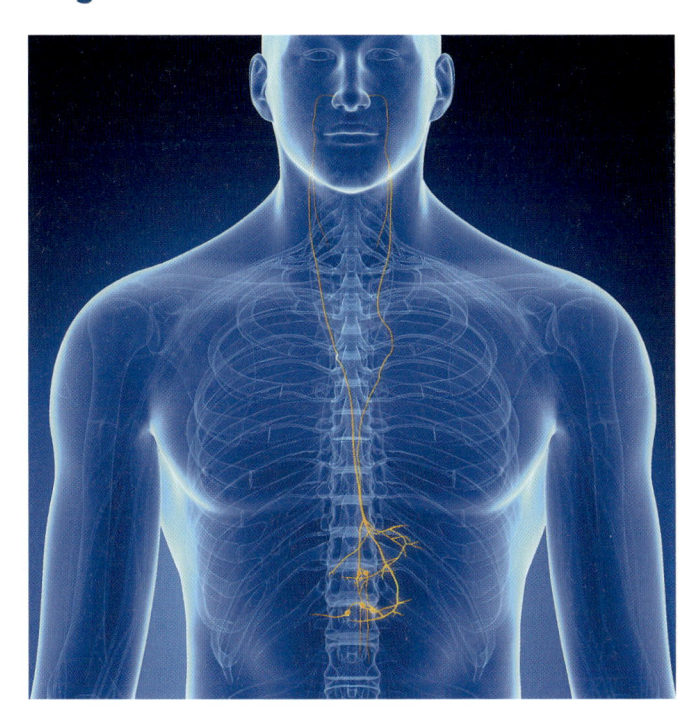

Die Vagusnerven sind die am wenigsten beachteten und doch wichtigsten vegetativen Nerven. Mit ihrer Hilfe bildet sich das Herzgeflecht. Ihre Blockierung erzeugt mehr Schmerzen und Todesfälle als die jeder anderen Struktur im Körper. Da die Vagusnerven also für die Steuerung des Herzens, seiner Muskulatur sowie der Herzkranzgefäße zuständig sind und ihre Irritation dort zu Fehlfunktionen führt, ist es so wichtig, sie regelmäßig auf Blockierungen und Irritationen zu testen und sie auch zu beseitigen. Das ist oft energetisch mit Visualisierungen und Meditationen möglich.
Es gibt zwei Vagusnerven: einen rechten und einen linken. Die Vagusnerven kommen aus dem Gehirn und verlaufen neben der Wirbelsäule durch den Brustraum in den Oberbauch.

Besonders zu beachten bei der Diagnostik:

Impuls

Mit der Handfläche einen Impuls auf das Sonnengeflecht richten und dabei das Wort »Sonnengeflecht« denken. Dann mit den Armen testen.

Cyberhand

Für den Selbsttest deinen Daumen verwenden und ihn selbst zum Vagusnerv werden lassen. Den Daumen so bewegen, als ob du mit Hosenträgern spielest. Den Test auf der rechten und der linken Seite durchführen.
Zum Testen anderer den Zeigefinger verwenden und ihn selbst zum Vagusnerv werden lassen. Parallel zum Körper halten und ihn hoch- und runterbewegen. Den Test auf der rechten und der linken Seite durchführen.

Lichthand

Mit der Lichthand durch die Vagusnerven und das Herzgeflecht bewegen, das sich um das Herz befindet, und dabei Irritationen und Widerstände wahrnehmen.

Eine Fallgeschichte aus der Praxis

Ein 48-jähriger Mann spürte einen Druck in der Brust, verbunden mit stechenden Schmerzen im Herzen. Diese Symptome waren allesamt nach einem Telefonat eingetreten, das für ihn unangenehm verlief und im Ton aggressiv war. Das Herz zeigte in den Tests keinerlei Stress an. Auch nicht der Herzbeutel, die Lunge oder die Brustwirbelsäule samt Rippen.

Der einzige Stress lag im Vagusnerv links vor, der sich von dort im Herzplexus ausbreitete. Im Vagusnerv waren ein Fremdklang und eine hohe Ladung vorhanden. Mit der therapeutischen Klärung verschwanden die Herzbeschwerden sofort.

Vegetatives Nervensystem

Plexus cervicalis / Halsgeflecht

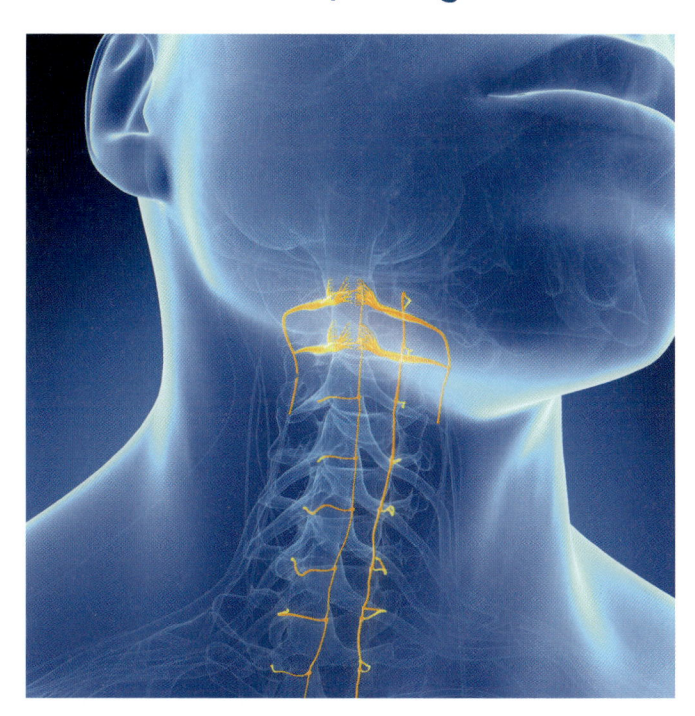

Das Halsgeflecht steuert vegetativ auf beiden Seiten den ganzen Bereich vom Hals bis zum oberen Rücken. Oft ist die Irritation dieses Plexus verbunden mit Blockierungen des ersten und zweiten Rippenköpfchens, das dann wiederum auf den Plexus mechanisch drückt.
Wenn du die Augen schließt und tief ein- und ausatmest, kannst du spüren, wie sich dabei deine Schultern bewegen. Bei Blockierungen der ersten beiden Rippen ist eine Schulter eingeschränkt in der Atembewegung. Sie kann sich nicht so weit heben und senken wie die andere.

Besonders zu beachten bei der Diagnostik:

Impuls

Mit der Handfläche einen Impuls auf das Halsgeflecht rechts richten und dabei das Wort »Halsgeflecht« denken. Dann mit den Armen testen. Dasselbe auf der linken Seite durchführen.

Cyberhand

Die Hand über das Halsgeflecht rechts halten, sie selbst zum Plexus werden lassen und durch Auf-und-ab-Bewegung der Hand den Bewegungsfreiraum erspüren.
Dann mit derselben Hand das linke Halsgeflecht testen. Da beide Hände etwas unterschiedlich spüren, ist es entscheidend, immer dieselbe Hand zu verwenden.

Eine Fallgeschichte aus der Praxis

Ein Patient klagte über schmerzende und einschlafende Hände auf der rechten Seite bei körperlichen Arbeiten und nachts beim Schlafen. Die Beschwerden waren nachts so stark, dass er regelmäßig davon aufwachte und mit Schüttelbewegungen versuchte, den Arm wieder zu beleben und schmerzfrei zu werden.

In der Diagnostik fiel auf, dass sein Schlafplatz gestört war. Es lag eine Geopathie vor, die nachts die schon vorhandene Spannung und Übersäuerung im Körper des Mannes verstärkte.

Therapeutisch war nichts weiter nötig, als das Bett um eineinhalb Meter zu verschieben. Bereits in der zweiten Nacht nach der Behandlung war er schmerzfrei.

Vegetatives Nervensystem

Peripheres Nervensystem

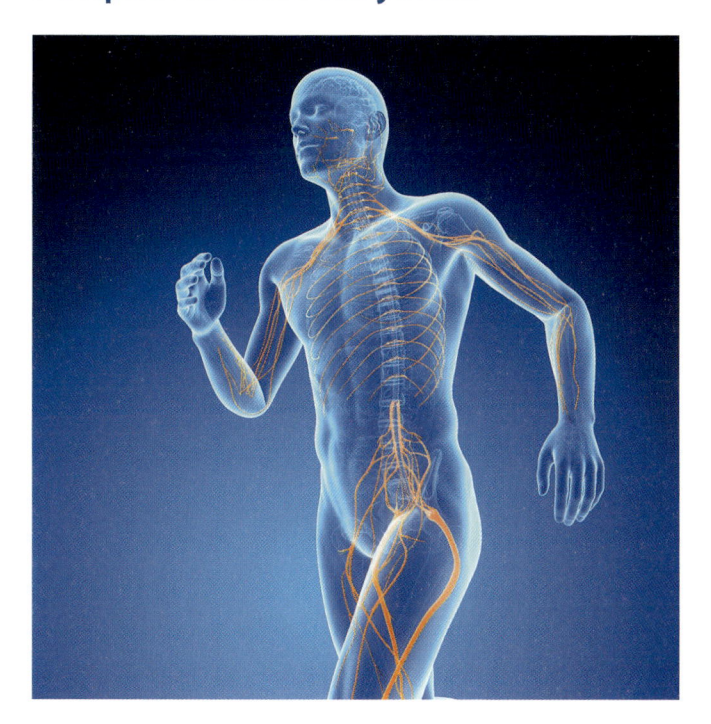

Die Nerven übermitteln die Informationen aus der Zentrale in die gesamte Umgebung (Peripherie) und anders herum, und sie können die folgenden Einflüsse absolut nicht leiden:
- Kompressionen und Druck,
- Unfälle,
- Mangelernährung und
- Vergiftungen.

Zur Kompression kann es durch blockierte Gelenke kommen, durch verspannte Muskeln (zum Beispiel durch den Piriformismuskel am Po) oder durch verspannte Faszien, wenn die Nerven durch deren Lücken verlaufen. Ursachen hierfür sind:
- Unfälle, die zu Verletzungen der Nerven führen. Sie können sehr langsam wieder heilen, müssen aber nicht.
- Mangelernährung. Hier ist vor allem die Unterversorgung mit verschiedenen Vitamin-B-Komponenten zu nennen.
- Vergiftungen, insbesondere durch Schwermetalle (zum Beispiel Quecksilber aus Amalgam), Chemikalien und Medikamente.

Diese Liste erhebt keinen Anspruch auf Vollständigkeit.

Besonders zu beachten bei der Diagnostik:

Impuls
Mit der Handfläche einen Impuls auf den Körper oder auf einen spezifischen Nerv richten und dabei die Wörter »peripheres Nervensystem« denken. Dann mit den Armen testen.

Eine Fallgeschichte aus der Praxis
Bei einem 58-jährigen Patienten traten während der Chemotherapie zuerst Schmerzen und dann Taubheit an den Zehen auf. Nachdem er die Chemotherapie beendet und anschließend hochdosierte Vitamin-B-Kombipräparate und entgiftende Tees zu sich genommen hatte, kamen das Gefühl und die Lebensfreude wieder. Und in seinem Fall kam es auch ohne die Chemotherapie zu keinem erneuten Wachstum des immer noch vorhandenen Resttumors.

Vegetatives Nervensystem

Sehnen und Faszien

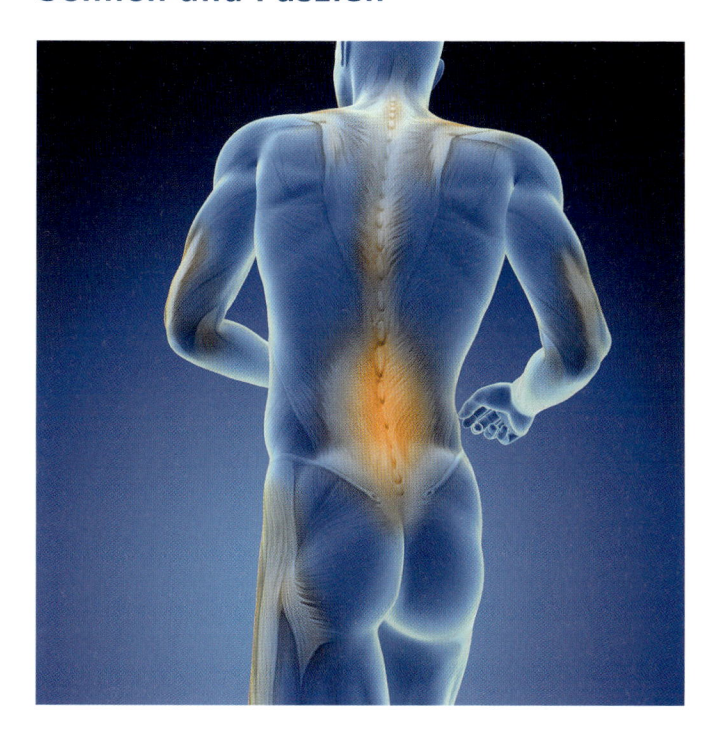

Sehnen sind die Ausläufer der Muskeln. Faszien umhüllen Gewebe, schaffen Abgrenzungen und verbinden. Sehnen und Faszien sind, wie auch die Muskulatur, Speicher für Ladungen und andere ungeklärte Themen. Diese sitzen wie fremde Klänge irritierend in dem Gewebe fest – und das oft über viele Jahre. Zum Beispiel sind zwischen den beiden Knochen der Unterarme und Unterschenkel Faszien vorhanden, die Schmerzen hervorrufen, verspannen und dadurch sogar die Bewegung der angrenzenden Gelenke einschränken können.
Wir spüren Irritationen der Sehnen und Faszien oft als Spannungen oder Verkürzungen und Einschränkungen der Beweglichkeit.

Besonders zu beachten bei der Diagnostik

Impuls

Mit der Handfläche einen Impuls auf den Körper oder eine spezielle Sehne oder Faszie richten und dabei die Wörter »Sehne« und »Faszien« denken. Dann mit den Armen testen.

Eine Fallgeschichte aus der Praxis

Nach einem Sturz hatte eine 32-jährige Patientin Schmerzen beim Laufen im linken Bein, besonders im Unterschenkel. Es war ein unangenehmes Ziehen, als ob die Muskeln seitlich kurz geworden wären. Die Muskeln jedoch zeigten im Test kein Problem an. Allerdings war das Fibulaköpfchen (Wadenbeinköpfchen) unter dem Knie sehr schmerzend, und die Faszie zwischen Fibula und Tibia (Waden- und Schienbein) war verspannt und im Stress. Eine gute osteopathische Behandlung konnte das Problem lösen.

Muskulatur

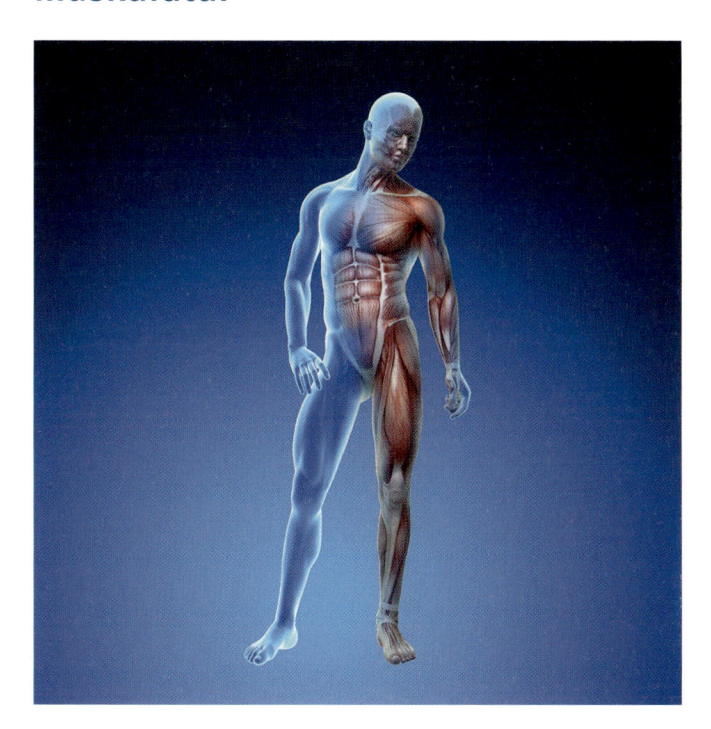

Neben Durchblutungsstörungen und Unterversorgung mit Sauerstoff kommt vor allem die Übersäuerung für Schmerzen und Einschränkungen der Kraft der Muskulatur in Frage. In dem Zusammenhang ist die hohe körperliche Leistungsfähigkeit von Menschen auffällig, die fasten. Kraft und Ausdauer sind dann besonders hoch. Sobald sie jedoch wieder beginnen, normal zu essen, lässt die Ausdauer nach.

Ich möchte damit nicht für ein Fasten plädieren, sondern nur die Verbindung aufzeigen zwischen Körperreaktionen und Ernährung. Wenn wir Nahrungsmittel zu uns nehmen, die wir nicht vertragen oder auf die wir sogar allergisch reagieren, wird die produzierte Säure zu abnehmender Leistung, zu Schmerzen und Anschwellungen im Körper führen.

Deshalb ist es so wichtig, bei jeder Diagnostik die Nahrungsmittel, Medikamente und den Schlafplatz mit zu testen, denn sie haben einen gravierenden Einfluss auf unser Wohlbefinden und unsere Leistungsfähigkeit. Auch eine blockierte Atmung reduziert die Sauerstoffaufnahme, ebenfalls ein wichtiger Faktor für eingeschränkte körperliche Leistungsfähigkeit.

Gleichzeitig werden in der Muskulatur aber auch emotionale und energetische Spannungen abgelagert.

Besonders zu beachten bei der Diagnostik:

Impuls

Mit der Handfläche einen Impuls auf den Körper oder spezifische Muskeln richten und dabei das Wort »Muskel« denken. Dann mit den Armen testen.
Wenn Stress vorliegt, die betroffenen Ebenen austesten.

Eine Fallgeschichte aus der Praxis

Bei einem 38-jährigen Mann kam es seit zwei Jahren immer wieder zu einer Schwere und zu Schmerzen in den Beinen. Wenn er längere Strecken lief, noch dazu bergauf, musste er immer wieder Pausen einlegen, damit die Schmerzen aus den Beinen verschwanden.

Diagnostisch fanden wir eine Allergie auf Gluten, den »Kleber« vieler Getreidearten. Allein das Weglassen von diesem einen Nahrungsmittelbestandteil brachte dem Patienten die gewohnte Ausdauer und Kraft seiner Beine zurück.

Herde

Herdgeschehen

Die Herdforschung hatte in den sechziger und siebziger Jahren des zwanzigsten Jahrhunderts ihren Höhepunkt. Damals waren regelmäßig Beiträge in Ärztezeitschriften zu finden über die Bedeutung der Herde und ihre Auswirkungen auf den Gesamtorganismus. Das letzte therapeutische Verfahren, das sich heute noch damit beschäftigt, ist die Neuraltherapie.
Herde sind viel mehr als Entzündungen. Entzündungen machen jedoch einen großen Anteil der Herde aus, aber auch aktive Narben, chronische Tonsillitis mit Eiterabkapselungen und Fremdkörper gehören dazu. Im Zahnbereich sind es vor allem Entzündungen unter den Wurzeln, im sogenannten periapikalen Raum, aber auch tote Zähne und Zahntaschen sowie fehlgestellte Zähne – vor allem Weisheitszähne.
Röntgenologisch ist im Kieferknochen erst eine Veränderung sichtbar, wenn mindestens fünfzig Prozent des Knochens an der Stelle zerstört sind. Im Grunde ist also nicht die Entzündung und die Knochenauflösung, sondern nur die Schutzkapsel sichtbar, die der Körper um die Entzündung bildet. Die OPG-Aufnahme (Panoramaaufnahme oder auch das Orthopantomogramm), auf der alle Zähne auf einer Röntgenaufnahme sichtbar sind, bietet dabei die beste Möglichkeit, die periapikalen Entzündungsherde sichtbar zu machen, weil die Einzelaufnahmen der Zähne oft genau an der Stelle enden, wo es beginnt, interessant zu werden: im Raum unterm Zahn.
Mit dem Armlängentest lassen sich die Herde unabhängig von röntgenologischen Untersuchungen finden, da sie Stresszonen darstellen, auf die der Körper reagiert. Zur Vereinfachung und Beschleunigung der Diagnostik der Zähne mit dem Armlängentest empfiehlt sich folgender Testablauf:
1. gesamter Zahn- und Kieferbereich,
2. Unterkiefer,
3. Oberkiefer,
4. mögliche Quadranten (wenn es Stress im Unter- oder Oberkiefer gab),
5. einzelne Zähne in den betroffenen Quadranten.

Als Kontrolluntersuchungen können dann die Palpation (Abtasten) der betroffenen Bereiche oder gezielte Röntgenaufnahmen eine weitere Bestätigung bringen. Zur Palpation im Unterkieferbereich von innen gleitest du mit dem Zeigefinger auf der Rückseite des Zahns in die Tiefe zum Wurzelbereich. Wenn dort ein Herd vorliegt, ist das Gewebe geschwollen und reagiert schmerzhaft auf den Druck. Zur Palpation im Unterkieferbereich von außen gleitest du mit dem Daumen oder Zeigefinger am Unterkieferknocheninnenrand nach oben in Richtung der Zahnwurzel. Dort wirst du im Falle eines Herdgeschehens eine auf Druck schmerzempfindlich reagierende Schwellung finden. Je aktiver der Herd, desto schmerzhafter wird der Druck empfunden. Deshalb sollte diese Technik mit Feingefühl durchgeführt werden.

Zur Palpation im Oberkieferbereich gibt es durch den harten Gaumen nur die Möglichkeit, zwischen der Oberlippe und den Zähnen in die Tiefe zu gleiten und dort in Richtung Wurzel zu drücken und nach schmerzhaften Zonen zu suchen. Schwellungen sind dort normalerweise nicht ertastbar.

Fernwirkungen der Herde im Gesichtsbereich

Mit Hilfe der Neuraltherapie bin ich auf interessante und bis dahin unbekannte Verbindungen von Herden im Gesichtsbereich und Beschwerden in der lumbosakralen Zone (Lendenwirbel und Kreuzbein) gestoßen. Während meiner ärztlichen Tätigkeit auf einer Station für Schmerztherapie habe ich Forschungsstudien zu Reflexzonen durchgeführt und diese mit therapeutischen Interventionen durch Neuraltherapie kombiniert.

Aus Fachliteratur und meinen Ausbildungen waren mir die sogenannten Adler-Langer-Druckpunkte an den Dornfortsätzen der Halswirbelsäule bekannt, und ich habe die Zonen über dem Sakrum (Kreuzbein) bei Patienten mit lumbosakralen Schmerzen untersucht und ein Muster der Schmerzpunkte feststellen können.

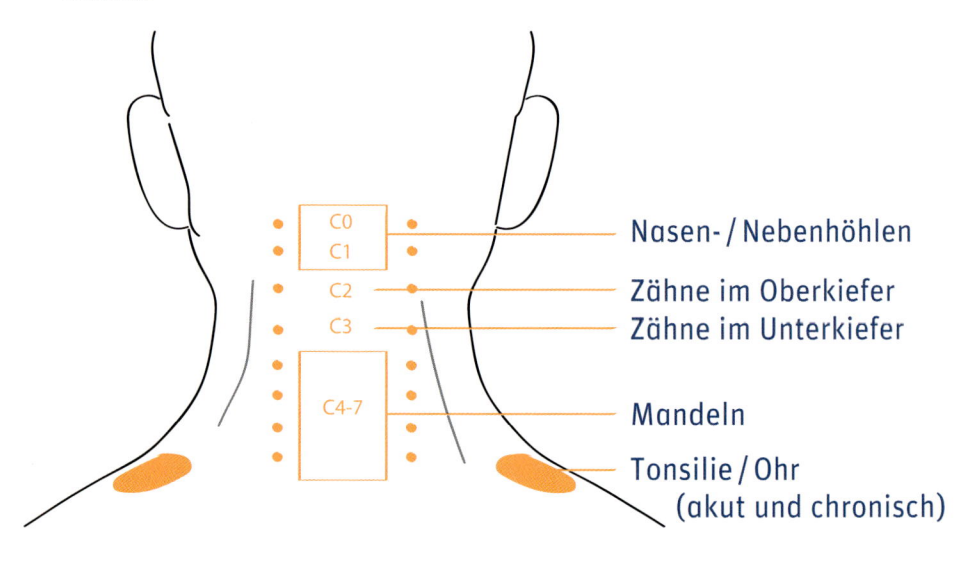

Durch Injektionen des Lokalanästhetikums Procain an Herde im Gesichtsbereich (Zähne, Tonsillen, Nasennebenhöhlen) veränderte sich die Druck- und Schmerzempfindlichkeit der lumbosakralen Zonen, und die initialen Beschwerden wie Lumbalgien verschwanden oder verringerten sich während der Wirkdauer des lokalen Anästhetikums. Injektionen mit Lokalanästhetika mit verlängerter Wirkdauer verlängerten die Zeit der Schmerz- und Symptomreduktion. Beim Vergleich der bestehenden Muster im Lumbosakralbereich mit den von Adler und Langer beschriebenen Druckpunkten im Bereich der Halswirbelsäule waren eindeutige Übereinstimmungen auffindbar. Anhand dieser Ergebnisse ist die Karte der lumbosakralen Reflexzonen der Herde im Gesichtsbereich entstanden (liebevoll nenne ich es: »das Arschgesicht«).

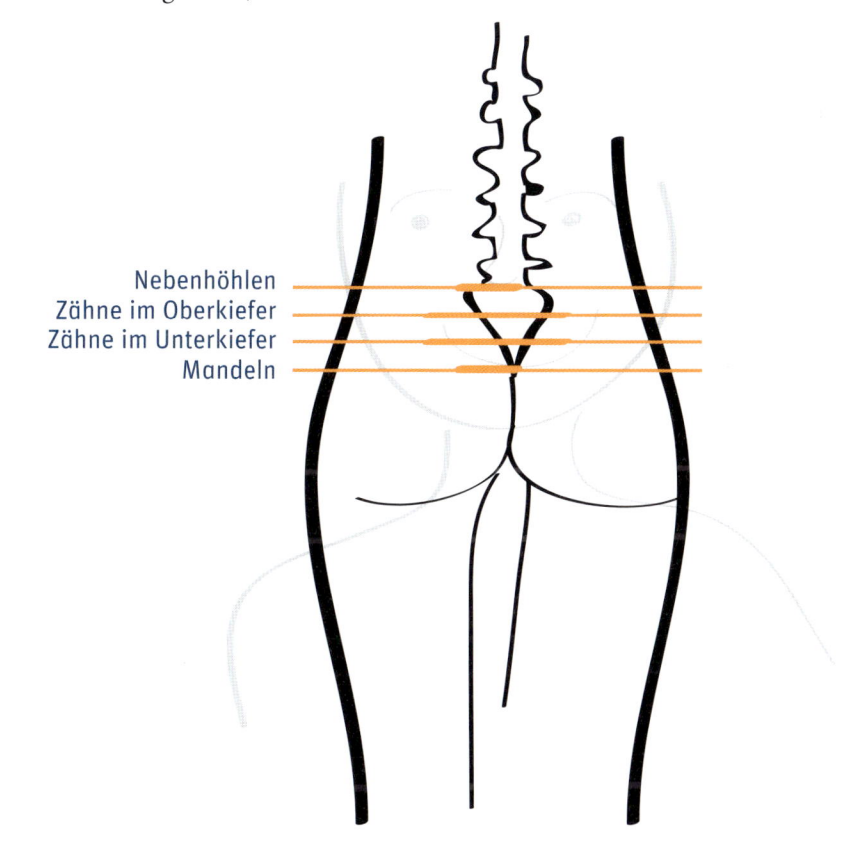

Nebenhöhlen
Zähne im Oberkiefer
Zähne im Unterkiefer
Mandeln

Herdsanierungen, vor allem durch Zahnärzte und Kieferchirurgen, führen oft zu anhaltender Beschwerdefreiheit der ehemaligen Patienten mit Lumboischialgien (Schmerzen des Ischiasnervs). Für mich hatte diese Entdeckung in meinen frühen Jahren als Arzt ein tieferes Verständnis für die komplexen und teilweise noch unbekannten Zusammenhänge im menschlichen Körper gegeben und eingeladen, weiter zu forschen.

Narben

Wenn Narben störungsfrei sind, sind sie zwar noch blass sichtbar, haben jedoch keinerlei Ladung mehr oder irritierende Wirkungen auf den Körper. Gestörte Narben dagegen
- sind verfärbt, oft etwas lila, wie altes, sauerstoffarmes Blut,
- sind prominent sichtbar,
- sind wetterempfindlich,
- führen zur Stressreaktion beim Armlängentest, wenn sie berührt werden,
- haben Fernwirkungen im Körper und
- tragen Ladungen (von vor dem Unfall, vom Unfall selbst oder von der medizinische Versorgung und den Ereignissen danach, die mit der Verletzung gekoppelt waren).

Zudem gibt es im Bereich gestörter Narben oft Risse im Energiefeld.

Besonders zu beachten bei der Diagnostik:

Impuls
Hierbei gibst du den Reiz direkt auf die Narbe: Streiche mit dem Fingernagel über die »Narbe« und teste dann mit den Armen.

Lichthand
Damit kannst du die in der Narbe vorhandenen Energien wahrnehmen.

Organimago
Dabei werden die Themen hinter den vorhandenen Energien und Ladungen sichtbar.

Eine Fallgeschichte aus der Praxis

Ein 53-jähriger Patient hatte seit Jahren Kopfschmerzen, die therapieresistent waren. Diagnostisch fand sich eine Einschränkung des Schädelatems (was das ist, wird ab Seite 270 erklärt) in zwei Achsen. Hinzu kam eine noch aktive Narbe auf der Schulter der am meisten durch den Kopfschmerz betroffenen Seite.
Die therapeutische Entstörung der Narbe mit Hilfe energetischer Medizin und Lidocain-Creme (zur örtlichen Betäubung) über mehrere Tage auf der Narbe, fixiert unter einem Plastikpflaster, öffnete nicht nur den Schädelatem, sondern nahm auch den Kopfschmerz.

Grundlagen und Technik

7. Diagnostik der Rhythmen

Sie ist die Königsdisziplin der intuitiven Diagnostik. Dabei nehmen wir die körper- oder organeigenen Schwingungen mit unseren Händen wahr und drücken sie in Bewegung aus. Die Hände hören hin, werden gleichzeitig zum Rhythmus und setzen sie als sichtbare Bewegung um. Dazu ist eine gute Beweglichkeit und Geschmeidigkeit der Hände nötig. Hinzu kommen die nötige Klarheit und Balance des Therapeuten, um nichts in die feinen Rhythmen hineinzuprojizieren und die Rhythmen hören und wahrnehmen zu können.

Grundlagen und Technik

Jedes einzelne Organ hat seinen eigenen Klang und Rhythmus. Dieser ist entscheidend für die Struktur und Funktion des Organs. Deshalb gibt es bei den zu diagnostizierenden Ebenen auch die rhythmische Ebene. Wir klingen, und wenn es uns gutgeht, sind wir ein Einklang – harmonisch und schön. Wenn es uns allerdings nicht gutgeht, sind wir verstimmt, quietschen und sind fragmentiert. Neben der kompletten Verstimmung kommt es viel häufiger zu lokalen Verstimmungen in uns beziehungsweise in unseren Organen.

Es gibt einige große Rhythmen im Körper:
- Lungenatem,
- Herzrhythmus,
- Schädelatem,
- Cranio-Sakral-Rhythmus.

Diese lassen sich diagnostisch sehr gut mit den Händen darstellen. Die Hände begeben sich dazu in einen klingenden Raum, lauschen und werden selbst zu dem Klang. Du kannst es dir auch so vorstellen, dass die Hände wie Tänzer die Musik der Organe in Bewegung umsetzen. Wichtig ist dabei, dass du erlaubst, dass sich die Hände mit dem Rhythmus verbinden und zu diesem Rhythmus werden (wie bereits bei der Diagnostik der vegetativen Plexus erklärt).

Lungenatem

Für diese Technik benötigst du etwas Raum für deine Arme und den Mut, diesen auch zu nutzen. Zuerst zum Atem: Er besteht aus mehr als dem in der westlichen Kultur bekannten Ventilieren von Luft. In östlichen Kulturen kennt man den Begriff des Prana, des Lebensatems oder Lebenshauchs. Auch Prana wird durch die Atmung aufgenommen. Wenn wir die Atmung analysieren, finden wir zwei Anteile:

1. *die Atmung von Luft:* Dabei füllen wir die Lungen in der Einatmung (maximal) mit Luft, und in der Ausatmung entleeren wir sie wieder so weit wie möglich.
2. *die Atmung von Energie:* Hier öffnen wir uns für das Universum und erfüllen dieses mit unserer Energie und lassen dann das Universum durch uns ausatmen.

Eine normale, freie Atmung fühlt sich weit und unbegrenzt an. Ja, du atmest ohne jeden Aufwand ein und spürst keine Grenzen dessen, was du mit deinem Atem füllen kannst. Oft ist aber das Gegenteil Realität. Wir spüren schon Grenzen beim Füllen der Lunge mit Luft, atmen gegen einen Widerstand an, müssen am Ende der Einatmung etwas verdrängen – mit Kraft.

Die Technik

Den Raum erfahren
- Nimm deine Arme vor deine Brust. Öffne sie und halte die Handflächen nach unten.
- Erfahre den Raum. Bewege deine Hände in alle Richtungen: nach oben, unten, hinten, vorne. Welchen Rahmen können sie berühren?
- Nun bewege die Arme in einem großen weiten Bogen nach oben und außen und dann öffne am Ende die Finger, so, als ob sie ins Unendliche wachsen könnten.
- Wiederhole die Bewegungen noch einige Male und traue dich immer mehr, so dass die Hände den ganzen Raum einnehmen und am Ende der Bewegung fast gestreckt sind.

Einatmung
- Beginne wieder in der Mittelposition vor deinem Brustkorb.
- Die Hände sind nun nicht mehr deine Hände. Sie sind der Atem.
- In der Bewegung nach oben nimmst du die Füllung der Lungen mit Luft wahr. Dabei sollten sich die Hände ohne Widerstand bewegen lassen können. Die maximale Füllung mit Luft drückt sich in der Höhe und Weite der Kuppel aus, die deine Hände imstande sind darzustellen.
- Die weitere Bewegung mit dem Öffnen der Hände zur Seite und dem Öffnen der Finger stellt den energetischen Atem, Prana dar. Dabei füllt der energetische Atem am Ende der Einatmung das ganze Universum. Grenzenlos.

Ausatmung
- Bringe die Hände wieder in die Ausgangsposition vor dem Brustkorb.
- Stelle nun in der Bewegung nach unten die Ausatmung der Luft dar und in der Bewegung zur Seite und Öffnung der Finger das Erlauben der energetischen Ausatmung des Universums durch uns.

Auf der Multimedia-DVD findest du auch ein Video zur Atemdiagnostik.

Lungenatem

Mögliche Irritationen

- *Widerstand:* Du fühlst einen Druck und Widerstand, der der Bewegung der Hände entgegenwirkt.
- Bewege die Hände nur in dem freien Raum, nicht in Widerstände hinein. Es kann sein, dass du fast keine Einatembewegung oder Ausatembewegung durchführen kannst, weil sogar in beide Richtungen ein großer Widerstand das verhindert. Der Widerstand kann auch nur auf einer Lungenseite vorliegen, und sehr oft ist das der Fall. Die Einatmung rechts kann zum Beispiel frei sein, die Einatmung links ab der Hälfte blockiert.
- *Irritationen:* Du kannst die Hände zwar bewegen, aber in bestimmten Bereichen ruckeln sie, so, als ob sie über ein Waschbrett glitten. Das kann auch nur ein kleiner Bereich auf einer Seite sein. Um diesen deutlicher sichtbar zu machen, kannst du in diesen Bereich hineinzoomen, also diesen Bereich künstlich vergrößern, um deutlicher sehen zu können.
- *Einschränkungen:* Du kannst das Gefühl haben, dass auf der Einatmung eine Last liegt, die die maximale Füllung mit Luft verhindert. In der Bewegung ist dann von der möglichen Kuppel der Bewegung oben etwas abgeschnitten. Auch die energetische Einatmung kann eingeschränkt sein. Dann wird die Öffnung zum Ende der Bewegung schwer, oder die Finger können sich nicht öffnen und weiten. Das kann alles auch auf die Ausatmung zutreffen.
- *Paradoxe Atmung:* Ich habe auch schon Patienten erlebt, bei denen anstatt der Bewegung nach oben in der Einatmung eine leichte Bewegung nach unten einsetzte.

Wichtiger Hinweis

Erneut weise ich dich darauf hin, dass du dich nicht in die Widerstände hineinbewegen sollst. Die Widerstände stehen für Themen und Energien, die du lieber nicht an deinen Fingern kleben haben möchtest.

Herzrhythmus

Ehrlich gesagt, kam mir die Idee, den Herzrhythmus mit den Händen darzustellen, erst beim Schreiben dieses Buches. Ich habe es ausprobiert und war sofort begeistert über die Aussagefähigkeit. Es lassen sich Qualitäten und Parameter des Herzens erfassen, die ich mit noch keiner anderen Methode finden konnte. Es ist doch immer wieder überraschend, was noch dazuzulernen ist.

- Bringe deine Hände vor deinen Brustkorb und stelle dir vor, sie seien das Herz;
- nun lasse sie verlangsamt und genussvoll den Herzrhythmus darstellen, indem sie sich zusammen- und wieder auseinanderbewegen;
- nimm deinen momentanen Herzrhythmus wahr;
- vergleiche deinen momentanen Herzrhythmus mit dem vor einigen Jahren;
- nimm einen optimalen Herzrhythmus wahr – so schön, wie er sein könnte;
- achte darauf, wie sich der Herzraum anfühlt, ob die Hände zentral zusammenkommen, ob es Widerstände oder Bereiche gibt, die sich leer anfühlen.

Die Herzvariabilität beziehungsweise die Veränderlichkeit der Bewegung gilt als Parameter der Gesundheit des Herzens. Wenn die Bewegung nur noch mechanisch stattfindet, kommst du deinem Ende näher. Deshalb fühle mit deinen Händen, ob das Herz noch Freude am Tanz des Lebens hat oder nur noch notgedrungen weitermacht.

Auf der Multimedia-DVD findest du auch ein Video zur Diagnostik des Herzrhythmus.

Schädelatem

Unser Schädel atmet. Wenn du es nicht glauben magst, lege einen Gürtel um den Schädel und ziehe ihn fest zu. Das ist eine alte Foltermethode. Gar nicht so selten erfahren wir die Auswirkungen derartiger Folter: beim Kopfschmerz. Unsere Schädelknochen sind nicht miteinander verwachsen, die Nähte bleiben ein Leben lang offen. Das ist an den Plastikmodellen des Schädels nicht mehr zu erkennen, aber an echten. Damit ist eine Beweglichkeit gegeben. Du kannst es auch spüren, wenn du dich auf die Stirn und die Schläfen konzentrierst. Du wirst feststellen, dass dein Schädel atmet.

Wir betrachten sechs Achsen der Atembewegung:
- Kompression rechts–links,
- Kompression vorn–hinten,
- Kompression oben–unten,
- Verwringung rechts–links,
- Verwringung vorn–hinten,
- Verwringung oben–unten.

Die Technik

- Halte deine Hände seitlich neben den Schädel mit zehn bis zwanzig Zentimeter Abstand zum Schädel;
- nimm das Energiefeld zwischen den Händen wahr und beginne, es rhythmisch zusammenzudrücken und wieder zu entspannen. Es fühlt sich so ähnlich an, als ob man einen Luftballon leicht komprimiert und wieder entspannt. Die Hände nutzen dazu maximal einen Spielraum von fünf Zentimetern auf jeder Seite für die Bewegung.

Normalerweise fühlst du keinen Widerstand, sondern vergleichbar mit einem Luftballon ist die Bewegung möglich.

Kompression rechts–links
- Halte beide Hände seitlich vom Schädel mit zehn bis zwanzig Zentimeter Abstand vom Schädel;
- drücke das Feld zirka fünf Zentimeter zusammen und entspanne es wieder.

Kompression vorn–hinten
- Halte eine Hand vor das Gesicht und die andere hinter den Kopf mit einem Abstand von zehn bis zwanzig Zentimetern;
- drücke das Feld zirka fünf Zentimeter zusammen und entspanne es wieder.

Kompression oben–unten
- Halte die Hand über den Schädel und unter das Kinn.

Verwringung rechts–links
- Drücke für die Verwringung das Feld nicht zusammen, sondern verdrehe die Hände gegeneinander. Eine Kombination aus Rotation und seitlicher Bewegung setzt in den Schädelknochen ein;
- halte die Hände dabei seitlich.

Verwringung vorn–hinten
- Verdrehe die vor und hinter den Kopf gehaltenen Hände gegeneinander.

Verwringung oben–unten
- Verdrehe die über den Schädel und unter das Kinn gehaltenen Hände gegeneinander.

Mögliche Irritationen

Es kann sein, dass du das Gefühl hast, ein Stück Hartgummi oder Holz und manchmal sogar Beton in den Händen zu halten. Bei Kopfschmerzen sind normalerweise zwei oder mehr Achsen blockiert. Kopfschmerzen ohne Blockierungen des Schädelatems habe ich noch nicht erlebt.

Cranio-Sakral-Rhythmus

Das ist so, als ob du die Seele direkt berühren könntest. Du spürst die tiefsten Energien des Menschen. Dementsprechend vorsichtig musst du auch bei dieser Technik sein.

Wir üben zunächst die nötige Vorsicht und Achtsamkeit.
- Halte deine beiden Hände offen vor dich und stelle dir vor, auf jeder Hand liege eine Daune.
- Nun beginnst du, die beiden Hände simultan zu bewegen, so wie das Wiegen eines Kindes in den Schlaf.
- Die Daune darf dabei nicht herunterfallen.

Es ist weniger ein Berühren des Rhythmus als viel mehr ein sanftes Mitschwingen. Es ist uns auf keinen Fall erlaubt, den Rhythmus zu verändern oder zu beeinflussen, wir dürfen ihn nur beobachten.

Die Technik

- Halte deine Hände etwa dreißig Zentimeter über den Körper;
- stelle dir vor, eine Hand würde unter dem Schädel ruhen und die andere unter dem Kreuzbein
- und dann beginne sanft mitzuschwingen.

Wenn du etwas erfahrener bist, kannst du die Übung auch über die Ferne durchführen.

Mögliche Störungen

- *Fremder Rhythmus:* Du hast das Gefühl, der Rhythmus passe nicht zu dem Menschen, zu der Seele. Es ist, als ob in dem Menschen eine völlig falsche Musik erklingt. Die gute Frage ist dann, wessen Musik ist es?

- *Maschinenatem:* Der Rhythmus fühlt sich maschinell an. Ihm fehlt das Lebendige. So wie eine Beatmungsmaschine sich im Vergleich zu einem lebendigen Atem anfühlt.
- *Blockade nach oben:* Die Bewegung in Richtung Kopf ist eingeschränkt. Oft ist auch beim Lungenatem dann die Einatmung eingeschränkt.
- *Blockade nach unten:* Die Bewegung in Richtung Fuß ist eingeschränkt. Oft ist auch beim Lungenatem dann die Ausatmung eingeschränkt. Die Rhythmen sind miteinander verbunden.
- *Zähigkeit:* Es fühlt sich an wie eine Bewegung im Honig.
- *Eingeschränktes Ausschwingen:* Normalerweise schwingt die Bewegung nach unten und oben ganz leicht und weit aus, so wie der Mensch sich auch verhält, wenn er glücklich und gesund ist.
  Oft ist diese Endschwingung aber beeinträchtigt.
- *Irritationen:* Es können Bereiche vorliegen, wo der Rhythmus nicht frei fließt, sondern rauh ist.

Es ist mir nicht möglich und ich habe nicht die Absicht, alle Irritationen zu deuten und in Schubkästen zu packen. Die Ursachen sind immer individuell, und du darfst sie entdecken.

Organrhythmen

Die Rhythmen der Organe sind einfach nur eine große Einladung an dich, sie zu entdecken und damit das Wunder des Lebens besser zu verstehen. Am besten näherst du dich den Organen zuerst mit der Lichthand, entdeckst sie so von innen. Und dann lässt du deine Hand selbst zum Organ werden, lässt sie schwingen und tanzen. Du wirst mit der Zeit die gesunden Rhythmen der einzelnen Organe erkennen lernen und sofort spüren, wenn eine Disharmonie vorliegt.

Meine Empfehlung zum Üben:
- Nieren (rechts mit links vergleichen),
- Gehirn (nachts und am Tag vergleichen),
- Augen (mit fünf Jahren, mit fünfzehn Jahren, mit 25 Jahren etc. vergleichen),
- Leber (bei guter und schlechter Laune vergleichen),
- Gebärmutter (vor und nach dem Sex vergleichen),
- Prostata (mit fünfzehn Jahren und dem aktuellen Alter vergleichen).

8. Diagnostik der Struktur

Wenn ich über Rhythmen und Bewegungen der Strukturen rede, meine ich alle, von den groben bis zu feinsten Mikrobewegungen. Das Becken kann sich nur minimal öffnen und schließen, die Beweglichkeit der Schädelknochen ist nur minimal, aber auch sie sind vorhanden, genauso wie die Fähigkeit eines jeden Zahns, sich in alle Richtungen zu bewegen.

Wenn du die Strukturen mit der Cyberhand diagnostizierst und in virtuellen Strukturen arbeitest, nimmt der Patient dich trotzdem oft in sich, in den Strukturen wahr und spürt in sich die von dir ausgelösten Bewegungen. Deshalb sei entsprechend achtsam, sage den Patienten, was du tust, damit sie ihre Wahrnehmungen einordnen können. Für sensitive Patienten können diese stark sein und beim Steißbein sogar erotisch wahrgenommen werden – aber nur manchmal.

Beine

Die Patienten kommen zum Beispiel mit Knieschmerzen, und du therapierst eine Trauer, die die Atmung blockierte. Damit verschwinden die Beinlängendifferenz, die Beckenverdrehung und auch das Symptom Knieschmerz. Ist doch ganz einfach, oder?

Beinlänge

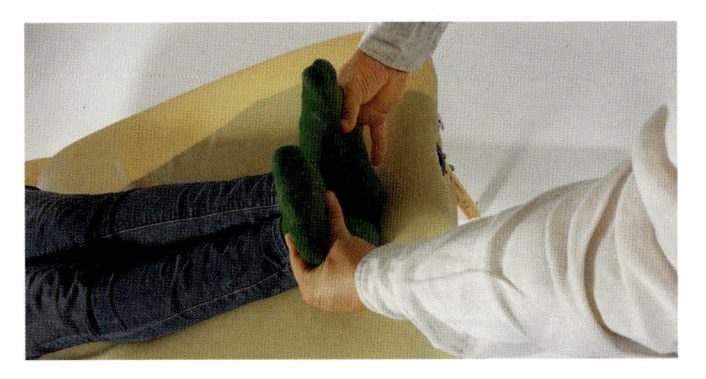

Schaue dir die Länge der Beine genau an. Oft liegt ein Längenunterschied vor, die aber in 99 Prozent nur funktionell ist, also nicht durch die Struktur der Knochen und Gelenke bedingt, sondern auf verspannten Muskeln, Sehnen und Faszien im ganzen Körper beruht. Lege deine Hände so auf die beiden Füße, dass die Finger auf dem Fußrücken liegen und der Daumen unter dem Fuß. Dann drücke die Füße gleichmäßig hoch, so dass die Fersen nach unten gedrückt werden.

Nun kannst du die eventuell vorhandene Beinlängendifferenz an den Fersen sehen. Eine weitere Möglichkeit ist, die Knöchel zusammenzubringen und an ihnen den Längenunterschied zu sehen. Du wirst erkennen, dass Beinlängendifferenzen nicht isoliert auftreten, sondern immer auch ein Problem des Gesamtorganismus vorherrscht. Du findest dann auch Verwringungen des Beckens, Blockierungen in der Wirbelsäule, Ein- oder Ausatemstörungen, Blockierungen des Atlas (erster Halswirkelkörper) und der Augenmuskeln. Das sind nur Beispiele für die anderen Beteiligten an der Beinlängendifferenz, es gibt noch viel mehr. Sie alle sind Ketten. So solltest denken, sonst wirst du den Menschen nicht verstehen.

Fußknochen

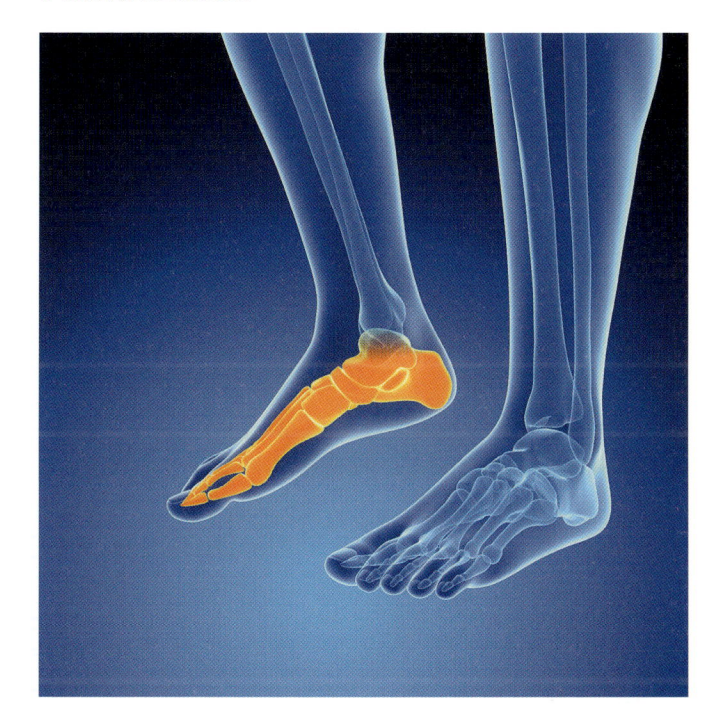

Testmethode

Die Knochen der Zehen testest du am einfachsten, indem du sie einzeln rotierst und dann den Armlängentest durchführst. Die acht Fußknochen bilden nicht nur das Fußgewölbe, sondern sie sind auch emotionale Langzeitspeicher. Ungelöste Themen können in ihnen gespeichert werden. Um sie zu testen, walkst du sie vorsichtig. Der Druck ist dabei vergleichbar mit dem Berühren einer Blume, die du nicht verletzen möchtest. Wenn beim Test Stress entsteht, kannst du nachtesten, auf welcher Ebene und seit wann der Stress vorliegt.

Als Therapeut verwende ich gerne meine eigenen Arme, anstatt die des vor mir liegenden Patienten, um für ihn zu testen. Das beschleunigt das Testen wesentlich, denn ich kann bei den Füßen stehen bleiben.

Unteres und oberes Sprunggelenk

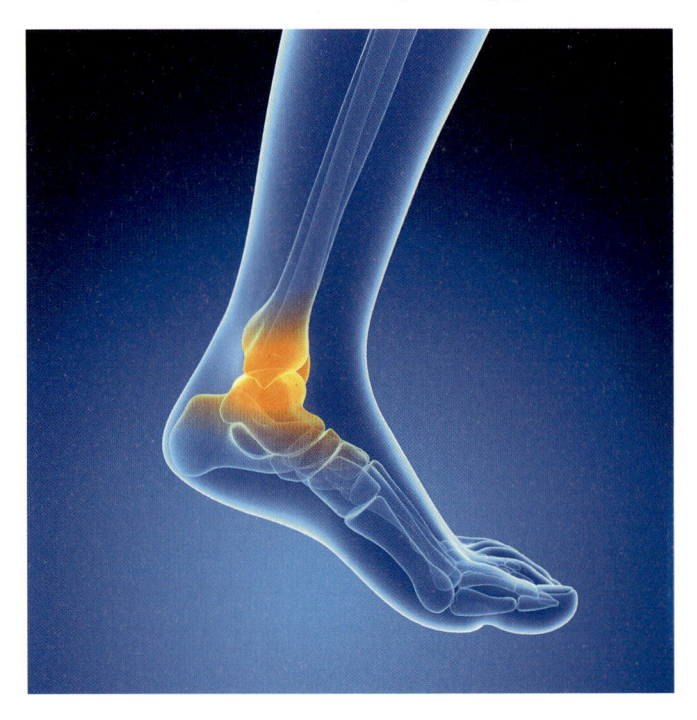

Die Sprunggelenke mit allen dazugehörigen Muskeln, Bändern und Faszien sind bei vielen Menschen irritiert und zeigen Stress im Test an. Ursache hierfür sind nicht vollständig ausgeheilte Unfälle und Verletzungen.

Testmethode
- Das untere Sprunggelenk testest du durch seitliche Bewegungen des Fußes nach innen und außen und anschließenden Test.
- Das obere Sprunggelenk testet du durch Auf- und Abwärtsbewegung des Fußes und anschließenden Test.

Mit etwas Erfahrung kannst du auch die Cyberhand dafür verwenden, indem deine Hände zum Fuß werden und du die Irritationen stellvertretend in Beweglichkeitseinschränkungen deiner Hände wahrnimmst.

Unterschenkelknochen (inklusive Faszien und Gelenken)

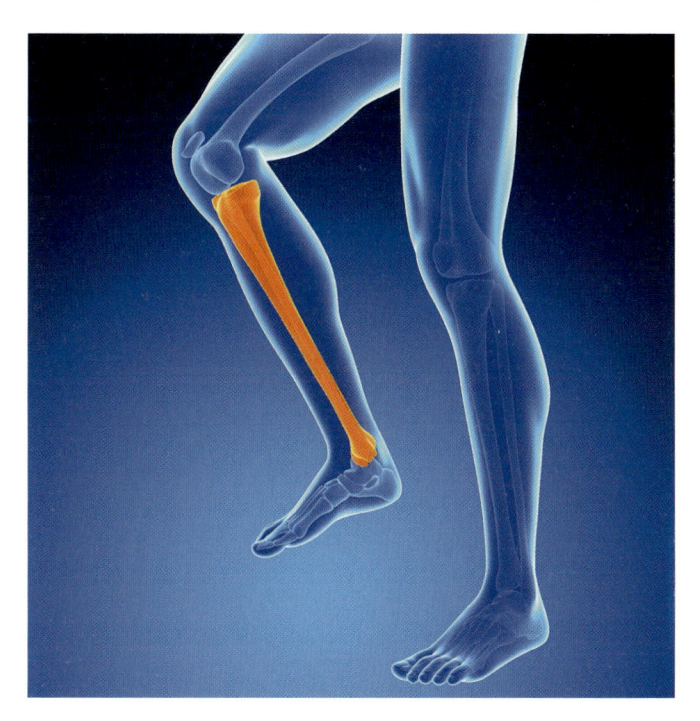

Am unteren Ende bilden sie das Sprunggelenk und werden dort bereits mit getestet. Am oberen Ende bildet die Tibia (das Schienbein) einen Teil des Kniegelenks. Die Fibula (das Wadenbein) endet kurz vor dem Knie mit einem Gelenk an der Tibia. In der Traditionellen Chinesischen Medizin ist dieses Gelenk einer der wichtigen Einflusspunkte: Gallenpunkt 34. Auch wenn dir die Nomenklatur nicht geläufig sein sollte, ist dieser Punkt ein gutes Beispiel für die energetischen Zusammenhänge im Körper und eine andere Betrachtungsweise derselben, als wir es mit unserer westlichen Sicht gewohnt sind. Der Punkt auf dem Fibulaköpfchen reagiert auch sehr schmerzhaft auf Druck. Hier ein Überblick, was in der TCM über den Gallenpunkt 34 an Einfluss möglich ist. Er
- macht den Meridian durchgängig,
- entspannt die Sehnen,
- bewegt Leber-Qi,
- klärt Feuchtigkeit / Hitze aus Leber / Gallenblase,
- begünstigt das Knie,
- stoppt Schmerzen generell,
- unterdrückt aufsteigendes Leber-Yang / Wind,
- reguliert Leber / Gallenblase / Milz / Niere,

- senkt rebellierendes Magen- und Lungen-Qi,
- tonisiert Leber-Yin und Blut.

Bei der Betrachtung und Testung des Unterschenkels ist auch die Faszie zwischen den beiden Knochen und sind die stabilisierenden Bänder, Sehnen und Muskeln sowie die Gelenkkapseln mit zu bedenken.

Testmethode

Mit der Impulstechnik: einen Impuls auf den Unterschenkel geben und dann testen. Als direkte Technik: eine direkte, leichte Verdrehung des Unterschenkels in beide Richtungen durchführen und anschließend testen. Anstatt der direkten Verdrehung kannst du dir auch mittels der Cyberhand vorstellen, jede deiner Hände würde jeweils ein Ende des Unterschenkels repräsentieren. Und dann verdrehst du die Hände gegeneinander in der Luft.

Die Hände werden zum Unterschenkel, du erschaffst damit eine Blaupause des Unterschenkels und kannst damit den Unterschenkel virtuell bewegen.

Und dann testen.

Knie

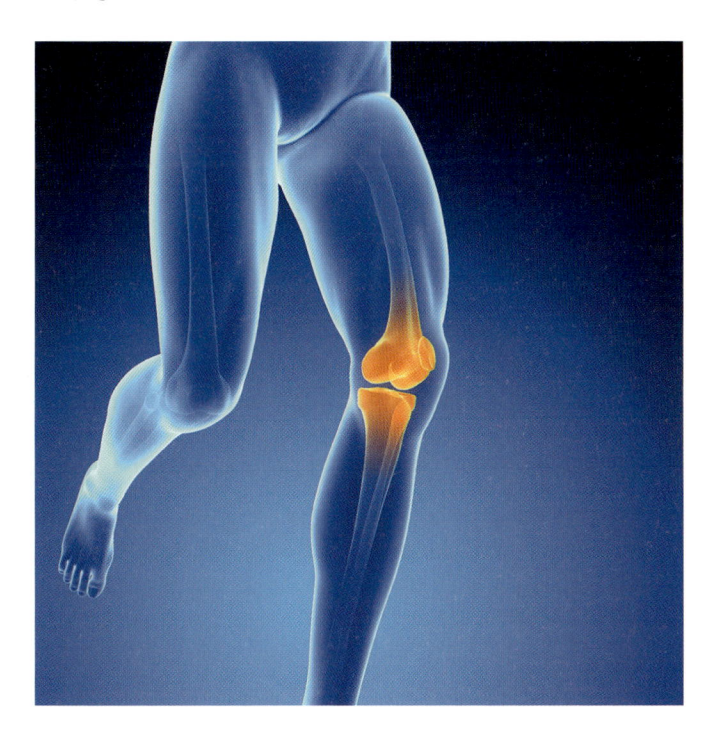

Zur Königsdisziplin der intuitiven Diagnostik gehören die Knie. Ohne die Gelenke zu berühren, kannst du innerhalb weniger Sekunden eine komplette Diagnostik durchführen. In der orthopädischen Diagnostik werden Bewegungen durchgeführt und als Antwort die Schmerzreaktion gewertet. Nur bei den Kreuzbändern wird das Ausmaß der Bewegung direkt geprüft. Oft sind aber noch gar keine Schmerzen zu spüren, obwohl bereits Störungen der Struktur vorliegen. Und in dieser Situation ist der Armlängentest der zuverlässigere Parameter. Wir betrachten beim Knie folgende Strukturen:
- Kniescheibe mit ihren Bändern,
- Seitenbänder,
- Menisken,
- Kreuzbänder.

Hierfür kommen zwei Techniken der Testung in Frage: die direkte Testung mit Berührung des Knies und die Cyberhand. Meine Empfehlung ist, dass du mit der direkten beginnst und, wenn du dabei Sicherheit erlangt hast, auf die einfachere und schnellere Cyberhand überwechselst.

Testung des Feldes mit Impuls und Spüren

Bevor du mit den genaueren Testungen beginnst, nimm mit der Handfläche das Energiefeld der beiden Knie im Vergleich wahr. Dazu hältst du eine Handfläche etwa fünf bis zehn Zentimeter über ein Knie und spürst. Anschließend hältst du dieselbe Hand in gleichem Abstand über das andere Knie und spürst. Wenn die Knie gesund sind, ist es ein ruhiges, freies Feld. Ist eines oder sind beide Knie gestört, ist das Feld aggressiv, es drückt, ist schwerer und unruhiger.

Danach kannst du mit deinen Armen testen, ob eine Irritation vorliegt.

Testung mit direkter Technik

- *Kniescheibe:* Berühre am ausgestreckten Knie die Kniescheibe und bewege sie sanft in alle Richtungen. Dann testest du sofort mit deinen oder den Händen des Patienten.
- *Äußeres Seitenband:* Lege den Finger einer Hand auf das äußere Sprunggelenk als Widerlager und gebe mit einem Finger der anderen Hand einen Druckimpuls auf das Knie von innen. Dann testest du. Mit dem Impuls wird das Knie nach außen bewegt und das äußere Seitenband gedehnt, und du kannst es testen.
- *Inneres Seitenband:* Lege den Finger einer Hand auf das innere Sprunggelenk als Widerlager und gebe mit einem Finger der anderen Hand einen Druckimpuls auf das Knie von außen. Dann testest du. Mit dem Impuls wird das Knie nach innen bewegt und das innere Seitenband gedehnt, und du kannst es testen.
- *Menisken:* Diese testest du, indem du das Bein anhebst und abwinkelst. Halte mit einem Arm den Oberschenkel und umfasse mit der Hand des anderen Arms den Fuß. Drehe ihn in beide Richtungen. So verdrehst du den Unterschenkel gegen den Oberschenkel und stresst damit die beiden Menisken. Dann legst du das Bein zügig ab und testest mit dem Armlängentest auf Stress.
- *Kreuzbänder:* Stelle das Bein so auf, dass das Knie einen rechten Winkel bildet. Setze dich so an den Fuß heran, dass du ihn mit deinem Oberschenkel fixierst. Umfasse mit beiden Händen das obere Ende des Unterschenkels und ziehe es kraftvoll gegen das Knie etwas nach vorne oder drücke es nach hinten. Dann testest du die Reaktion der Kreuzbänder darauf aus. Sollte Stress vorliegen, kannst du die Bänder dann einzeln testen. Und dann brauchst du ein Taschentuch, um dir den Schweiß abzuwischen.

Testung mittels Cyberhand

Die Testung geht auch einfach und ohne jede Anstrengung und viel schneller.
- *Kniescheibe mit ihren Bändern:* Die eine Hand wird zur Kniescheibe, und du bewegst sie im Raum in alle Richtungen und testest dann.

- *Seitenbänder:* Ein Finger hält am virtuellen Bein das Sprunggelenk fest, während der andere Finger das virtuelle Bein am Knie nach innen oder außen drückt, und dann testest du.
- *Menisken:* Einer deiner Arme wird zum Oberschenkel, der andere zum Unterschenkel, und deine Hände stellen das Knie dar. Und dann verdrehst die Unterarme mit den Händen gegeneinander und testest.
- *Kreuzbänder:* Eine Hand legt sich am virtuellen unteren Oberschenkel unter das Bein und die andere Hand gibt einen Druck auf das obere Ende des virtuellen Unterschenkels. Damit testest du das hintere Kreuzbein. Eine Hand legt sich am virtuellen oberen Unterschenkel unter das Bein und die andere Hand gibt einen Druck auf das untere Ende des virtuellen Oberschenkels. So testest du das vordere Kreuzbein.

Diagnostisch und therapeutisch dürfen wir das Knie nicht länger isoliert betrachten, sondern eingebunden in die Gesamtstatik. Dann ergeben sich auch andere Therapieansätze. Wenn wir die unterschiedliche Beinlänge beseitigen, ist die Fehlbelastung der Knie oft beseitigt und keine weitere Therapie dort nötig. Als ich begonnen hatte, das Buch zu schreiben, kam endlich eine offizielle Bestätigung für das, was ich seit Jahren beobachte. Und wieder bricht das Dogma einer schon über zwanzig Jahre wissenschaftlich nachgewiesenen Methode in sich zusammen:

> »*Experten: Kniespiegelung bringt nichts*
> *Kniegelenksspiegelungen haben für den Patienten keinen nachweisbaren Nutzen. Zu diesem Schluss kommt das Institut für Qualität und Wirtschaftlichkeit im Gesundheitswesen (IQWiG) in seinem jetzt veröffentlichten Abschlussbericht. Die sogenannte Arthroskopie, die mit zu den häufigsten Operationen in Deutschland gehört, ist seit längerem umstritten.*
> *Kein Vorteil für Patienten*
> *Die Therapie hat laut dem Institut im Vergleich zu anderen Eingriffen oder auch Scheinoperationen sowie im Vergleich zu einer Krankengymnastik keinen Vorteil für den Patienten. Lediglich das Spritzen von in der Nebennierenrinde gebildeten Glukokortikoiden in das Kniegelenk schnitt demnach noch schlechter ab. Damit bestätigten die Experten ihren vorläufigen Bericht vom vergangenen Jahr. In das Ergebnis flossen insgesamt elf Studien mit zusammen über tausend Patienten ein.*«
> *AFP t-online, 13.05.2014*

Und es gibt noch viel mehr Dogmen dieser Art, die du allein mit deinen Händen und deiner Intuition als aktuellen Stand des Unwissens, als sinnlos und schädlich entlarven kannst.

Hüftgelenke

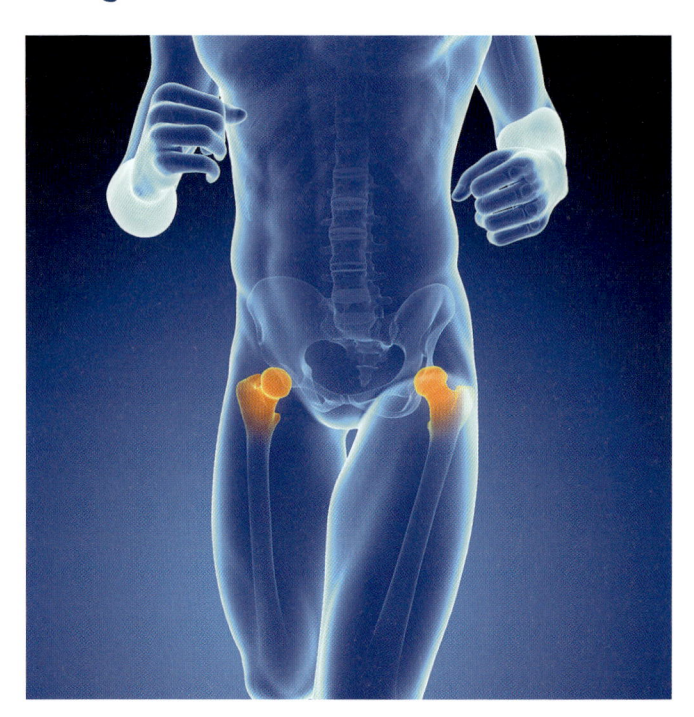

Viele Menschen haben Beschwerden in den Hüften oder lassen sich sogar neue einsetzen. Was defekt ist, wird ausgetauscht. Dabei wird übersehen, dass die Zerstörung der Hüftgelenke nur drei Ursachen haben kann (abgesehen von Unfällen):
- Minderdurchblutung,
- zu hoher Druck und
- Fehlbelastungen durch die gestörte Gesamtstatik.

Und oft stecken emotionale und energetische Ladungen und Muster hinter alldem.

- *Minderdurchblutung:* Die Neuraltherapie hat schon vor vielen Jahren gezeigt, dass gezielte Injektionen in das Gefäß, das den Hüftkopf versorgt, und in dessen Umgebung die Durchblutung und damit die Regeneration des denaturierten Knorpels ermöglichen kann.
- *Zu hoher Druck:* Durch emotionale und energetische Ladungen im Becken wird dieses verschlossen und der Druck in den Muskeln, Bändern und Faszien erhöht. Das führt über den Druck zu erhöhter Reibung und Abnutzung an den Gelenken und über die verminderte Durchblutung durch den Druck zur Zerstörung der Gewebe.

- *Fehlbelastungen durch die gestörte Gesamtstatik:* Wenn die Beinlänge unterschiedlich ist, tragen auch die Hüften die Last des Körpers unterschiedlich. Doch dafür sind sie nicht gebaut, zumindest nicht auf Dauer. Wenn die Rotation oder Lateralbewegung des Beckens blockiert ist, erfolgt eine verminderte Bewegung der Hüften und damit eine reduzierte Durchblutung.

Testmethode Cyberhand

Um den Druck aufs Gelenk zu testen, stelle dir vor, die eine Hand sei die Hüftpfanne, die andere Hand der Hüftkopf. Nun kannst du den Spielraum der Beweglichkeit und die Möglichkeit des Hüftkopfs, minimal aus der Pfanne zu gleiten, spüren. Zur Testung der Gesamtbeweglichkeit werde eine Hand das Becken, die andere der Oberschenkel, und du kannst damit nun die Bewegungen virtuell durchführen und zur Sicherheit mit dem Armlängentest nachtesten.

Becken

Beckenring

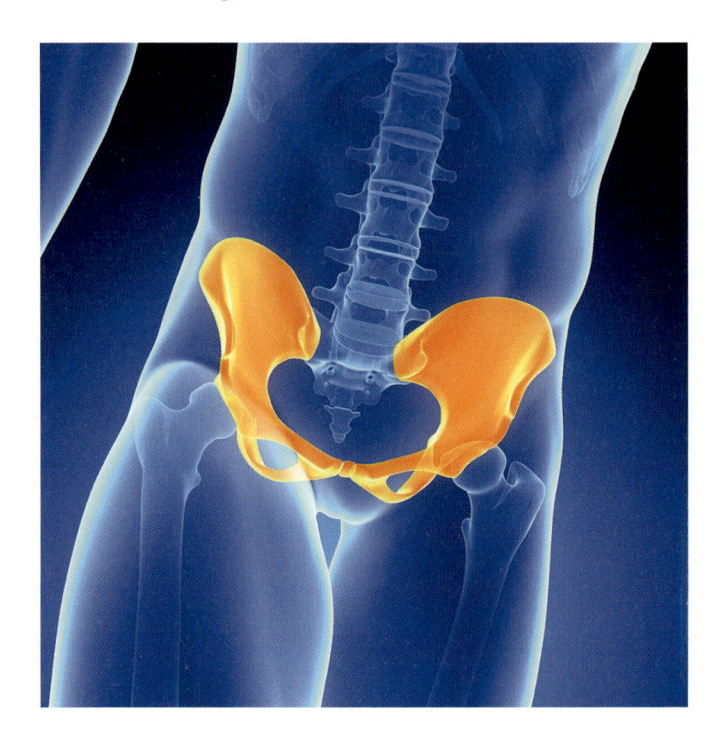

Das Becken könnte so wunderbar frei sein, Bewegungen in alle Richtungen zulassen. Könnte! Aber das Becken ist durch das große Thema Sexualität auch mit Ladungen, Prägungen, Verboten, Schuld, Scham und vielem mehr angefüllt. Die Folge: Viele Becken sind steif und fest – mit emotionalen Panzerschichten überzogen, wie es Wilhelm Reich treffend bezeichnete.

Wir testen vier Achsen der Bewegung:
- Rotation,
- Lateralbewegung,
- Öffnung und Schließung,
- Verwringung.

Rotation

Liegt der Patienten, stehst du am besten am Fußende und schaust auf das Becken. Sitzt oder steht der Patienten, sitzt du am besten vor ihm und schaust auf das Becken.

Becken

- Deine beiden Hände sind vor deinem Brustkorb und nehmen die Position der Beckenschaufeln ein, mit den Daumen zu deiner Brust gerichtet.
- Dann werden die Hände zum Becken, und du beginnst sie nach vorne und hinten so zu neigen, als ob der Patient das Becken nach vorne oder hinten kippen würde.
- Dabei spürst du den Bewegungsspielraum.
- Normal ist eine in beide Richtungen freie und offene Bewegung, die am Ende in beide Richtungen sanft ausläuft.
- Bei Blockierungen können sich die Hände einseitig oder beidseitig nicht frei bewegen, das kann nach vorne, hinten oder in beide Richtungen vorliegen.
- Es kann auch sein, dass sich die Hände nicht zusammen in eine Richtung bewegen, sondern entgegengesetzt. Während die rechte Hüfte nach vorne kommt, geht die linke nach hinten zum Beispiel.

Lateralbewegung

Dabei legst du die Hände virtuell seitlich an das Becken und bewegst die eine Hand nach oben und die andere nach unten und dann entgegengesetzt. So prüfst du die Möglichkeit des Beckens, sich auf beiden Seiten frei zu heben und zu senken. Normalerweise kannst du die Hände in beide Richtungen frei bewegen. Bei Blockierungen ist oft auf einer Seite die Bewegung in eine Richtung blockiert.

Öffnung und Schließung

Nicht nur bei der Geburt ist die Öffnung des Beckens notwendig und gut. Das Becken kann sich bei der Symphyse (Schambeinfuge) und hinten am Kreuzbein etwas öffnen.

- Du nimmst es mit den Händen wahr, indem du die Hände wieder zum Becken werden lässt, jede Hand stelle eine Beckenschaufel dar.
- Dann öffnest du die Hände, indem du die Daumen voneinander weg bewegst, oder du schließt sie, indem du die Daumen zusammenbringst und die kleinen Finger sich voneinander entfernen.
- Wenn die Bewegung frei ist, kannst du ohne Einschränkung die Öffnung und Schließung wahrnehmen. Bei Blockierungen können beide Bewegungsrichtungen sich fest und geschlossen anfühlen.

Das findet nicht nur bei Frauen mit negativen sexuellen Erfahrungen statt, die sich zum Schutz gleichsam verschließen, sondern auch bei Männern. Und es fühlt sich an wie ein Zusammenpressen der Beine zum Schutz.

Verwringung

Hier kehrst du mit den Händen wieder in die Ausgangsstellung zurück: Jede Hand wird zu einer Beckenschaufel. Und dann verdrehst du die Hände gegeneinander.

Steißbein

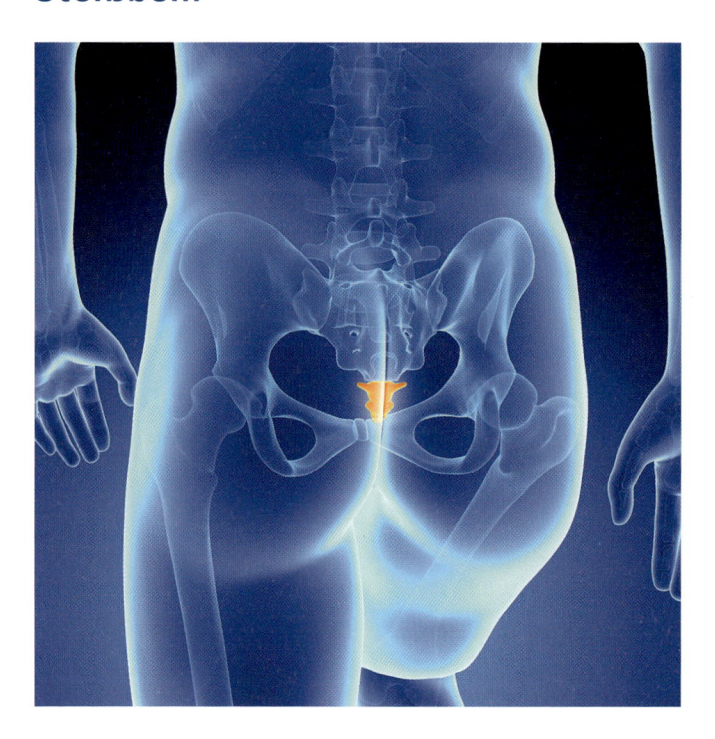

Das Steißbein ist eine der interessantesten Strukturen des Körpers mit viel zu oft unterschätztem Einfluss auf das Gesamtsystem. Von Irritationen und Beschwerden im Unterleib über Wirbelsäulenprobleme bis hin zu Kopfschmerzen kann ein blockiertes Steißbein für vieles die Ursache sein. Es wird als Rudiment unserer Evolution angesehen, ist aber viel mehr. Normalerweise kann sich das Steißbein in alle Richtungen frei bewegen.

Das kannst du spüren, wenn du dich mit leicht gespreizten Beinen hinstellst, ein wenig in die Hocke gehst und dir vorstellst, mit dem Steißbein auf ein virtuelles Blatt Papier zu malen. Als Unterstützung kannst du dir einen Pinsel vorstellen, der fest an deinem Steißbein befestigt ist. Was für ein Bild kannst du malen? Kann die Farbe das ganze Blatt füllen, Ober bleiben Bereiche frei? Oft ist das Steißbein jedoch blockiert, das kann eine Richtung betreffen, mehrere oder auch alle.

Testmethode Cyberhand

Logisch wäre es, wenn die Hand zum Steißbein würde und die Fingerspitzen das Ende des Steißbeins darstellten. Aber in dieser Position kannst du die Beweglichkeit nicht besonders fein wahrnehmen. Deshalb verwendest du die Hand besser auf andere Weise:

Du hältst deine Hand über das Becken und stellst dir vor, dass die Fingerspitzen mit dem Kreuzbein durch ein Kugelgelenk verbunden seien und die Spitze des Steißbeins im Handteller liege. Dadurch hast du die Möglichkeit, über die feinen Bewegungsmöglichkeiten deiner acht Handwurzelknochen und ihrer Gelenke wahrzunehmen. Du lässt deine Hand ganz zum Steißbein werden. Nun bewegst du die Hand (die Finger sind wie mit einem Kugelgelenk fixiert am Kreuzbein) in alle Richtungen und spürst in deinem Handgelenk die Freiheiten und Einschränkungen des Steißbeins.

Es fühlt sich bei Blockierungen so an, als ob sich deine Hand gegen den vorhandenen Widerstand gar nicht in die blockierte Richtung bewegen könne. Du kannst vor und zurück, rechts und links und in alle Diagonalen testen oder eine Bewegung wie eine Acht vollziehen.

Versuche nicht, mit deinen Händen bestehende Blockierungen zu beseitigen. Das wäre zwar möglich, therapeutisch aber sinnlos, weil die dahinter liegende Ursache und Ladung noch vorhanden ist und die Blockierung wieder aufbauen wird.

Das war auch der große Denkfehler der Manualtherapie, das berühmt-berüchtigte »Knacken der Wirbelsäule«. Denn dabei werden jedes Mal Kapselanteile der Gelenke zerrissen, und die Faustregel lautet: Dreimal ein Gelenk so mit Gewalt geknackt, und es ist instabil.

Sakrum / Kreuzbein

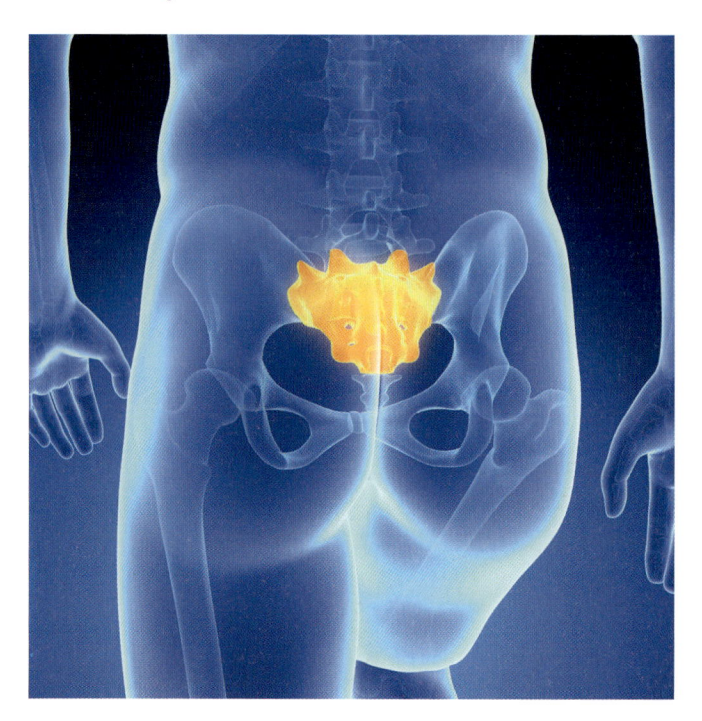

Das Kreuzbein schließt das Becken hinten ab. Es hat Gelenke in alle vier Richtungen: seitlich zu den Beckenschaufeln, nach unten zum Steißbein und nach oben zum fünften Lendenwirbel. Und trotzdem kann beziehungsweise muss es sich sogar bewegen, auch wenn es nur leichte tanzende Bewegungen in alle Richtungen sind.

Testmethode

Lasse deine geöffnete Hand zum Kreuzbein werden und bewege sie leicht in alle Richtungen. Eine freie Bewegung fühlt sich so an, als ob ein Teller tanzen könnte. Er wird seine Position nicht verlassen, kann sich aber in alle Richtungen etwas bewegen. Einschränkungen wirst du durch die Identifikation deiner Hand mit dem Kreuzbein als Blockierung und Widerstand im Handgelenk wahrnehmen. Normalerweise sind die seitlichen Bewegungen am meisten blockiert.

Wirbelsäule

Wirbelsäule und einzelne Wirbel

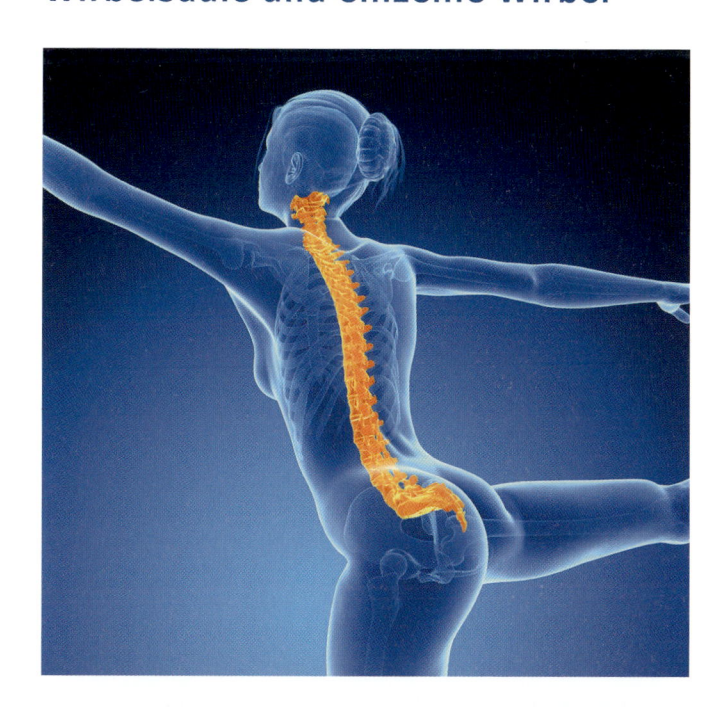

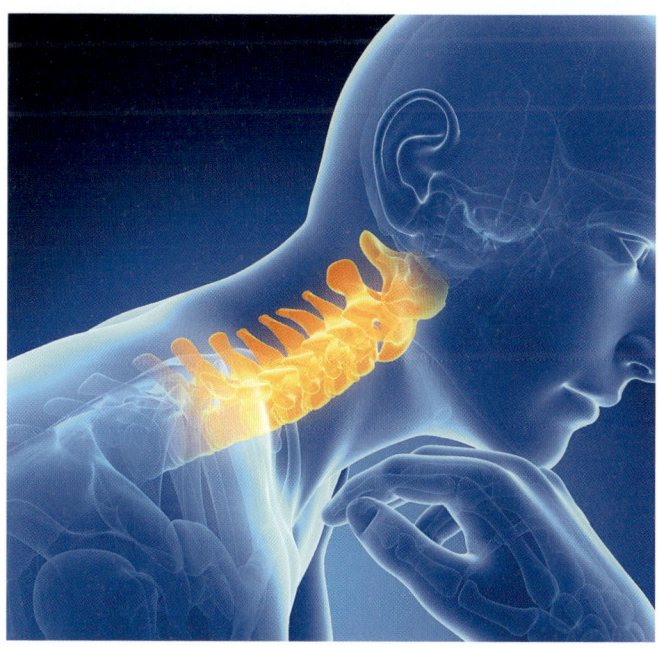

Jeder Wirbel kann sich je nach Gelenkfläche frei bewegen. Der Freiheitsgrad der Beweglichkeit ist sehr unterschiedlich und steigt von der Brustwirbelsäule über die Lendenwirbelsäule bis zur Halswirbelsäule an und erreicht seinen größten Grad am ersten Halswirbelkörper, dem Atlas. Oft genügt es, die ganze Wirbelsäule wahrzunehmen, da du therapeutisch an den einzelnen Blockaden normalerweise nicht arbeitest, sondern diese verschwinden, wenn du therapeutisch das Thema dahinter gelöst hast.

Zum Thema Bandscheiben und eingequetschte Nerven noch ein paar Worte. Oft ist die Diagnose nicht zutreffend als Erklärung für bestehende Beschwerden. Ja, Bandscheiben sind öfter mal verformt, haben Vorwölbenden und sogar Vorfälle, aber das erklärt nicht die angeblich eingequetschten Nerven und Beschwerden. Bei zehn jungen Menschen aus New York hatten acht derartige Veränderungen der Bandscheiben laut MRT, aber keine Beschwerden.

Entscheidender ist, ob der Nerv selbst gereizt ist, das umgebende Gewebe den Nerv irritiert oder der Nerv durch Muskeln und andere Gewebe, durch die er verläuft, irritiert wird. Oder der Schmerz kommt aus Reflexzonen, wie den sakralen Zahnzonen, und wird fehlgedeutet.

Testmethode Cyberhand

- *Einzelne Wirbel:* Öffne deine Hand und spreize alle Finger ab. Nun stelle dir vor, deine Hand sei ein Wirbelkörper, und beginne deine Hand in alle Richtungen zu bewegen. Du wirst die Bewegungsfreiheit der Wirbel selbst entdecken, wenn du mehrere miteinander vergleichst.
- *Bandscheiben:* Stelle dir die einzelne Bandscheibe virtuell vor und betaste und erfahre sie mit deiner Hand.
- *Atlas:* Beim Atlas, dem ersten Halswirbelkörper, kommt zu der beschriebenen Technik noch hinzu, dass seine Seitenfortsätze unter dem Warzenfortsatz hinter dem Ohr am Hals seitlich tastbar sind. Du kannst also auch direkt dort einen Impuls setzen und testen.
- *Ganze Wirbelsäule:* Bei der ganzen Wirbelsäule eignet sich die Lichthand am besten, um sie und die Irritationen zu spüren.

Brustkorb

Sternum / Brustbein

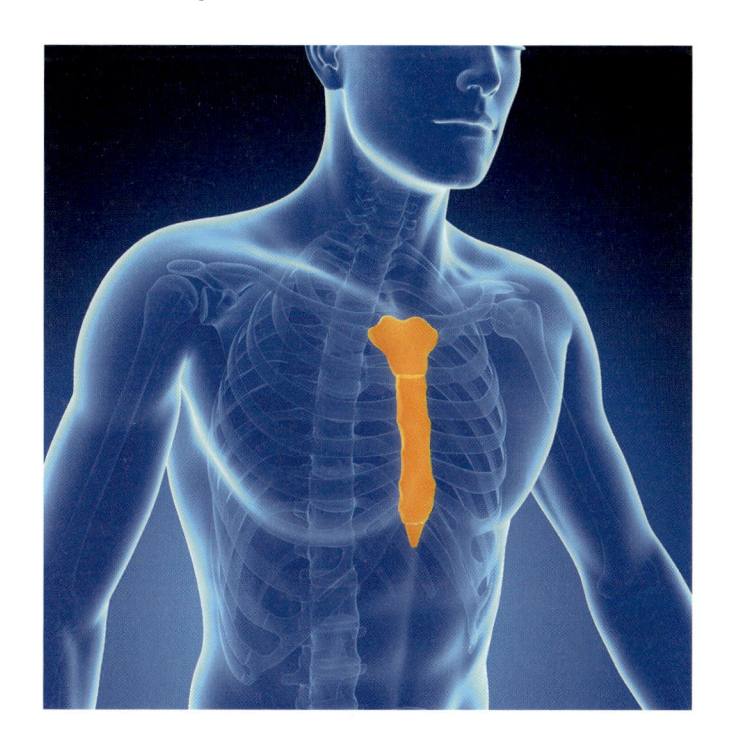

Obwohl wir es als einen Knochen wahrnehmen, besteht das Brustbein aus drei Knochen: dem Handgriff, dem Körper und dem Schwertfortsatz. Alle sind durch Gelenke miteinander verbunden. Und dann setzen alle Rippen über die Gelenke am Brustbein an.
Das am häufigsten gestörte Gelenk ist das zwischen Handgriff und Körper. Es erzeugt, wenn es blockiert ist, einen unangenehmen Druck und Schmerz. Aber auch eine Blockade des Gelenks zwischen Körper und Schwertfortsatz ist möglich und wird von den Patienten als unangenehmer Druck empfunden, wenn sie den Schwertfortsatz berühren.

Testmethode
Eine Hand wird zum Handgriff und die andere zum Körper des Brustbeins. Dann bewegen sich die beiden Hände gegeneinander auf und ab. Genauso findet die Testung des Gelenks zum Schwertfortsatz statt: Eine Hand wird zum Körper, die andere zum Schwertfortsatz.

Rippen

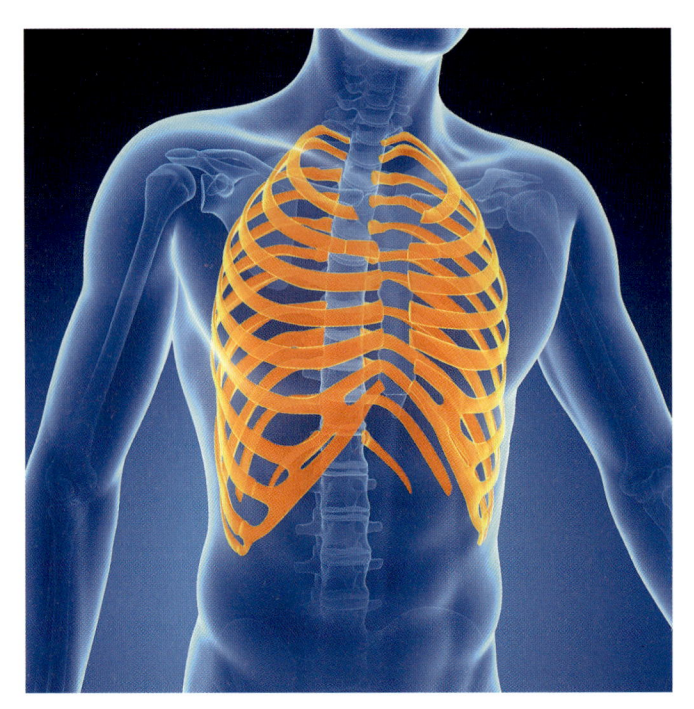

Jede Rippe hat normalerweise die Freiheit, sich rotierend zu bewegen. Oft kommt es zu Blockierungen einzelner Rippen, die nicht weiter in der Beweglichkeit des Brustkorbs auffallen, da die vielen anderen Rippen es kompensieren. Die Blockierungen können als leichte Schmerzen oder auch als Druck wahrgenommen werden. Bei den Rippen stehen die Blockierungen oft im Zusammenhang mit inneren Organen und deren Reflexzonen, wobei die Rippen häufig zwei bis drei Zentimeter über der Reflexzone des Organs auf der Haut blockiert sind. Organe, Reflexzone und Blockierung der Struktur sind versetzt.

Brustkorb

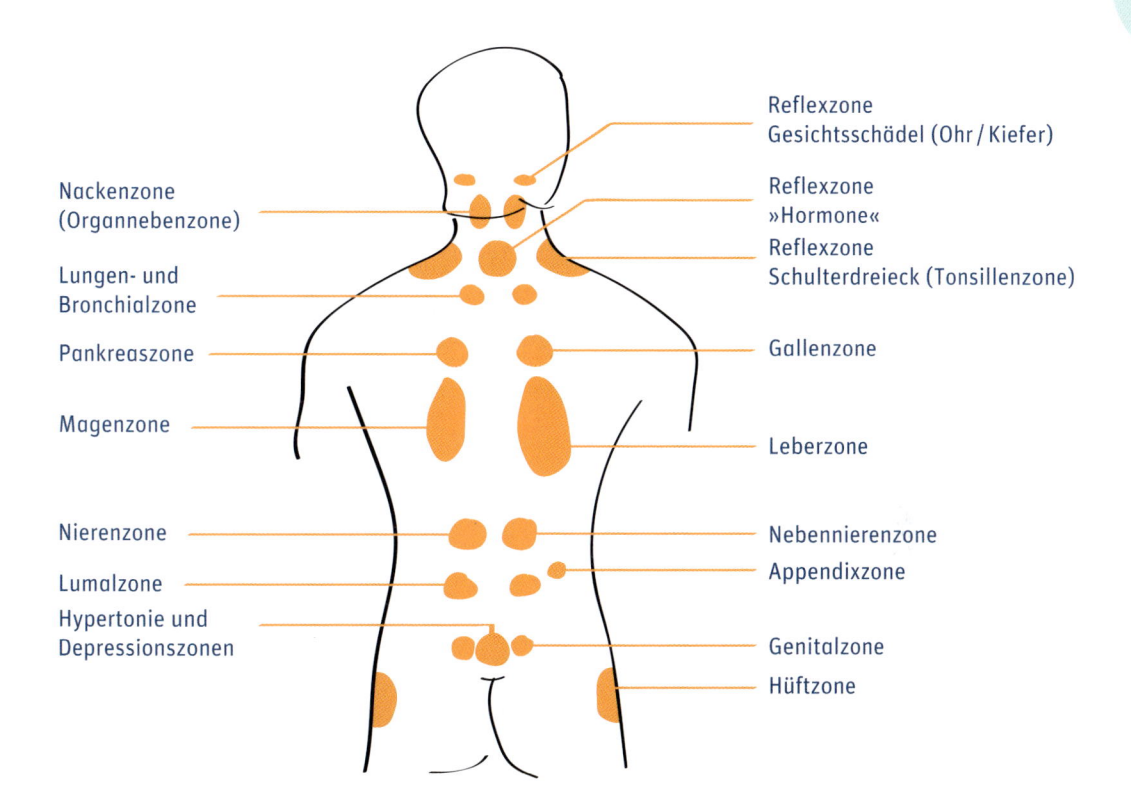

- Nackenzone (Organnebenzone)
- Lungen- und Bronchialzone
- Pankreaszone
- Magenzone
- Nierenzone
- Lumalzone
- Hypertonie und Depressionszonen

- Reflexzone Gesichtsschädel (Ohr / Kiefer)
- Reflexzone »Hormone«
- Reflexzone Schulterdreieck (Tonsillenzone)
- Gallenzone
- Leberzone
- Nebennierenzone
- Appendixzone
- Genitalzone
- Hüftzone

Testmethode

Du testest die Rippen seitengetrennt und nicht einzeln, sondern fährst mit der Lichthand von unten nach oben einseitig durch den Brustkorb und spürst die Blockierungen so als Widerstände. Dabei nimmt die fühlende Hand die Form der Rippen, also einen Bogen, an.

Natürlich kannst du auch jede Rippe einzeln testen, aber es ist oft unnötig, und es ist wichtig, die Diagnostik in kurzer Zeit effektiv durchzuführen.

Hals und Kopf

Zungenbein

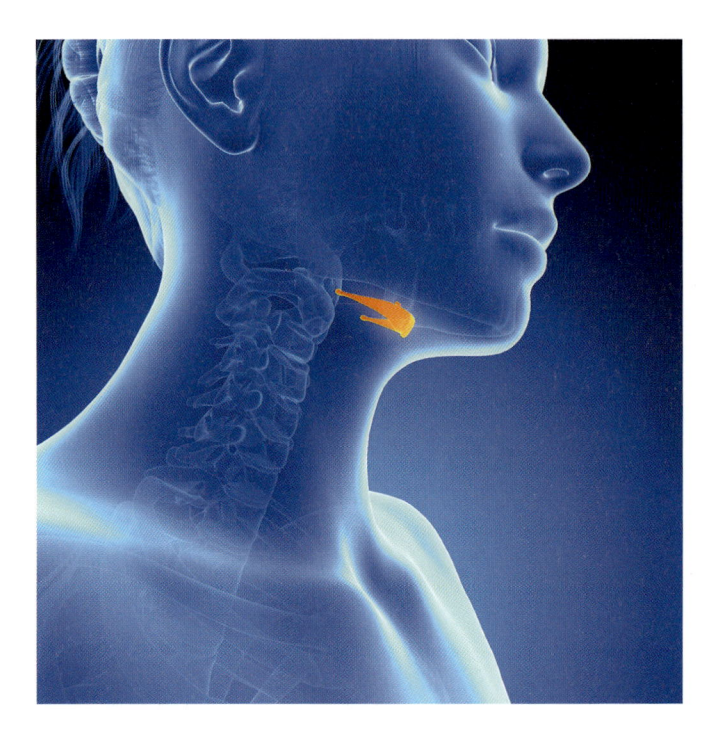

Das Zungenbein – ein so kleiner Knochen und so sehr involviert in die Gesamtstatik. Achtzig Prozent aller Muskelketten verlaufen über das Zungenbein. Es kann sich normalerweise frei bewegen:
- vor und zurück,
- nach rechts und links,
- nach oben und unten,
- etwas verdreht.

Seine Blockierungen haben Auswirkungen auf die Stimme, den Lymphfluss des Halses, sie verursachen muskuläre Probleme, Kieferfehlstellungen.

Testmethode Cyberhand
Deine Hand wird zum Zungenbein und nimmt die Form des Bogens an. Dann kann sie sich im Raum stellvertretend für das Zungenbein bewegen, und du spürst die Blockierungen. Bewege die Hand nach rechts und links, nach oben und unten und vor und zurück (rein und raus) und verdrehe sie etwas.

Hals und Kopf

Unterkiefer

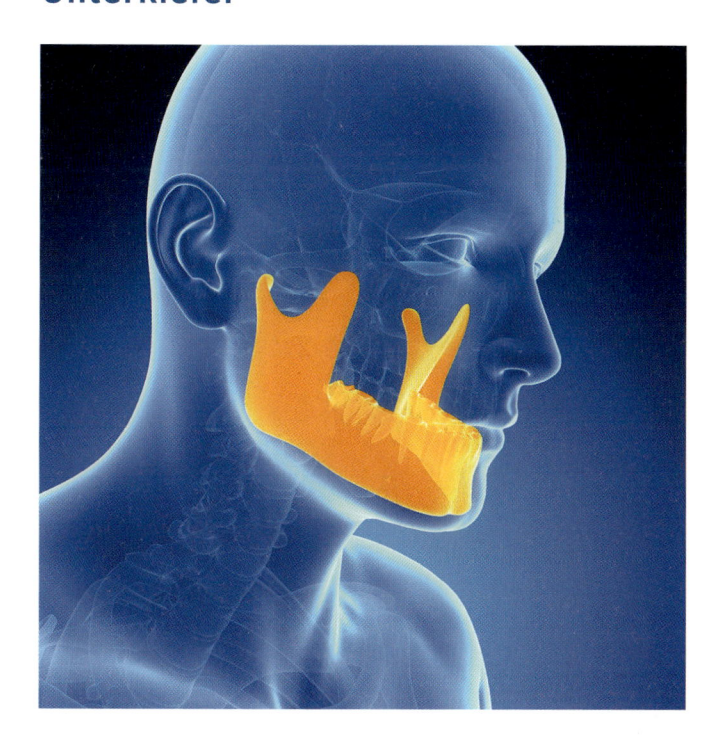

Er besitzt ein ganz besonders Gelenk auf jeder Seite: Es besteht aus zwei Stufen, über die sich der Kiefer bei der Öffnung gleitend bewegt. Im gesunden Zustand gleitet er gleichmäßig auf beiden Seiten über das Gelenk und öffnet und schließt den Mund damit komplett zentriert.
Die Ursachen der Irritationen der Kiefergelenke können in lokalen Verspannungen in der Kaumuskulatur (Myogelosen), emotionalen Spannungen, Kauflächenstörungen durch fehlende Zähne oder falsche Höhen der Zahnkorrekturen, Entzündungen im Kieferbereich, Atlasblockierungen und anderem mehr liegen.

Testmethoden
- *Spiegeltest:* Stelle dich vor einen Spiegel und öffne den Mund ganz langsam ganz weit und schließe ihn ganz langsam wieder. Beobachte dabei, ob er sich zentriert öffnet, also immer in der Mitte bleibt, oder zu einer Seite abweicht. Ich betone das »ganz langsam« so, weil du nur dann die Abweichungen oder sprunghaften Bewegungen zu einer Seite deutlich siehst.
- *Fingertest:* Lege bei dem Patienten oder dir selbst jeweils den Zeige- und Mittelfinger auf das Kiefergelenk vor dem Ohr. Dann öffne und schließe den Mund ganz langsam und beobachte und spüre die Bewegungen im Gelenk unter deinen Fingern. Sie sollte komplett synchron und geschmeidig sein.

- *Impulstest:* Gib mit der Kuppe des Zeigefingers einen Impuls in Richtung des Kiefergelenks rechts und links. Dabei spürst du den Gegendruck aus dem Feld der Kiefergelenke, wenn Irritationen vorliegen.

Schädelknochen

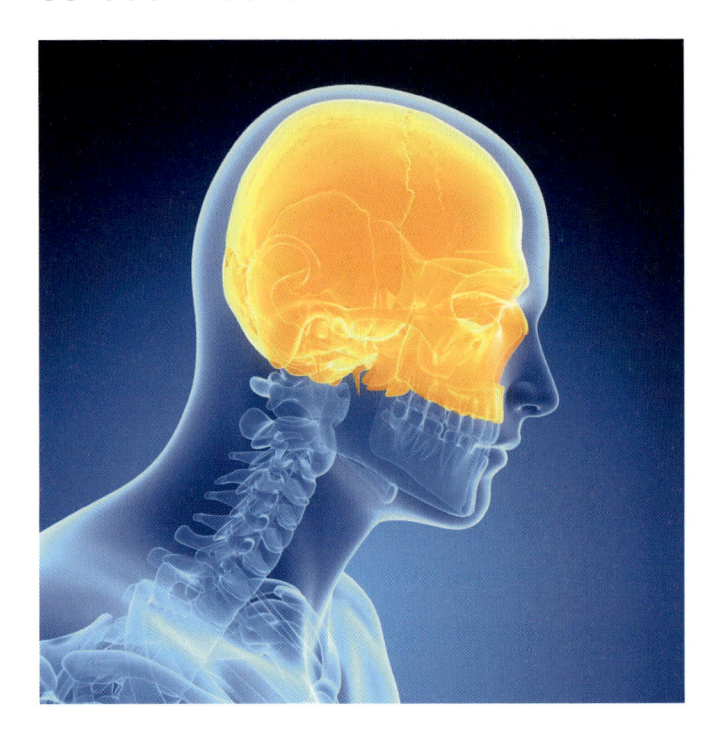

Der Schädel besteht aus 22 Knochen, und die meisten von ihnen bleiben ein Leben lang einzeln beweglich. Die Nähte zwischen ihnen stellen in dem Sinne gezackte komplexe Mikrogelenke dar, und die meisten von ihnen verknöchern nicht. Damit behält jeder Knochen auch die Möglichkeit, sich in seinem eigenen Rhythmus zu bewegen, und du bist in der Lage zu lernen, diese Rhythmen zu spüren.

Testmethode Cyberhand

Je nach anatomischen Kenntnissen kannst du jeden Schädelknochen einzeln mit der Cyberhand darstellen und testen. Interessant ist auch die Beweglichkeit der beiden Oberkieferknochen in der Mitte, dort, wo sie zusammenkommen. Damit werden auch die möglichen Folgen einer Verblockung des Oberkiefers durch eine zahnärztliche Brückenkonstruktion über beide obere Schneidezähne deutlich.

Schultern und Arme

Schultern

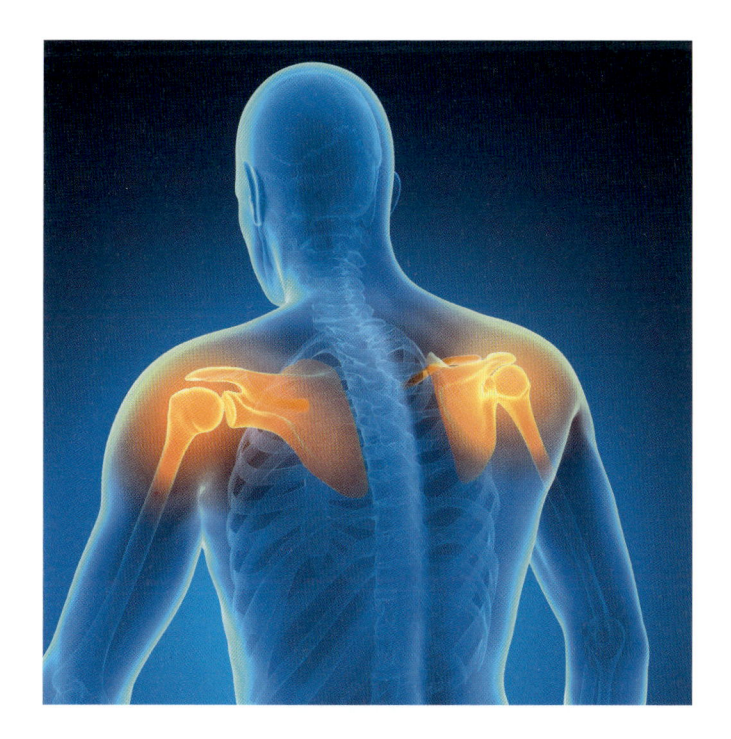

Die Schulter setzt sich knöchern zusammen aus dem Ende der ersten Rippe, dem Schulterblatt und dem Oberarmknochen. Hinzu kommen etliche Muskeln, die das Gelenk stabilisieren und die Beweglichkeit ermöglichen. Nicht zu vergessen ist die Gelenkkapsel.
Bei Schulterproblemen sollte immer auch das Kiefergelenk, die Halswirbelsäule und der vegetative Halsplexus mit bedacht werden. Sogar ein Leberproblem kann sich durch seine nervliche Verbindung als Schulterschmerz rechts zeigen. Wenn du die Schulter testest, solltest du dir der Komplexität bewusst sein, um sinnvolle Testergebnisse zu erhalten. Denn oft liegt das Problem nicht in der Schulter selbst, sondern den übergeordneten Strukturen der Halswirbelsäule oder des Kopfes. Bedenke auch die emotionellen Ebenen: Ein Schmerz auf der linken Schulter kann auch etwas mit der Beziehung zur weiblichen Seite zu tun haben, also zur Partnerin oder Mutter, und ein Schulterschmerz rechts etwas mit der männlichen Seite, zum Beispiel zum Partner oder Vater.

Testmethode Impuls

Neben dem Impulstest als Übersichtstest und der Feststellung, welche Ebenen seit wann irritiert sind, würde ich als Nächstes mit der Lichthand die einzelnen Strukturen nach Irritationen durchsuchen und dann mit der Cyberhand die Beweglichkeit und detaillierte Einschränkungen feststellen.

Ellenbeugen

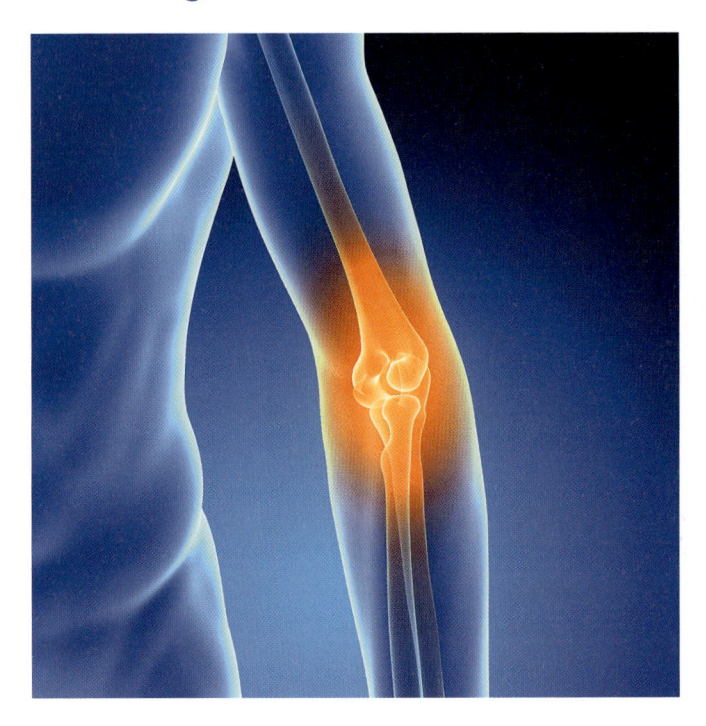

Die häufigsten Krankheitsbilder zur Ellenbeuge werden Überforderungen und Fehlbelastungen zugeordnet, ein bekanntes Beispiel ist der Tennisarm. Dabei gilt hier, wie bei der Schulter, dass die Ursache ganz woanders liegt: zum Beispiel in der Halswirbelsäule, dem Unterkiefer und der Kaumuskulatur, Geopathien im Schlafbereich und Irritationen des Halsplexus. Da freut sich wieder der Detektiv in dir.

Testmethoden Impuls und Lichthand

Teste mit dem Impuls und der Lichthand alle beteiligten Strukturen inklusive Muskeln, Faszien, Sehnen. Die Ursache kann sogar auf der anderen Körperseite zu finden sein. Oft ist es der Fall, dass eine Irritation auf einer Körperseite nur die Einschränkung auf der anderen kompensiert und die Therapie sinnvoll nur an der eingeschränkten Seite erfolgen kann. Daher ist es therapeutisch oft sinnvoller,

den blockierten, schwachen Muskel zu stärken, als den kompensatorisch verspannten Muskel zu schwächen.
Also wie in der Traditionellen Chinesischen Medizin: Am Ende ist die Schwäche die Ursache. Nur deren Behebung ist therapeutisch sinnvoll. Die reine Beseitigung der kompensierenden Fülle ist oft kurzsichtig und nur kurzzeitig wirksam.

Unterarmknochen (inklusive Faszien und Gelenken)

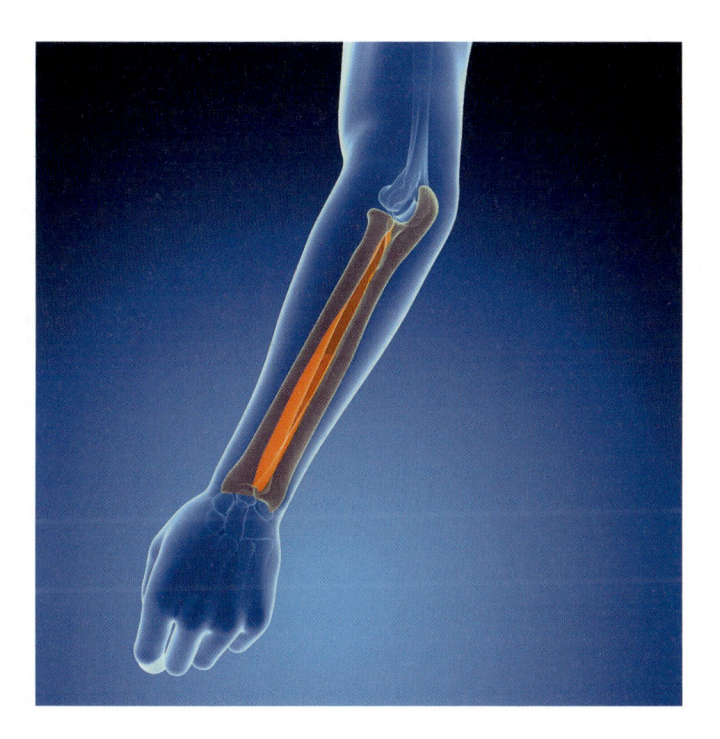

Wie auch der Unterschenkel besteht der Unterarm aus zwei Knochen: dem Radius (Speiche) und der Ulna (Elle). Hinzu kommt ebenfalls eine Faszie, die die beiden Knochen verbindet.
Die häufigste Irritation ist das Herausrutschen des Ulnaköpfchens aus seinem Gelenk bei kleinen Kindern. Die einzig sinnvolle Therapie verlangt eine sofortige Reposition durch Strecken und Rotieren des Unterarms. Anschließend ist das Gelenk oft instabil, und es kann wieder zur Dislokation kommen. Dann benötigt es eine genaue Untersuchung der Knochen, der Faszie zwischen den Knochen, der Gelenkkapsel und stabilisieren Muskeln und Bänder auf allen Ebenen, denn auch hier spielen energetische und emotionale Ursachen oft eine Rolle.

Hinzu kommt die Grundregel: Kein Unfall ohne Regulationsblockade. Oder anders ausgedrückt: Nur wer neben sich steht, kann einen Unfall erleiden. In der Balance ist ein Unfall nicht möglich, weil es die Harmonie nicht vorsieht.

Die zweithäufigste Irritation am Unterarm ist der Bruch des Radiusköpfchens am Handgelenk als Folge eines Sturzes auf die Hand. Hier ist neben der oben beschriebenen Diagnostik der Strukturen der Ulnaköpfchendislokation auch die Diagnostik des vegetativen Halsgeflechts wichtig, damit die Durchblutung, Steuerung und damit Heilung optimal stattfinden können. Generell ist es notwendig, das Feld zu scannen, ob eine fremde Identität in dem Arm, der Hand vorliegt. Das ist oft der Fall.

Testmethode Cyberhand
Lasse beide Hände virtuell jeweils zu einem Ende der Unterarmknochen werden und verdrehe sie leicht gegeneinander.

Handknochen

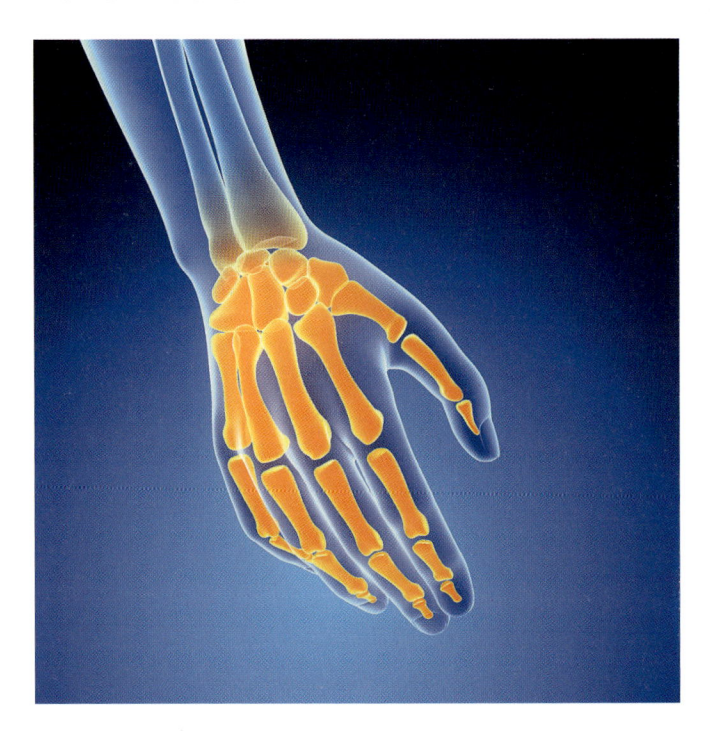

Die Hand besteht, ebenso wie der Fuß, aus acht Knochen in der Handwurzel und dann den Fingerknochen. Die acht Handwurzelknochen ermöglichen nicht nur die feinen und kraftvollen Bewegungen, sondern sind auch Langzeitspeicher für emotional-energetische Belastungen.

Das Karpaltunnelsyndrom mit einschlafenden Fingern und Schmerzen in der Hand ist übrigens kein Problem des Karpaltunnels, und die chirurgische Durchtrennung des Bands ist keine sinnvolle Behandlung. Das ist vergleichbar mit einer Verengung in einer Straße 200 Meter entfernt und dem Versuch, das Problem durch Bestrafung der letzten Autofahrer im Stau zu lösen, weil sie sich beschwert haben über die Zustände.

Das Problem basiert auf einer Durchblutungsstörung des gesamten Arms mit Stau im Lymphsystem und einer einhergehenden Übersäuerung.

Die entscheidenden Strukturen sind das Halsgeflecht und das Gewebe im Nacken-Schulter-Bereich, wo die Nerven hindurchlaufen. Das ist oft verhärtet, fest und übersäuert, also auch gefüllt mit sauerstoffarmem Blut, das sich darin staut. Und dort ist eine Therapie möglich, die die Beschwerden in der Hand beseitigt. Eine der wichtigsten Ursachen sind gestörte Schlafplätze, also Geopathien, die zur Übersäuerung des Gewebes führen.

Testmethoden

Die Testung der Handwurzelknochen erfolgt durch ein direktes Walken dieser mit beiden Händen, nicht stärker, als du ein Baby massieren würdest. Anschließend gleich mit dem Armlängentest nachtesten.

Die Testung der Fingerknochen erfolgt durch ein rotierendes Verdrehen in beide Richtungen um maximal zwanzig Grad. Und anschließend erfolgt die Testung mit den Armen.

Diagnostik von Ungeborenen im Mutterleib

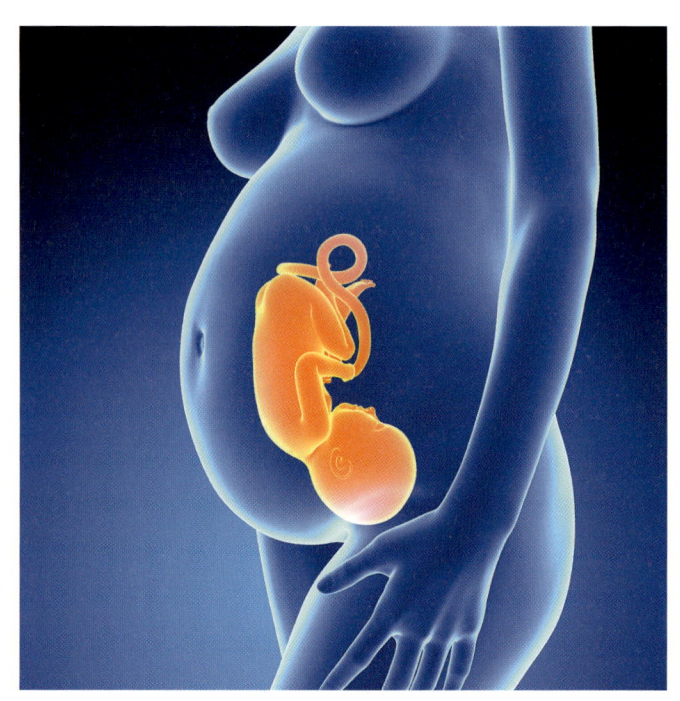

Dies ist ein einziges Vergnügen und immer wieder wie ein Wunder, die Ungeborenen mit der intuitiven Diagnostik zu spüren. Du kannst das Kind bereits energetisch berühren, und das in einer Intensität, die sonst nur die Schwangere selbst erleben kann.
Das Wunder beginnt, wenn du in der Lage bist, durch die Bauchdecke alle Organe, Rhythmen, Strukturen und Parameter zu diagnostizieren, ohne den Bauch überhaupt anzufassen. Deine Hände begeben sich virtuell in das Kind und können dann alles spüren und wahrnehmen, und wenn du das kombinierst mit sinnvollen Aussagen und Fragestellungen, die du über deine eigenen Arme für das Kind testest, bist du gut in der Diagnostik, schnell und präzise. Du kannst es auch mit der Testung über die Arme der Schwangeren kombinieren.
»Geht es dem Kind gut?«, »Braucht das Kind etwas?«, sind Fragen, mit denen die werdende Mutter lernen kann, sich selbst zu testen.
Das ist auch nötig, denn allzu schnell kann sich etwas im Kind ändern, eine Irritation eintreten, und wenn die Mutter es sofort testen kann, reicht eine energetische Beeinflussung oft aus, um die Irritation zu klären. Das kann Musik, Berührung, eine Visualisierung oder auch mal ein energetisches Heilmittel sein.
Wichtig ist, dass du immer, bevor du mit der intuitiven Diagnostik beim Ungeborenen beginnst, nachfragst, ob es dir erlaubt ist, das zu tun. Es geht nicht dar-

um, was wir wollen, uns und anderen beweisen wollen, sondern darum, was uns erlaubt ist, was notwendig ist.

Die Erlaubnis kann in dem Fall nur die Seele des Kindes und seine Mutter geben, und deine Aufgabe ist es, dich in so einen meditativen Zustand zu begeben, dass du sie neutral berühren kannst – energetisch gesprochen.

Umwelteinflüsse können das Kind irritieren. Dazu zählen emotioneller Stress der Eltern, irritierende Ereignisse, aber auch Ultraschalluntersuchungen.

Oft sind die Kinder nach Ultraschalluntersuchungen in einer kompletten oder nur organbezogenen Regulationsstarre, die Rhythmen sind blockiert. Manchmal ist das Kind danach auch in Panik.

Diagnostik von Babys und Kleinkindern

Babys und Kinder unter einem Jahr werden dir nur wenige Male erlauben, mit ihren Armen zu testen. Deshalb solltest du die komplette Diagnostik über deine Arme durchführen und zur Sicherheit über die Arme der anwesenden Eltern nachtesten.

Grundregel Nummer eins bei kleinen Kindern: Wenn sie krank werden, sind es oft die Themen der Eltern, die Kinder übernommen haben und die zur Krankheit führen.

Erste Testfragen

»Ist es das Thema des Kindes?«
»Wessen Thema ist es?«
»Mit wem soll ich die Behandlung beginnen?«

Oft wirst du mit der Mutter oder dem Vater beginnen zu arbeiten, und wenn du bei ihnen fertig bist mit Diagnostik und Therapie, kannst du beim Kind die noch verbliebenen Reste diagnostizieren und behandeln. Du wirst viele Fälle erleben, wo das Kind nach der Behandlung der Eltern keinen Stress und auch keine Irritation mehr hat.

Auswirkungen der Irritationen in der Schwangerschaft auf das Leben

Die in der Schwangerschaft einwirkenden Irritationen bleiben oft das ganze Leben lang wirksam (realitätserschaffend) und testbar, wenn sie noch ihre Ladung tragen. Du kannst somit einen erwachsenen Menschen an seine Zeugung, Schwangerschaft oder auch Geburt denken lassen und sie werden dir über die Armlänge anzeigen, ob noch eine Irritation aktiv ist, das Thema noch eine Ladung trägt.

Ein Stress bei der Zeugung spricht oft dafür, dass nicht beide Eltern beim Sex wirklich ein Kind zeugen wollten. Wenn man dann nur an die Zeugung in Verbindung mit einem Elternteil denkt, lässt sich oft feststellen, wie jeder der beiden in dem Moment zum Thema *Ein Kind zeugen, bekommen* stand, ob es von Anfang an gewollt und geliebt war.
Natürlich können sich bei dem Test auch negative Erfahrungen von der eigenen Geburt und Kindheit oder mit eigenen bereits geborenen Kindern zeigen.

Bei Stress in der Schwangerschaft kannst du den oder die betroffenen Monate austesten und dann versuchen, die Ursachen zu identifizieren, *wenn es sinnvoll und notwendig ist für die Therapie.* Die Ursachen sind oft Angst vor der Verantwortung, Beziehungsprobleme der Eltern, medizinische Eingriffe, von der Mutter erlittene Irritationen.

Wenn du mit der intuitiven Diagnostik eine Schwangerschaft begleitest, was am intensivsten beim eigenen Kind geschehen kann, wirst du feststellen, wie schnell es zu einer Irritation des Kindes kommen kann, von Auslösern, die du gar nicht vermutet hättest.
Wenn du in der Lage bist, das schnell herauszufinden und das Kind immer wieder in die Balance zu bringen, und auch nach der Geburt so für das Kind sorgst, bis es das selbst tun kann, was nach wenigen Jahren stattfindet, wirst du Kinder erleben können, die frei, wild, kraftvoll, ganz, vollkommen sind. Kinder, die nicht gebrochen sind, nach sich selbst klingen und sich selbst leben.

Oft kommt es unter der Geburt zur Traumatisierung des Kindes, und auch diese ist später im Leben als Stress noch testbar und sollte dann auch therapiert werden, damit die alten Ladungen nicht mehr das Leben beeinflussen.

Teste:
- Denke an deine Zeugung.
- Denke an deine Schwangerschaft, den ersten Monat, den zweiten Monat etc.
- Denke an deine Geburt.

Jede noch vorhandene Ladung der Vergangenheit blockiert die Möglichkeit, im Jetzt die Fülle zu erfahren, die vorgesehen und möglich wäre. Wenn wir den Menschen helfen, die Themen zu identifizieren, soweit dies sinnvoll und notwendig ist, und ihnen dann helfen, die Aufgaben zu lösen, können sie das erfahren, was Leben wirklich sein kann, und nicht nur einen Bruchteil von der Schönheit.

Diagnostik entfernter und transplantierter Organe

Entfernte Organe

Auch wenn Organe auf der körperlichen Ebene entfernt worden sind, sind ihr Klang, das Feld und die Energie immer noch vorhanden. Auch die in ihnen gespeicherten Themen und Ladungen haben sich mit dem Rausschneiden nicht automatisch erledigt, sondern diese Themen sind fast immer weiterhin vorhanden und wirksam. Insofern können wir eine bereits entfernte Gallenblase testen. Und sie kann Stress anzeigen.

Du kannst eine Organimago in einer nicht mehr körperlich vorhandenen Gebärmutter durchführen, und oft ist das notwendig, da die Ladungen im Organ ja weiter vorhanden sind.

Andererseits können die entfernten Körperteile eine Blaupause der Ladungen in sich tragen, sie können die Quelle sein, aus der sich die Themen immer wieder aufbauen.

Dann müssen wir das Entfernte mit diagnostizieren und sogar mit behandeln, was mit energetischen Verfahren einfach möglich ist, da wir es als eigenes System, Wesen verstehen und auf dessen Feld Einfluss nehmen können.

Transplantierte Organe

Dies ist etwas komplexer, da die Organe von einem andern Menschen stammen und dessen Feld, Klang, Seeleninformation tragen. Und diese Fremdidentität schützt sie auch vor den noch ungeklärten Themen, die in den ursprünglichen Organen vorhanden waren und zu deren Untergang geführt haben.

Transplantierte Organe haben eine eigene Musik im Körper des Empfängers, und deshalb sind Medikamente nötig, damit sie nicht abgestoßen werden. Diese fremde Musik kann so stark sein, dass Menschen sich nach Transplantationen verändern und anders verhalten, vorher Vegetarier waren und danach Fleisch essen oder auch den bisherigen Partner nicht mehr lieben (gehäuft nach Herztransplantationen).

Diagnostik der Stimme

Das Leben kann dich nur hören, wenn du auch zu hören bist.

Durch unsere Stimme spricht unsere Seele. Es sollte ein Klingen sein, voller Kraft und Ausdruck der inneren Harmonie. Wenn jedoch in einzelnen Buchstaben Erfahrungen und Ladungen gespeichert sind, können sie nicht klingen. Sie sind kraftlos und disharmonisch. Die Buchstaben tragen die Aggression der Worte noch in sich, die gegen dich verwendet wurden und dessen erster Buchstabe sie oft waren.

Wenn du das Alphabet aufschreibst als Liste mit zwei weiteren leeren Spalten und dann, mit dem A beginnend, jeden Buchstaben innerlich klingen lässt und ausspricht und dabei mit dem Armlängentest testet, wirst du feststellen, dass einige Buchstaben Stress hervorrufen. Trage den Stress in die erste leere Spalte ein.

Bei den Buchstaben ohne Stress wirst du wahrnehmen, dass sie aus dem ganzen Körper kommen, die Kraft des ganzen Körpers aufnehmen und ausdrücken.

Bei den blockierten Buchstaben kommen diese nur aus begrenzten Körperbereichen, oder es fehlen Bereiche wie das Becken, Arme, Beine, Kopf bei der Entstehung des Buchstabens.

Wenn du das Alphabet so durchgetestet hast, stelle dir dann vor, deine Eltern zu besuchen, oder denke an deinen letzten Besuch bei ihnen, sprich erneut jeden Buchstaben laut aus und teste. Schreibe die Ergebnisse in die nächste Spalte. Das ist eine bewusste Provokation einer Regression, weil wir den Eltern gegenüber fast immer in die Kindrolle zurückfallen. Oft sind dann Buchstaben, die unter normalen Bedingungen keinen Stress hervorrufen, auch irritiert.

Ziel dieses doppelten Tests ist es, nicht nur gut zu klingen, wenn du allein im Auto sprichst, sondern in jeder Situation. Und dann finde Wege für die Behandlung der irritierten Buchstaben. Wenn sie wieder stressfrei sind, wirst du ihren Klang anders, komplett wieder wahrnehmen, und du wirst für deine Umwelt, das Leben anders klingen.

Du kannst denselben Test auch mit den Grundzahlen 0–9 durchführen und mit deiner Singstimme.

Allergien und Autoimmunerkrankungen

Führe den Armlängentest bei möglichen allergischen Reaktionen immer zwei- bis dreimal hintereinander durch, um eventuelle Allergien zu erkennen.

Diese Erkrankungen bekommen noch einmal Aufmerksamkeit, denn die intuitive Diagnostik hat das Potenzial, die wirklichen Ursachen dieser Erkrankungen zu finden, damit diese dann geklärt werden können. Der Körper reagiert nicht von selbst auf eigenes Gewebe und zerstört es, wenn er nicht dazu provoziert wird. Der Mensch reagiert auch nicht primär auf Pollen, sondern dies passiert nur auf der Basis einer anderen Allergie, normalerweise auf Nahrungsmittel, als Kreuzreaktion. Es ist somit unsere Aufgabe, die primären Allergien herauszufinden. Die Hauptquellen von Allergien sind Nahrungsmittel. Und hier vor allem Eiweiße, Konservierungsmittel, Farbstoffe, künstliche Süßstoffe. Die Hauptquellen der Autoimmunerkrankungen sind Zahnwerkstoffe, Medikamente, Umweltchemikalien, implantierte Materialien. Du bist in der Lage, das mit dem Armlängentest auszutesten.

Therapeutisch muss der Auslöser dann beseitigt werden: Zahnwerkstoffe dürfen den Mund wieder verlassen, Medikamente müssen ausgetauscht werden, Umweltchemikalien eliminiert, eventuell auch durch einen Umzug in ein neues Zuhause. Identifizierte Nahrungsmittel müssen gemieden werden. Zeige allen Patienten den Armlängentest, so dass sie selbständig deine Ergebnisse überprüfen und eigenverantwortlich entscheiden können.

9. Individuelle Testung von Medikamenten und Heilmitteln

Ein Traum wird wahr. Schon vor der Einnahme von Arzneimitteln können wir individuell testen, ob sie nutzen, schaden oder einfach ohne Wirkung sind.

Wenn sich allein die individuelle Testung der Medikamente mittels Armlängentest in der konventionellen Medizin etablieren würde, wäre es ein riesiger Schritt zu einem wirksameren, besseren, nebenwirkungsfreieren und kostengünstigeren Gesundheitssystem.

> Teste den Armlängentest bei Medikamenten und Heilmitteln immer zwei- bis dreimal hintereinander, um eventuelle Allergien zu erkennen.

Grundlagen

Jedes Arzneimittel hat eine Schwingung, einen Klang und ist selbst ein Frequenzmuster. Da jede Störung, Irritation, Krankheit ebenfalls eine Schwingung hat und ein Frequenzmuster ist, können wir die beiden Muster übereinanderlegen und testen, wie sie miteinander agieren und harmonieren.

Hier die möglichen Antworten auf den Test:
- Der Stress der Krankheit bleibt unverändert bestehen. Dann beeinflussen sich Krankheit und Arzneimittel gar nicht. Das Arzneimittel ist wirkungslos für diese Störung bei diesem Patienten zu dieser Zeit.
- Der bestehende Stress der Krankheit wird sogar verstärkt, eine negative Beeinflussung findet statt. Dann schadet das Arzneimittel mehr, als es nutzt, falls es überhaupt nutzt. Wenn sich bei mehrmaligem Testen der Stress immer weiter verstärkt, liegt sogar eine Allergie auf das Arzneimittel vor.
- Der Stress wird kleiner. Dann hilft das Arzneimittel teilweise.
- Der Stress der Krankheit und die Irritation verschwinden, dann ist das Arzneimittel ein wirksames Heilmittel.

Nicht immer haben wir das gewünschte Medikament oder ein Heilmittel (Tee, Musik, Homöopathika etc.) parat, dann können wir auch über den Namen des jeweiligen Mittels testen. Wir können genauso die leere Schachtel verwenden, seinen Namen auf ein Papier schreiben oder einfach nur an das Mittel denken.

Die sicherste Variante ist, das jeweilige Mittel direkt auf den Körper zu legen und anschließend zu testen.

Technik

Ich empfehle die Testung am liegenden Patienten. Dann kann man die Mittel einfach auf den Bauch legen und testen. Du kannst natürlich genauso beim stehenden oder sitzenden Patienten testen. Wenn der Patient steht, stecke das Mittel in eine Tasche seiner Kleidung; wenn er sitzt, lege es auf ein Bein oder in seinen Schoß. Und dann teste mehrmals hintereinander mit dem Armlängentest.

Ich habe mir angewöhnt, bei allem, worauf eine Allergie bestehen kann, immer den Armlängentest zwei- bis dreimal hintereinander durchzuführen, um die Allergien nicht zu übersehen. Das gilt für Nahrungsmittel, Zahnwerkstoffe, Umweltgifte sowie alle Medikamente und Heilmittel.

Schaue begleitend auch das Video zum Thema Testung von Medikamenten auf der beiliegenden Multimedia-DVD an.

Testablauf

- Du erzeugst einen Stress, der das Thema repräsentiert, das gelöst werden soll. Dazu kann der Patient an das Thema denken, du kannst mit dem Impulstest, der Lichthand oder Cyberhand einen spezifischen Reiz setzen, der beim Armlängentest eine Stressreaktion auslöst: unterschiedlich lange Arme.
- Dann bringst du das gewählte Heilmittel in Kontakt mit dem Körper. Dazu kannst du das Mittel, die Schachtel des Mittels oder den Namen des Mittels, auf ein Papier geschrieben, dem Patienten auflegen.
- Und dann testest du wie oben beschrieben.

Wenn du dich selbst testest, denke an das Thema beziehungsweise Symptom und denke gleichzeitig an das Mittel oder schaue es an. Dann teste aus.

Wirksamkeit (Bedarf und Effekt)

Wie gesagt, ein Mittel ist wirksam, wenn es einen bestehenden Stress reduziert oder aufhebt. Wenn der Patient an eine Infektion denkt und das aufgelegte Antibiotikum den Stress nicht beseitigt (sichtbar in der Armlängendifferenz), ist es

Wirksamkeit (Bedarf und Effekt)

nicht wirksam. Wenn nur ein Teil des Stresses verschwindet, muss das Mittel mit einem weiteren Mittel kombiniert werden, so lange, bis der Stress komplett verschwunden ist. Danach kannst du fragen, wie lange das Mittel notwendig ist.

Verträglichkeit, Unverträglichkeit und Allergie

Wenn du ein Heilmittel in Kontakt mit dem Körper bringst und damit ins Feld des Patienten, ohne zuvor ein Thema zu aktivieren, kannst du mittels Armlängentest allein an der Reaktion des Körpers feststellen, wie er auf das Mittel reagiert.
- Entsteht keine Armlängendifferenz, ist das Mittel verträglich.
- Entsteht eine Differenz, mag der Körper das Mittel nicht. Es kann aber gegeben werden, wenn keine Alternative vorliegt und sich der entstandene Stress mit Hilfe eines anderen Mittels, das dazugegeben wird, verschwindet.
- Entsteht bei mehrfachem Testen eine immer größere Differenz, liegt eine Allergie auf das Mittel vor, und es darf nicht gegeben werden, denn es wird mehr schaden als nützen.

Noch ein Hinweis: Allergien können auch auf Mittel wie Schüsslersalze, Homöopathika oder Bachblüten vorliegen, um einige Beispiel zu nennen.

Wenn die Mittel irritieren oder gar zu allergischen Reaktionen führen, kannst du austesten, welches Organ oder Gewebe beeinträchtigt wird. Dazu kannst du den Körper scannen mit der Frage: »Gibt es hier eine Irritation?« Oder du aktivierst mit der Impulstechnik nur ein Organ und legst das Heilmittel auf, dann bekommst du nur eine Antwort zur Wirkung auf das Organ.

Wenn das Mittel verträglich ist, ist es sinnvoll auszutesten, ob es auch notwendig ist.

Testfrage:
»Ist das Mittel auch notwendig?«

Wenn man die Schachteln und Beutel mit den üblichen Arzneimitteln durchtestet, die viele einnehmen, ist normalerweise nur ein Drittel wirksam, sinnvoll und verträglich, ein Drittel sinnlos, schadet aber auch nicht, ein Drittel jedoch ist gefährlich und schadet.

Dosierung

Teste anhand der Tabletten- oder Inhaltsmenge aus, wie hoch die wirklich sinnvolle Dosierung ist und wie oft eine Einnahme nötig ist.

Testfragen:
»Ist das die notwendige Tagesdosis?«
»In wie vielen Portionen pro Tag wird die Tagesdosis verabreicht?«
»Wann am Tag wird das Arzneimittel eingenommen?«

Dauer der Einnahme

Teste aus, wie lange der Patient das Medikament benötigt.

Testfragen:
»Wie lange benötigt der Patient das Mittel? Länger als ... ?«
»Sind ... Tage ausreichend?«

Kombination verschiedener Mittel

Hier kann die konventionelle Medizin nur Bingo spielen, denn die Interaktionen zwischen verschiedenen Mitteln ist nicht statistisch voraussagbar (mit Ausnahme weniger Kombinationen, deren Zusammenwirken bekannt sind). Und wenn es zu Nebenwirkungen durch die Interaktionen kommt, werden diese nicht erkannt und mit weiteren Mitteln überdeckt.

Testtechnik:
Lege alle Mittel, die der Patient einnimmt (inklusive Nahrungsergänzungsmitteln, Homöopathika, Bachblüten etc.), auf den vor dir liegenden Patienten und teste mit den Armen aus.
- Entsteht kein Stress, lasse den Patienten sicherheitshalber nein sagen, um sicherzugehen, dass nicht eine Regulationsstarre durch die Mittelkombination hervorgerufen wurde.
- Wenn es zu einer Starre, allergischen Reaktion oder zum Stress kommt, kannst du mit deinen Armen vortesten, welche Mittel entfernt werden müssen, und dann die Mittel vom Körper nehmen und mit den Armen des Patienten nachtesten.

Wirksamkeit (Bedarf und Effekt)

Ausschleichen von Arzneimitteln

Nicht alle Arzneimittel, die eingenommen werden und bei den Tests Stress oder gar eine Allergie anzeigen, dürfen einfach weggelassen werden. Manche müssen ersetzt werden, andere ausgeschlichen.

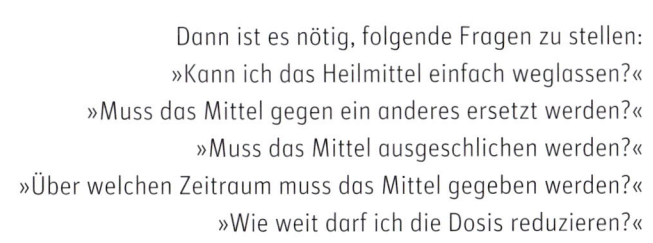

Dann ist es nötig, folgende Fragen zu stellen:
»Kann ich das Heilmittel einfach weglassen?«
»Muss das Mittel gegen ein anderes ersetzt werden?«
»Muss das Mittel ausgeschlichen werden?«
»Über welchen Zeitraum muss das Mittel gegeben werden?«
»Wie weit darf ich die Dosis reduzieren?«

Hier noch mal ein Disclaimer für alle Selbstanwender:
Die Verantwortung für die Tests und Konsequenzen trägst du selbst. Weder Autor noch Verlag sind für die Folgen der Tests verantwortlich.
Jeder kann nur dafür verantwortlich sein, was er selbst testet.
Somit meine Bitte an dich:
Lasse deine Testergebnisse von anderen kontrollieren, von Therapeuten und Ärzten nochmals testen, wenn du verordnete Medikamente absetzen oder in ihrer Dosis verändern möchtest.

Du findest auf www.innerwise.com unter dem Punkt »Coaches« erfahrene Coaches in deiner Region, die dich gerne unterstützen.

10. Umwelttoxikologie

Bis an diese Stelle haben wir neben den inneren Einflüssen, die Irritationen und Krankheiten hervorrufen, auch Medikamente und andere Heilmittel besprochen. Aber es gibt noch weitere wichtige Einflüsse von außen. Das Thema Umwelttoxikologie ist in diesem Zusammenhang viel mehr als Auswirkungen biochemische Gifte der Umwelt auf uns. Ich habe die wichtigsten irritierenden äußeren Einflüsse aufgelistet.

- Unfälle,
- in den Körper eingebrachte Materialien,
- Kontaktgifte,
- aufgenommene Gifte,
- Reinigungsmittel,
- Kosmetika,
- Körperpflegemittel,
- Disharmonien,
- Fremdklänge,
- Lärm,
- Muster,
- Regeln und Normen,
- Erziehung,
- gesellschaftliche und religiöse Werte wie Schuld, Neid, Gier, Trauer, Hass, Angst, Eifersucht,
- Traditionen,
- Raumluftbelastungen,
- Geopathien,
- Elektrosmog,
- Schimmel,
- Felder,
- energetische Manipulationen und Irritationen,
- berufliches Umfeld.

Auf einzelne Einflüsse, die besondere Hinweise benötigen, gehe ich nun genauer ein.

Diagnostik von Raumluftbelastungen

Wenn in der Raumluft Gifte vorliegen, die den Patienten negativ beeinflussen, muss die Quelle ermittelt und beseitigt werden. Die Technik ist sehr einfach:
- Der Patient braucht keine Tüten voll Luft mitbringen. Du lässt den Patienten sich vorstellen, im Freien zu atmen, und testest mit den Armen die Reaktion.
- Dann bittest du den Patienten, er solle sich vorstellen, die Türen im Haus, in der Wohnung seien geschlossen und würden für einen Tag nicht geöffnet.
- Nun betritt der Patient in seiner Vorstellung den ersten Raum und atmet dort mehrfach tief ein und aus. Wenn der Test dabei einen Änderung der Armlänge ergibt, liegt in der Raumluft eine irritierende Belastung vor.
- So kann der Patient sich virtuell in jeden Raum bewegen, dort atmen, und du kannst testen.
- Schnell hast du damit die Räume identifiziert, in denen Raumluftgifte vorliegen.
- Dann kann der Patient sich vorstellen, der Raum wäre leer, und du testest. Schließlich kommen Möbelstücke, Wandfarbe, Teppich etc. nacheinander hinzu. So wirst du die Quelle leicht ermitteln können.

Diagnostik von Elektrobelastungen

Elektrosmog ist ein häufiges Problem, das besonders an Arbeits- und Schlafplätzen zu gesundheitlichen Folgen führt. Die typischen Symptome sind
- Einschlafstörungen (länger als zehn Minuten),
- erhöhter nächtlicher Harndrang,
- Durchschlafstörungen,
- oberflächlicher Schlaf,
- nächtliches Herzrasen,
- dunkle Augenränder nach dem Aufwachen,
- ein Gefühl des Unausgeruhtseins,
- Erschöpfungssyndrom,
- ADS, ADD oder Hyperaktivität,
- Schmerzen und Verspannungen nachts und am Morgen, z. B. Rückenschmerzen, Kopfschmerzen, Muskelsteifigkeiten, Rheuma sowie
- chronische Entzündungen.

Arten des Elektrosmogs
Es gibt drei Arten von Belastungen, die oft als Elektrosmog zusammengefasst werden:
- Wechselspannung

- Magnetfelder
- Hochfrequenz

Wechselspannung

Strom ist ein Segen, wenn er doch bloß nicht immer und fast überall wäre. Hotelbetten mit integrierten Steckdosen und Schaltern, Jugendzimmer mit Fernsehern am Bett, Stromkabel versteckt in der Wand hinter dem Bett … Er ist immer da und fast überall. Das Problem an der Wechselspannung ist, dass unser Gehirn, genauer gesagt die Zirbeldrüse, sie fehlerkennt und mit Sonnenlicht verwechselt. Scheint die Sonne, brauchen wir nicht zu schlafen. Wird es dunkel, ändern sich die Hormone, die Zeit der Erholung und inneren Erfrischung ist da. Dazu wird Melatonin von der Zirbeldrüse ausgeschüttet. Melatonin ist für die Biorhythmus-Steuerung in unserem Körper zuständig. Es ist aber auch ein Glücks- und Antikrebshormon.

Schlafen wir in Wechselspannungsfeldern, werden diese als Licht erkannt, Melatonin, das auch wie eine körpereigene Schlaftablette wirkt, wird nicht produziert. So dauert das Einschlafen länger als fünf Minuten, was normal wäre. Das Durchschlafen ist gestört, man muss nachts zur Toilette und kann anschließend nicht einschlafen, man wacht morgens mit einem trüben Kopf und verschlafenen Augen auf, und die Laune entspricht nicht innerem Sonnenschein.

Da Melatonin auch andere Steuerhormone reguliert, fehlen auch diese in der Nacht. Die Regeneration der Organe und Gewebe ist nicht mehr optimal. Auch die Hormonorgane des Körpers wie Schilddrüse und Nebennieren benötigen ihre Arbeitsanweisungen für den Tag, die ihnen mit den Steuerhormonen übermittelt werden. Da diese nicht ausreichend vorhanden sind, fehlt die Koordination im Körper, und die Schilddrüse und andere Organe machen dann, was sie für richtig halten. Damit ist auch die Schilddrüse das erste Organ, das sich nachts durch Schlafen im Wechselspannungsfeld verändert und vergrößert.

Testmöglichkeiten

Wechselspannung mit dem Armlängentest auszutesten ist nicht so einfach. Der Mensch muss sich dabei vorstellen, die ganze Nacht im Bett zu liegen, und dann wird der Elektrosmog erst tastbar. Die Vorstellung, am Tage ein Schläfchen zu machen, reicht da nicht aus, da die Wechselspannung nur in der Nacht Stress verursacht. Um dann die Belastung zu sanieren, ist eine technische Messung mit einer Ankopplungsmessung nötig. Dabei liegt der Mensch im Bett, und das Messgerät vergleicht die im Körper vorhandene Wechselspannung mit einer Erdung. Der Wert, der dabei unterschritten werden sollte, liegt bei 0,1 Volt. Bereits bei 0,2 Volt ist eine um achtzig Prozent verminderte Produktion von Melatonin nachgewiesen worden. Viele Menschen versuchen allerdings, bei einem bis zehn Volt zu schlafen.

Diagnostik von Elektrobelastungen

Hier kann man die besseren Multifunktionsmessgeräte verwenden. Als Messbereich wird Volt / Wechselspannung gewählt. Um zu testen, ob das Messgerät verwendbar ist, umfasst man ein Verlängerungskabel mit einer Hand und wird dann Spannungswerte in Höhe von fünf bis fünfzehn Volt feststellen können. Das Kabel zum Menschen wird in den Volteingang gesteckt, das Erdungskabel aus dem COM-Ausgang an einem Kontakt mit der Erde befestigt. Das können Schutzkontakte der Steckdose sein, wenn sie richtig geklemmt sind. Aber auch Wasser- und Heizungsrohre sind möglich, solange keine Kunststoffrohe verwendet wurden.

Sanierung der Belastungen

Zur Sanierung beseitigt man im ersten Schritt die Quellen: Verlängerungskabel, Lampen, Radiowecker. Wenn das bei der Messung noch nicht den gewünschten Erfolg bringt, nimmt man alle Sicherungen heraus und aktiviert eine nach der anderen, um festzustellen, welcher Schaltkreis für die Spannungsbelastungen verantwortlich ist. Dazu ist es sinnvoll, einen Helfer zu haben, damit man gleich zur Messung im Bett liegen bleiben kann. Sofern machbar, nimmt man zum Schlafen nun immer die Sicherung der verantwortlichen Stromkreise heraus oder lässt einen Netzfreischalter vom Elektriker einbauen.

Wenn das alles nicht die Lösung bringt, bleibt nur noch die technische Abschirmung. Dazu wird leitfähiges Gewebe unter der Matratze ausgelegt und geerdet. Ebenso verfährt man an der Wand hinter oder neben dem Bett, wenn bei der Berührung der Wand die Werte auf dem Messgerät ansteigen, also auch von der Wand eine erhöhte Belastung ausgeht. Ursache dafür sind die Kabel in der Wand oder die Kabel des Nachbarn.

Die Hauptbelastungen kommen allerdings meistens von unten. Ursache dafür sind die Beleuchtungskabel des Raums darunter. Nur wenn die Decke geerdete Stahlarmierungen enthält, wirken diese abschirmend.

In Holzhäusern steht die gesamte Holzkonstruktion unter Spannung, und diese Art von Häusern benötigen geschirmte Kabel, um gesund für die Bewohner zu sein.

Magnetfelder

Diese erzeugen beim Menschen häufig Depressionen. Sie sind nur mit Spezialmessgeräten messbar, was jedoch kaum ein Problem darstellt, da die Quellen eindeutig sind: alle Geräte, die einen Transformator enthalten und näher als einen Meter am Körper stehen. Weitere Quellen sind Kabelbäume in Hausschächten, Freiland- und Hochspannungsleitungen und Nachttischlampen, die über die Berührung des Metalls der Lampe gesteuert werden.

Bei den Freilandleitungen (zum Beispiel in Fensterhöhe geführte Kabel über Straßen) erhält man erhöhte Magnetfeldwerte auch noch in vielen Metern Entfernung, bei Hochspannungsleitungen noch wesentlich weiter.

Der einfache Radiowecker, der die häufigste Quelle der Belastung darstellt, erzeugt nur Felder, die bereits nach einem Meter unter die Grenzwerte von 250 Mikrotesla abfallen. Somit ist der Austausch des Radioweckers gegen einen batteriebetriebenen Wecker die einfachste Lösung dieses Problems. Radiowecker kaufen sich Menschen, damit sie morgens sicher geweckt werden, weil sie nicht gut schlafen. Sie schlafen jedoch wegen des Radioweckers noch viel schlechter. Da sich Magnetfelder kaum abschirmen lassen, bleibt bei Hochspannungsleitungen nur noch der Umzug. Sind Freilandleitungen vor dem Schlafzimmerfenster, kann man versuchen, den Schlafbereich in das am weitesten entfernte Zimmer zu verlegen.

Hochfrequenzbelastungen

Viele Menschen kämpfen gegen Mobilfunkmasten, haben aber mit ihren Schnurlostelefonen selbst starke Sender im Haus. Der vor Jahren prognostizierte Anstieg von Tumoren im Kopf und im Unterleib durch Handys ist scheinbar nicht eingetreten. Auch bei den Testungen zeigt sich in den jüngeren Generationen eine wesentlich geringere Stressreaktion auf Handybelastungen.

Trotzdem sollte man Belastungen meiden, und es gibt immer Menschen, die auf die Hochfrequenzbelastungen hochsensibel reagieren. Einfache Schnurlostelefone kann man mittlerweile mühelos gegen moderne ECO-DECT-Telefone austauschen, die einige Sekunden nach Beendigung des Gesprächs das getaktete und störende Signal beenden und nur noch ein Grundrauschen besitzen.

WLAN lässt sich über Nacht abstellen. Ein Haus sollte nicht in der Nähe von Handymasten stehen. Also sollte man es sich auch dann nicht kaufen, wenn es preiswert ist. Bäume schirmen die Belastungen ab, und auch Lehmputz hat ebenfalls eine gute abschirmende Wirkung. Ferner besteht die Möglichkeit, die Reaktion des Körpers auf die Informationen zu modulieren, indem harmonische Informationen das Chaos und die irritierenden inneren Muster kompensieren.

Testaussagen zur Identifizierung von Elektrosmog

»Stelle dir vor, die ganze Nacht in deinem Bett zu liegen.« – Teste dann mit den Armen. Wenn es zu einer Stressreaktion kommt, teste die folgende Aussage: »Stelle dir vor, in deinem ganzen Ort ist Stromausfall, während du eine Nacht in deinem Bett schläfst.« Dann teste erneut.
- Wenn der initiale Stress durch die Vorstellung des Stromausfalls verschwindet, war nur Elektrosmog die Ursache der Irritation.
- Wenn sich der Stress halbiert, lag der Stress zur Hälfte an Elektrosmog und zur anderen an Geopathien.
- Wenn der Stress unverändert bleibt, liegen nur geopathische Belastungen vor.

Diagnostik von Geopathien

Es gibt auf der Erde Felder mit verschiedenen Qualitäten, und nicht alle Lebewesen reagieren gleich darauf. Katzen und Ameisen fühlen sich an Plätzen wohl, wo Pferde, Kühe und Hunde sich nicht hinlegen würden. Die Tiere haben die Wachheit und Wahrnehmungsfähigkeit dafür bewahrt. Der Mensch allerdings richtet sich nach Wohnungsgrundrissen, angelesenen Feng-Shui-Prinzipien oder einfach nach praktischen Gründen.
Und damit liegen zirka achtzig Prozent der Menschen in Europa und Nordamerika auf Schlafplätzen, die sie nicht gesund, sondern krank machen. Tiere können die Fähigkeiten übrigens auch verlieren, wenn sie mit uns Menschen sozialisiert werden und zum Beispiel als Kind- oder Partnerersatz benutzt werden.

Symptome von Geopathien

Viele Menschen wachen morgens mit Schmerzen und Verfestigungen auf (steifer Nacken etc.), der Kopf ist nicht klar, die Energie nicht optimal, das Traumverhalten war gestört, einfach gesagt: Sie haben sich nicht optimal regeneriert in der Nacht.

Hintergründe zu Geopathien

Normal ist nach einer durchschlafenen Nacht, dass Kopf und Augen klar sind, der Körper entspannt, weich und verjüngt ist, die Energie alles fließend erfüllt und die Laune auf Sonnenschein steht. Und das liegt nicht an der Qualität der Matratze. Viele Menschen weltweit schlafen in Hängematten, auf Stroh und Fellen und benötigen keinen weltraumerprobten Kaltschaum, um einen guten Schlaf zu haben. Matratzen haben nur insofern einen Einfluss, wenn sie Federkerne enthalten. Diese können das natürliche Magnetfeld verändern, wie man mit einem Kompass leicht überprüfen kann. Auch wenn Wechselspannungsfelder vorhanden sind, kann es zu einem Stromfluss in den Metallen führen und damit den Menschen irritieren.
Beim Thema Geopathologie geht es also nicht um exaktes Fachwissen, der exakten Bezeichnung der Störarten und der Felder nach den Beschreiben, sondern um das Wiederentdecken der Wahrnehmungsfähigkeit, welche Umgebung guttut und welche schadet. Und der Armlängentest hilft dir bei der Diagnostik dieser Einflüsse.

Als Basiswissen genügen nachfolgende Informationen:
Geopathologisch irritierend wirken Feldstrukturen der Erde, die in Gittern angeordnet sind: Wasseradern, Verwerfungen und Erzadern. Die »bösen Erdstrahlen« gibt es nicht. Es existieren einerseits geradlinig verlaufende Gitternetze, die uns

nähren. Andererseits erzeugt ebendieses gerade Gitternetz auch das schräge Gitternetz, so wie ein fahrendes Schiff eine nach beiden Seiten schräg laufende Bugwelle. Diese Gitternetze sind keine gleichmäßigen Felder, sondern vergleichbar mit Wellen. Alle 2,5 Meter finden wir leichte Verstärkungen, alle zehn Meter mittlere Verstärkungen, alle 33 Meter extreme Verstärkungen.

Das gerade Gitternetz erzeugt nährende Felder und Kraftorte an den Kreuzungspunkten. Das schräg verlaufende Gitternetz erzeugt energieabziehende Felder und Orte. Die Wasser- und Erzadern und Verwerfungen spielen im Vergleich zur Bedeutung der Gitternetze nur eine untergeordnete Rolle.

Wenn der Mensch sich auf einer energieziehenden Linie oder noch stärker an einem Kreuzungspunkt des schrägen Netzes befindet, geht Energie verloren und der Körper wird irritiert. Das führt zu Verspannungen der Muskulatur, Schmerzen, Irritation der Körperrhythmen, Abfall der Energien.

Jeder kennt das von Kinobesuchen: Der Nachbar sitzt entspannt, und man selbst muss ständig den Po bewegen, da der Sitz so unbequem ist und der Po weh tut. Nur hat der Nachbar den gleichen Sitz. Man selbst sitzt somit auf einer geopathologischen Stresszone, und der Körper reagiert darauf.

- Wenn man auf den Kreuzungspunkten des energieabziehenden 33-Meter-Gitters steht, spürt man bereits nach Minuten, wie die Knie weich werden und die Energie aus dem Körper strömt. Man nennt diese Punkte auch Kindstodpunkte. Wenn ein Baby auf einer derartigen Stelle schläft, kann der Energieverlust den plötzlichen Kindstod auslösen, der auf einer totalen energetischen Erschöpfung basiert.
- Das Zehn-Meter-Gitter zeigt sich in Verspannungen, Rückenschmerzen, Migräne, Steifigkeiten am Morgen.
- Das 2,5-Meter-Gitter ist das schwächste und zeigt sich in leichten Formen der körperlichen Beschwerden.

Aber man kann sich auch wieder aufladen und Heilungsprozesse unterstützen, wenn man auf Kraftorte geht, die häufig die Kreuzungspunkte des energiegebenden Gitternetzes sind. Kompliziert wird das Thema dadurch, dass sich auf die Gitternetze Frequenzen auflagern können, man kann sie sich als Obertöne vorstellen oder wie Ladungen in Waggons eines fahrenden Zuges, die den Körper spezifisch irritieren können. Da jedes Organ und auch jede Krankheit spezifische Frequenzmuster besitzt, kann es zu Irritationen und Erkrankungen kommen, wenn die dem Feld aufgelagerten Störfrequenzen in Resonanz damit gehen. Somit gibt es Orte, an denen bestimmte Krankheiten hervorgerufen oder gefördert werden. Wer an Krebs erkrankt, muss immer den Schlafplatz kontrollieren, ob es dort eine krankheitsunterstützende Irritation gibt. Das gilt aber im Grunde für jede Erkrankung.

Diagnostik von Reaktionen auf Nahrung und Getränke

Test

»Stelle die vor, die ganze Nacht in deinem Bett zu liegen.« – Dann testest du mit den Armen. Wenn es zu einer Stressreaktion kommt, gehe zur nächsten Aussage: »Stelle dir vor, in deinem ganzen Ort sei kompletter Stromausfall, während du eine Nacht in deinem Bett schläfst.« Dann teste diese Aussage.
- Wenn der initiale Stress durch die Vorstellung des Stromausfalls verschwindet, war nur Elektrosmog die Ursache der Irritation.
- Wenn der Stress sich halbiert, lag der Stress zur Hälfte an Elektrosmog und zur anderen an Geopathien.
- Wenn der Stress unverändert bleibt, liegen nur geopathische Belastungen vor.

Und wenn sich Stress zeigt und dieser nicht durch Elektrosmog oder den Partner hervorgerufen wird, heißt es, das Bett verstellen oder die Geopathie beseitigen.

Wenn du mehr zu dem Thema wissen möchtest, so kannst du in meinem Buch *Besser Schlafen. Besser Leben* alle Details der Symptome, Messungen und Problemlösungen finden.

Diagnostik von Reaktionen auf Nahrung und Getränke

Wir haben zum einen Intoxikationen und zum anderen allergische Reaktionen. Bei Intoxikationen wird es nur zu einer Stressantwort beim Armlängentest kommen, bei Allergien zu einer Allergiereaktion der Armlänge (immer größer werdender Stress bei wiederholter Testung. Deshalb ist es sinnvoll, bei Nahrungsmitteln und Getränken immer gleich zwei- bis dreimal mit den Armen zu testen. Du kannst mit dem Armlängentest auch gute Ergebnisse erzielen, musst jedoch immer aus dem Kugelblick schauen, um dich nicht zu beeinflussen, besonders, wenn du dich selbst testest.

Die beste Form der Diagnostik ist dabei das Fasten. Nach einigen Tagen spürst du, wie sich dein Körper ohne alle diese Stoffe fühlt.

Hier eine Übersicht über die wichtigsten Allergene und Unverträglichkeiten:
- Rindereiweiß
- Hühnereiweiß
- Gluten
- Farb- und Konservierungsstoffe
- künstliche Süßungsmittel

Reaktionen auf Rindereiweiß

Das häufigste Allergen ist Rindereiweiß. Wir nehmen es ständig, nicht nur als Fleisch, sondern vor allem als Milch und Milchprodukte zu uns: Milch, Quark, Joghurt, Käse, Schokolade, Eis etc. In Mode ist derzeit, eine Laktoseintoleranz zu haben. Doch in den meisten Fällen reagieren die Betroffenen allergisch auf die Eiweiße und nicht auf den Zucker (Laktose). Und da bleibt nur die Abstinenz, oder lebensnäher: das bewusste Sündigen. Zu wissen und auszutesten, wann man sich wieder einmal einen Milchkaffee gönnen kann. Und eine Reinigungsphase nach den kleinen Sünden. Es gibt aber auch die Möglichkeit, auf Milch und Milchprodukte anderer Tiere oder auf Ersatz aus Pflanzen auszuweichen: Milch von Schaf und Ziege, Mandelmilch, Haselnussmilch oder Hafermilch.

Die hohe Rate der Milcheiweißallergien hat zwei Ursachen: Ersatznahrung und Zufüttern bei Babys sowie Impfungen. Der Darm des Neugeborenen ist in der ersten Zeit noch durchlässig für Eiweiße. Werden zu früh artfremde Eiweiße gegeben, gehen diese ins Blut über. Sie können als Fremdeiweiße erkannt werden, gegen die der Körper eine Immunreaktion aufbaut. Diese Prägung bleibt lebenslang erhalten. Die zweite Möglichkeit sind Impfungen.

Mich hat in der Praxis immer gewundert, warum ich so oft Allergien auf Milcheiweiße in Verbindung mit Impfschäden austeste. Ein Anruf bei der verantwortlichen Ärztin für die Impfstoffherstellung eines Pharmaunternehmens löste das Rätsel: Es gibt Impfstoffe, die auf Rinderbouillon gezüchtet werden. Auch Impfstoff gegen Diphtherie gehört dazu. Mittlerweile haben sich die Herstellungsverfahren in den letzten Jahren geändert, die bisherigen Generationen haben jedoch mit dem Impfstoff Rindereiweißreste eingespritzt bekommen. Und dann hat der Körper das getan, was er bei einer Impfung tun soll: eine Immunantwort gegen die Eiweiße aufbauen – und so auch gegen Rindereiweiß.

Die Symptome bei einer Milcheiweißunverträglichkeit sind klassisch:
- Mittelohrentzündungen
- Nasennebenhöhlenentzündungen
- Schnupfen
- Polypen
- Bronchitis
- Asthma
- Durchfall oder Verstopfungen

Das alles ist hervorgerufen durch ein Aufquellen der Schleimhäute. Sekundär lagern sich die durch die allergische Reaktion entstehenden Säuren im Gewebe ab, und es entstehen das aufgedunsene Milchgesicht und generell schmerzhafte Gewebsschwellungen. Viele Menschen glauben dann, es sei Fett. Im Unterschied zu

Fett sind die säurebedingten Schwellungen schmerzhaft. Oft kommt es natürlich zu Mischformen. Lässt man die Allergieauslöser weg, verschwinden die säurebedingten Falten und Ringe schnell.
Wichtig ist es, Kinder nie zu zwingen, etwas zu essen, was sie nicht wollen.
Es hat immer einen Grund, warum sie etwas nicht essen oder trinken möchten. Milch ist eben nicht immer gesund oder gut für das Knochenwachstum. Eine Untersuchung an Tausenden schwedischen Krankenschwestern hat sogar gezeigt, dass die Hüftknochen desto öfter brechen, je mehr Milch die Krankenschwestern getrunken hatten.

Reaktionen auf Hühnereiweiß

Das nächste wichtige Nahrungsmittel ist das Hühnerweiß. Die gute Nachricht ist, dass das Gelbe vom Ei meistens verträglich ist. Die Ursache für diese Allergien liegt ebenfalls in Impfungen begründet, denn einige Impfstoffe wurden und werden teilweise noch auf Hühnerembryonen gezüchtet: Röteln, Mumps, Masern und Grippe. Mit dem Impfstoff wird dann wieder Resteiweiß eingespritzt.

Die häufigsten Symptome sind
- Ekel gegen weiches Eiweiß sowie
- Mandel- und Darmentzündungen.

Diese Allergie ist der Freibrief, sich nur noch das Gelbe vom Ei im Leben zu gönnen.
Wachteleier können auch ein sinnvoller Ersatz sein.

Reaktionen auf Gluten

Das dritte große Nahrungsmittel ist Weizen und speziell das Gluten, das in Weizen, Dinkel, Roggen, Hafer und Gerste enthalten ist.
Die Symptome sind eher
- »heiße« Entzündungen wie kräftige Darmentzündungen und
- Neurodermitis.

Mit »heiß« meine ich der Nomenklatur der Traditionellen Chinesischen Medizin entsprechend rote, juckende, blutende Entzündungen.

Reaktionen auf Süßstoffe, Farbstoffe, Konservierungsmittel

In Süßigkeiten sind viele Farbstoffe enthalten, die giftig oder allergieauslösend sind. Da hilft nur, im Laden mit dem Armlängentest auszutesten und die Inhaltsstoffe auf der Verpackung nachzulesen. Ein großes Problem sind die Zuckerersatzstoffe. Aspartam, Azuflam etc. Sie sind hochallergen. Es gibt fast keine Kaugummis, die davon frei sind. Von trockener Zunge über Hautreaktionen bis zu Veränderungen des Knochenmarks und der Gehirnfunktion ist an Körperreaktionen alles möglich.

Du trinkst einen kalorienreduzierten Saft und hast anschließend mehr Durst als vorher – das ist typisch. Hier heißt es beim Einkaufen Inhaltsstoffangaben durchlesen und alle »Light«- und »kalorienreduzierten« Produkte meiden.

Diagnostik von Intoxikationen und Allergien auf Werkstoffe im Körper

- Die Diagnostik der Zahnwerkstoffe ist recht einfach: Bitte den Patienten, die Zunge auf den Werkstoff, die Füllung, das Inlay oder die Krone zu legen, und teste. Bei Implantaten bitte ihn, die Zunge auf die Region zu legen und sich darauf zu konzentrieren. Bei Präparaten, die zum Kieferaufbau vor der Einsetzung der Implantate verwendet werden, bitte den Patienten, sich darauf zu konzentrieren.
- Bei Impfungen bitte den Patienten, nochmals an die Impfung zu denken.
- Bei Nägeln, Schrauben und Platten in und an Knochen kannst du die Impulstechnik in Kombination mit der Visualisation des Patienten verwenden.
- Bei künstlichen Gelenken kannst du mit dem Impuls und deiner Fokussierung arbeiten. Wie schon erläutert: Wenn beim Armlängentest Stress entsteht und dieser bei mehrfachem Testen konstant ist, liegt eine Unverträglichkeit oder eine Intoxikation vor. Wenn die Differenz der Armlänge bei mehrfachem Testen größer wird, liegt eine Allergie vor.

Wichtig ist vor allem, dass du daran denkst, dass es durch diese Materialien zu Irritationen kommen kann, und es testest. Danach kommt die schwierige Entscheidung, was zu tun ist. Hätten die Ärzte vorher getestet, würde die Entscheidung gar nicht im Raum stehen.

Das *innerwise*-Testsystem

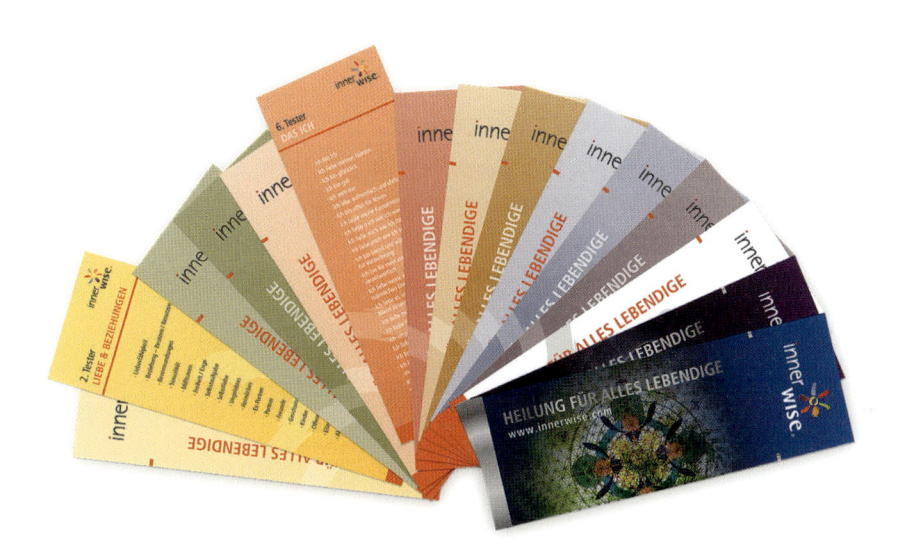

Neben den beschriebenen Tests gibt es viele weitere Testthemen, die für eine Diagnostik und Behandlung sinnvoll sein können. Hier ein Überblick der Themen des *innerwise*-Testsystems, das über 350 davon auflistet.

Mehr Informationen dazu findest du in meinem Buch *Heilung für alles Lebendige* oder auf www.innerwise.com

Nach der Diagnostik der Organe, Rhythmen, Statik und Parameter ist es für die Therapie oft notwendig, noch eine Schicht tiefer zu gehen und die den Irritationen zugrundeliegenden Themen zu erkennen, um dann gezielt in diesen zu therapieren. Damit verschwinden dann auch wie von selbst die Symptome.

11. Diagnostik von Tieren, Gebäuden und anderen Systemen

Diagnostik von Tieren

Meine Empfehlung ist immer, die intuitive Diagnostik mit Menschen zu erlernen und dann auf andere Systeme zu übertragen. In der Diagnostik von Menschen hast du den riesigen Vorteil, dass du mit ihnen reden und sie fragen kannst und du dich nicht nur auf deine Wahrnehmungen, Tests und Intuition verlassen musst. Wenn du ausreichend Erfahrungen mit Menschen gemacht und Sicherheit in der Anwendung der Werkzeuge erlangt hast, kannst du die Diagnostik auch auf Tiere, Gebäude und andere Systeme wie Teams, Projekte und Firmen übertragen.

Bei Tieren ist der wichtigste Merksatz: Sie übernehmen und tragen die Themen der menschlichen Eigentümer. Das bedeutet, dass du bei Tierbehandlungen normalerweise mit Herrchen oder Frauchen beginnst. Und schon bist du wieder beim Menschen, und anschließend kannst du dich dem Tier widmen. Die Impulstechnik, Lichthand und Cyberhand funktionieren ausgezeichnet bei Tieren. Zum Testen verwendest du deine eigenen Arme. Du kannst bei Hunden und Katzen mit deren Beinen nachtesten, aber sie werden es nicht allzu oft erlauben. Bei Tieren ist es wichtig, auch das Futter, den Schlafplatz, den Stall auszutesten. Ebenso die Interaktionen mit anderen Tieren in der Gemeinschaft. Tiere reagieren sehr feinfühlig auf die intuitive Diagnostik, sie spüren noch mehr als die meisten Menschen, wenn du dich mit der Lichthand oder Cyberhand in ihnen bewegst.

Diagnostik von Gebäuden

Gebäude sind auch lebendige Systeme. Damit treffen alle Aussagen für Systeme auch auf sie zu. Die Gebäude haben ein Feld, einen Klang, Ladungen, tragen verschiedene Energiefelder, und all das bestimmt die Realität und das Erleben in den Gebäuden.
Hinzu kommt, dass Gebäude verschiedenen Funktionen dienen und die Felder und Energien des Gebäudes die Funktionen unterstützen, nicht unterstützen oder sogar behindern können.

Diagnostik von Gebäuden

Mit den an Menschen geübten Techniken Testung, Impuls, Lichthand und Cyberhand kannst du Gebäude einfach diagnostizieren.

Das Feld unterstützt die Funktion

- Die Energie eines Schlafzimmers sollte einen erholsamen Schlaf unterstützen.
- Die Energie eines Arbeitszimmers sollte die Kreativität und Konzentration unterstützen.
- Die Energie eines Cafés sollte Genuss, Erholung und Kommunikation unterstützen.

Denn dafür wurden sie geschaffen.

Viele alte Klosteranlagen sind im Wissen um die Energetik und die Möglichkeiten, die Felder zu gestalten, noch so gebaut worden, dass jeder Raum die vorgesehene Funktion optimal unterstützt. Sogar die Nische zur Aufbewahrung von Brot hatte die geometrische Form, damit das Brot länger frisch bleibt und nicht schimmelt. Das Wissen um diese Gesetzmäßigkeiten ist weitgehend verlorengegangen, weil es immer nur auf Einweihungsbasis weitergegeben wurde. Wenn du deine Sinne und die Tests benutzt, kannst du die Geheimnisse selbst wieder neu entdecken und für dich und andere nutzbar machen.

Doch bevor es an die Gestaltung der Räume geht, ist fast immer eine energetische Reinigung nötig. Dies kann aber erst in hoher Qualität geschehen, wenn du die Blockaden, Irritationen und Ladungen der Räume entschlüsselt hast.

Diagnostik energetischer Irritationen in Gebäuden

- *Schritt eins:* Stelle dich real oder virtuell in ein Haus oder Raum und stelle dir vor, der Raum zu sein, wie fühlst du dich dann. Nun stell dir vor, dich als Mensch in dem Raum für eine bestimmte Zeit aufzuhalten, du kannst beginnen mit einer Stunde, dann mit einem Tag, einem Monat und dann auch einem Jahr. Was löst die Vorstellung in dir aus?
- *Schritt zwei:* Teste die Grundparameter des Gebäudes: Ladung, Energien, Identität und erlange damit Werte, an denen du den Erfolg deiner »Therapien« später messen kannst. So kannst du auch in der Zeitachse herausfinden, wann sich die Energie des Gebäudes verändert hat, indem du die Parameter zu anderen Zeiten austestest.
- *Schritt drei:* Begib dich in das Gebäude und nutze neben der Wahrnehmung vor allem das Scannen, um Irritationen zu identifizieren, zum Beispiel Bilder, Gegenstände, Objekte und auch Felder, die irritieren. Dazu stellst du dir vor, wie aus deinen Fingerspitzen Laserlicht herauskommt und du so den Raum damit scannen kannst.

Die andere Hand testet mit dem Handtest parallel dazu. Dabei könntest du dir die Frage stellen: »Wo ist hier etwas Irritierendes?« Achtung: Die Antwort ist durch die Fragestellung anders herum. Wenn du etwas Irritierendes gefunden hast, sind die Finger gleich lang.
- *Schritt vier:* Du nimmst Gegenstände heraus, änderst die Farben, stellst die Räume um, fügst etwas hinzu und testest nach.

Bestimmung optimaler Plätze

Wenn die Funktion eines Raums oder Gebäudes klar ist, kannst du mit folgender Frage zum Testen beginnen: »Ist dieser Raum / dieses Gebäude optimal für die Funktion?«

Dabei kann es sein, dass ein hässliches Entlein sich als der optimale Raum zeigt und mit etwas Liebe und Arbeit zum Schwan wird. Also lass dich nicht primär von den Augen blenden.

Diagnostik von Systemen

Der nächste Schritt ist die Anwendung der intuitiven Diagnostik bei Teams, Projekten, Firmen, politischen Strukturen etc. Am Ende sind sie nicht schwieriger als Menschen zu verstehen, nur haben sie mehr Ebenen, die du gleichzeitig betrachten musst.

Gute Multitasking-Fähigkeiten sind hier angebracht. Ich kann an dieser Stelle nur einen kurzen Überblick zu dem Thema geben, aber es wird auch ein Buch zum Thema Diagnostik und Therapie von Systemen geben.

Systemisches Verständnis

Der wichtigste Punkt ist die innere Wertungsfreiheit. Alles passiert aus einem Grund und gibt die Möglichkeit des Lernens und Wachsens.

Wenn wir unsre Lernschritte getan haben, kann sich die Realität ändern.

Doch was sind die Lernschritte? Warum war eine Situation so?

Oft dürfen wir nichts am Bestehenden ändern, wenn das nicht erkannt und gelebt wurde. Insofern ist es bei Systemen absolut notwendig zu testen, ob es dir erlaubt ist, mit ihnen zu arbeiten, sie zu diagnostizieren oder zu therapieren.

Diagnostik von Systemen

Eintunen

Du wirst zum System. Das ist schon alles. Und dann kannst du an und in dir spüren, wie es dem System als Wesen geht, kannst die innere Musik erfahren und damit ableiten, wie der Tanz der Realität sein wird. Wenn es ein großes System mit vielen Beteiligten ist, musst du den Gesamtorganismus ebenso spüren können wie einzelne Bereiche.

Testung

Hierzu eignen sich die Parameter Scannen und Lichthand, aber wichtiger sind die Testthemen. Du bekommst nur das beantwortet, wonach du fragst. Wir haben für komplexe Systeme ein eigenes Testsystem entworfen, das auch die Sprache der Systeme verwendet und über 350 Themen beinhaltet. Dafür ist jedoch eine eigene Ausbildung an der *inner**wise** business school* notwendig, um damit arbeiten zu dürfen.

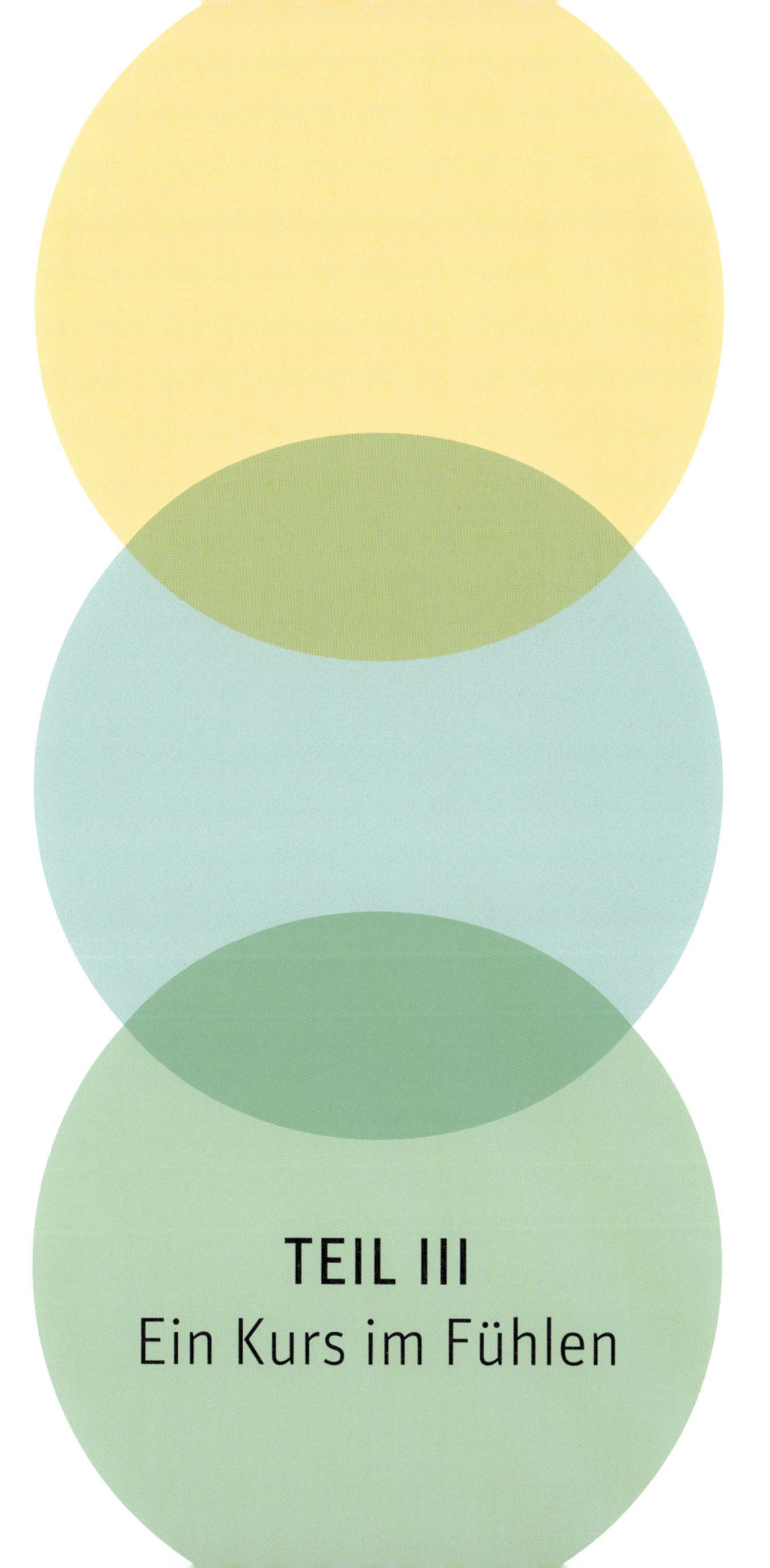

TEIL III
Ein Kurs im Fühlen

12. Ein Kurs im Fühlen – Einführung

Heilung ist Kunst

Und diese beginnt mit der Diagnostik. Sie ist ein Entdecken des Lebens, ein Vertiefen in die Geheimnisse des Seins und ein Geschenktbekommen von therapeutischen Möglichkeiten. Und jede Behandlung – eine tiefe Begegnung und Berührung – ist ein Kunstwerk.

Die neue Rolle von Therapeuten und Ärzten

Wenn Heilung wieder zur Kunst wird, werden auch die Ärzte und Therapeuten zu Künstlern, die Erfahrung, Verstand und Entdeckergeist verbinden und den Patienten in die Freiheit begleiten. Wir haben als Ärzte und Therapeuten die große und einmalige Chance, von allen Menschen, die sich uns anvertrauen, lernen zu dürfen. Wenn wir ihnen in Liebe begegnen – und Liebe ist das Gegenteil der Selbstaufopferung für einen anderen Menschen –, können Patienten zu Freunden auf Augenhöhe werden.
Immer weniger Menschen wollen den klassischen Arztberuf ergreifen. Kein Wunder, denn er hat seinen Spaß und die Erfüllung für den Anwender verloren. Doch wir können, wenn wir Medizin neu definieren, die Freude an ihrer Anwendung zurückholen. Es braucht nur den Mut, mit dem Bisherigen zu brechen und neue Wege zu beschreiten.
Außerdem werden die Patienten immer selbständiger. Sie werden in Zukunft nicht mehr von Ärzten abhängig sein, sondern in der Lage, sich selbst zu diagnostizieren und zu behandeln. Und wenn sie dann noch Hilfe benötigen, werden sie zu Ärzten und Therapeuten ihres Vertrauens gehen, die sie auf dem Weg der Selbständigkeit und Eigenverantwortung unterstützen. Die Tage der Autorität, des Standesdünkels und der Macht der konventionellen Medizin sind gezählt.

Ausblick in neue Therapiesysteme

In vielen anderen Lebensbereichen haben Informationssysteme alte Techniken ersetzt. Wir schicken Bilder in einer Sekunde um die Welt, laden Musik und Filme aus dem Internet, kommunizieren über E-Mail, und Geld gibt es bald nur noch als Information auf der Karte. Für die Medizin ist die Zeit gekommen, von der gewohnten alten Hardware auf Software umzusteigen. Von der Verwendung von Chemikalien zur Anwendung von Informationen. Die Zeit für die Informationsmedizin ist reif, und das ist nur möglich mit einer neuen Art der Diagnostik, die den Menschen auf allen Ebenen inklusive der energetischen Ebene betrachtet und keine Erfahrung und Weisheit mehr ausgrenzt. Die intuitive Diagnostik ist ein wichtiger Schritt in diese Richtung.

Unser Körper ist ein klangbasiertes System, und damit sind in den meisten Fällen auch nur Klänge, Frequenzen und Energien notwendig, um Irritationen zu beseitigen. Ich selbst praktiziere diese Art der Frequenzmedizin bereits seit 1996 und habe seitdem keine klassischen Medikamente mehr verwendet. Jetzt könnte man einwenden: Und was wird aus den Medikamenten? Auch dafür gibt es bereits ausgereifte Lösungen. Denn oft wirken die Medikamente gar nicht auf der körperlichen oder biochemischen Ebene, sondern auf einer anderen. Es ist energetisch und technisch möglich, die Schwingungsmuster von Arzneimitteln aus dem Internet herunterzuladen. Und wir haben es in der Praxis geprüft: Die energetische Form eines Arzneimittels hat dieselbe Wirkung wie die biochemische. Die Schwingungsmuster aus dem Internet herunterzuladen ist nichts anderes, als einen Song aus dem Netz zu laden.

Damit können die großen Geschenke der pharmazeutischen Forschung weiter zur Verfügung stehen, mitsamt der vielen alten Mittel, die durch bestimmte Rechtsverordnungen in bestimmten Ländern nicht mehr erhältlich sind. Es kann ein riesiges Spektrum an Heilmitteln online geschaffen werden.

Für mehr Informationen zu einem bereits funktionierenden und weitverbreiteten System der Frequenzmedizin informiere dich auch auf www.innerwise.com.

Öffne deine Sinne

Technik wird oft als Ersatz für verlorengegangene oder nicht entwickelte menschliche Fähigkeiten verwendet. So sind unsere Sinne noch nicht ausgereift, um viele Reize aufzunehmen, oder sie sind schlichtweg verkümmert. Die Sinne wieder zu öffnen oder sie zu entwickeln gibt uns die Möglichkeit, sie in ungeahntem Umfang nutzen zu können. Es hat nichts mit Magie zu tun, hellsichtig, hellfühlig oder hellhörig zu sein, sondern nur damit, wie fein und klar wir uns und unsere Sinne als Instrument stimmen. Feinst gestimmt und damit selbst in größtmöglicher Harmonie, sind wir in der Lage, jede Disharmonie wahrzunehmen. Es ist wie ein Instrument spielen lernen – täglich üben, und es ist ganz einfach. Unterstützt und bekräftigt werden die Wahrnehmungen durch die Anwendung des Armlängentests, eines neurologischen Reflexes, der wie ein Lügendetektor ja und nein oder Balance und Stress anzeigen kann.

Dieses Arbeitsbuch zeigt dir, was möglich ist, dir durch die Auflösungen der Übungen die Möglichkeit gibt, deine Ergebnisse mit denen anderer zu vergleichen. Es nimmt dir jedoch nicht die Arbeit ab, das Fühlen immer wieder anzuwenden und zu üben. Auch ich übe es jeden Tag, um im Training zu bleiben. Wie ein Musiker, der jeden Tag üben muss, um die Fähigkeiten zu erhalten und Neues zu entdecken. Vertraue deinen Wahrnehmungen.

In vielen Kursen konnte ich immer wieder beobachten, dass jeder Mensch fühlen kann. Nur die meisten Menschen vertrauen ihren Wahrnehmungen nicht (mehr): »Das kann nicht wahr sein!«, »Das sind nur meine Projektionen.« In Gruppenübungen lässt sich diese Blockade leicht überwinden, indem die Teilnehmer ihre Wahrnehmungen miteinander teilen und feststellen, dass sie Gleiches oder Ähnliches gespürt haben.

Mitgefühl

»Wir sollen dabei versuchen, uns in den anderen einzufühlen, zu erfühlen, was in diesem vorgeht oder wie der andere sich fühlt. Ich könnte auch sagen, dass wir uns, bevor wir irgendeine Regung zeigen, zuerst in unser Gegenüber hineinversetzen sollten. Erst dann können wir andere auch wirklich verstehen und uns gegenseitig annehmen.«

U. Walter und T. Abele in *Maria Magdalenas Botschaften*

Wir können nur wahrhaftig miteinander kommunizieren, wenn wir den anderen Menschen fühlen können. Dazu müssen wir in der Lage sein, ihn wahrzunehmen, sich in ihn hineinzuversetzen. Wir können nur dann gute Therapeuten sein, wenn wir all unsere Sinne nutzen können und die Menschen, die Hilfe von uns erhoffen, fühlen und auf allen Ebenen verstehen können.

Stattdessen schauen wir andächtig auf Labor-, Röntgen- und Ultraschallbefunde. Wir sind technikgläubig geworden und haben vergessen, dass wir ohne Technik zu zumindest den gleichen, oft auch komplexeren und besseren Ergebnissen kommen können.

Kleine Kinder werden oft noch mit den Fähigkeiten der Feinfühligkeit geboren, sie sehen Wesen, Energien, die Farben, in denen Menschen leuchten, und werden oft nicht verstanden oder gar bestraft dafür von abgestumpften Erwachsenen. So verlieren sie spätestens mit dem Schulbeginn die Fähigkeiten, verstecken sie hinter dicken Panzertüren und werden damit gesellschaftsfähig. Unsere Generation hat zwei große Aufgaben:
1. Durch Übung unsere eigenen Fähigkeiten wiederzuerlangen.
2. Kindern zu helfen, die Fähigkeiten zu bewahren.

Kindern können wir nur dann dabei helfen, wenn wir auch wieder in der Lage sind zu sehen. Somit bleibt nur eine einzige Möglichkeit übrig: unsere Schutzpanzer abzuwerfen und Verletzlichkeit wieder zu erlauben und als Lohn dafür wieder zu fühlen. Mit den Schutzpanzern haben wir verhindert, dass es uns »jemals wieder so weh tun kann«.

Abgestumpfte und blinde Erwachsene haben unsere Wahrnehmungen als Unsinn abgetan und uns beigebracht, wie die Welt »wirklich ist und wie wir sie zu sehen und uns darin zu bewegen haben«. Kennst du die folgenden Sätze?

»Das bildest du dir nur ein, das gibt es nicht.«
»Du fantasierst schon wieder.«
»Die Flausen werden wir dir schon austreiben.«
»Pass dich an, damit du im Leben klarkommst.«

Lehrer haben uns den aktuellen Stand des Unwissens der blind gewordenen Erwachsenen als ultimative Wahrheit unter Androhung von schlechten Noten wiederholen lassen, bis wir begonnen haben, sie zu glauben. Wenn du wieder fühlst, bedeutet das, dass du die Welt mit anderen Augen sehen wirst. Es bedeutet aber auch, dass du stark genug sein musst, deine Wahrheit dann auch zu leben. Wer selbst sieht und nicht handelt, kann sich nicht mehr damit rausreden, dass alle anderen etwas anderes gesehen haben. Also überlege dir gut, ob du das wirklich möchtest, denn die Rolle der Seher war noch nie die leichteste. Sei bereit, mit deiner Wahrheit auch allein zu sein. Und finde Freunde, die auch sehen können, um nicht mehr allein zu sein und auch über das reden zu können, was du wahrnimmst.

Denn alle Nichtsehenden werden dich für etwas verrückt halten.

Gesunde und gestörte Strukturen

Gesunde Strukturen und Rhythmen erkennt man am harmonischen Klang und Energiefeld. Wenn du dich darauf eichst und dich mit deiner Bewusstheit darauf einstellst, nur die von der Harmonie abweichenden Strukturen und Themen zu finden, ist das optimal. Alle gestörten Strukturen sind disharmonisch, haben einen störenden Fremdklang.

Übung
Nimm harmonische und disharmonische Strukturen bei dir selbst wahr.
Und übe dann an Fotos, diese in ihnen auch zu finden.

Die Werkzeuge der intuitiven Diagnostik

Die Selbstwahrnehmung

Bevor du beginnst, andere Menschen wahrzunehmen, darfst du lernen, dich selbst wieder zu spüren.

Die Reise in deinen Körper

Willkommen in der Welt deines Körpers.
Stelle dich mit nackten Füßen hin. Entspanne deine Füße, deine Beine, dein Becken, deinen Bauch, deine Brust, deinen Nacken, deinen Kopf und stell dir deinen Lieblingsbaum vor.
Fühle seinen Stamm, seine Äste, Zweige, seine Blätter, seine Wurzeln. Spüre den Saft in ihm aufsteigen und stelle dir vor, du seist dieser Baum und es scheine die Sonne. Du siehst Wolken kommen, Regen befeuchtet dich, Wind bewegt dich.
Gehe mit der Aufmerksamkeit zurück in deinen Körper.

- Spüre deine Füße, wie sie auf dem Boden stehen. Nimm wahr, ob die Last auf dem Vorderfuß, der Ferse oder der Mitte ruht. Schwanke ein wenig nach vorn und hinten und nimm die Veränderungen wahr. Vergleiche beide Füße. Tragen beide die gleiche Last, ist der Druck auf beiden gleich?
- Nimm nun deine Schultern wahr. Mache einen tiefen Atemzug und achte nur auf die Bewegungen deiner Schultern, das Auf und Ab. Ist es auf beiden Seiten gleich? Atme weiter und vergleiche die Bewegung beider Schultern beim tiefen Atmen.
- Spüre deine Augen. Du bist ganz bei deinen Augen und stelle dir die kleinen Muskeln vor, die von hinten die Augen halten. Bewege nun deine Augen etwas und spüre, womit diese Muskeln im Körper verbunden sind. An welchen Stellen kannst du die Bewegungen deiner Augen im Körper spüren?
- Spüre die Haare auf deinem Kopf, spüre, wie sie miteinander stehen und liegen.
- Stelle dir eine Feder vor, eine Daune, und mit ihr berührst du zart vom höchsten Punkt auf deinem Schädel ausgehend die Mittellinie deines Körpers: Stirn, Nase, Kinn, Kehlkopf, Sternbein, Nabel, Genitalien, After, Kreuzbein, die Wirbelsäule wieder hoch, Nacken und wieder zurück auf den höchsten Punkt auf deinem Schädel.
- Lasse die Energie ohne Feder auf dieser Linie mehrfach um deinen Körper kreisen. Du wirst dir bewusst, dass du stehst, und spürst deine Oberschenkel, die Kraft in ihnen und die Spannung. Spüre deine Knie, deine Unterschenkel und deine Füße. Nimm den Druck in den Füßen wahr. Ist er gleich, tragen beide Füße die gleiche Last? Schwanke wieder ein wenig von der Ferse auf den Vorderfuß und zurück und nimm alle Veränderungen im ganzen Körper dabei wahr.

Die Werkzeuge der intuitiven Diagnostik

- Ziehe einen tiefen Atemzug durch die Nase ein. War die Atmung durch beide Nasenlöcher gleich stark? Atme ruhig und tief und spüre, wie sich die Luft in den Lungen ausbreitet. Füllt sie beide Seiten gleichmäßig?
- Nimm einen ganz tiefen Atemzug und achte besonders bei der Ein- und Ausatmung darauf, ob sich die rechte und linke Brustkorbseite gleichmäßig heben und senken.
- Atme ruhig weiter und spüre, ob sich beide Schultern gleichmäßig heben und senken bei der Atmung.
- Atme in den Bauch und ins Becken. Spüre, wie sich der Atem dort ausbreitet, die Körperteile ausfüllt.
- Atme in die Beine, bis hinab in die Fußsohlen.
- In den Kopf, in die Augen und in die Ohren.
- Atme in deine Arme und Hände.
- Atme durch die Nase ein und durch deine Genitalien aus: durch die Scheide oder durch den Penis. Atme durch deine Genitalien ein und durch die Nase aus.
- Während du weiter ruhig so ein- und ausatmest, achte besonders auf deine rechte und linke Körperhälfte. Fühlen sie sich gleich an?
- Nimm sie tief wahr.
- Halte den Atem an und bleibe in der Aufmerksamkeit in den Körperhälften rechts und links.
- Kehre zu einer ruhigen Ein- und Ausatmung durch die Nase zurück und lenke deine Aufmerksamkeit zu deiner Körpervorder- und -rückseite.
- Komme mit deiner ganzen Bewusstheit in deinen Kopf. Deine Schädelknochen können sich alle etwas bewegen, sie tanzen miteinander. Du kannst den Tanz eines jeden Knochens spüren.
- Die Energie gleitet auf beiden Seiten deines Kopfes herunter, und du spürst deine Kiefergelenke. Du kannst die Spannung in ihnen wahrnehmen. Vergleiche, ob sie auf beiden Seiten gleichmäßig ist, und öffne langsam deinen Mund ganz weit und schließe ihn wieder. Achte darauf, ob die Bewegung gerade nach unten geht oder der Unterkiefer zu einer Seite ausweicht.
- Spüre in alle Zähne, nimm wahr, wohin jeder Zahn eine Verbindung im Körper hat. Beginne beim Oberkiefer und spüre jeden Zahn einzeln. Lass dir Zeit, damit du die energetischen Verbindungen wahrnehmen kannst.
- Nimm den obersten Knochen deiner Wirbelsäule wahr. Spüre, wie der Schädel auf ihm ruht. Gleite mit deiner Wahrnehmung Wirbel für Wirbel nach unten und nimm die Beweglichkeit eines jeden Wirbels wahr. Wenn du am Steißbein angekommen bist, lass es tanzen, ganz sanft. Will es in alle Richtungen?
- Schiebe dein Becken etwas nach vorn und dann nach hinten und spüre die Veränderungen im ganzen Körper.

- Jetzt kannst du wieder auf deinen Füßen von der Ferse auf die Zehenspitzen schwanken und die Veränderungen im ganzen Körper wahrnehmen. Schwanke nach rechts und links mit deinem ganzen Körper und spüre nach.
- Kannst du dein Herz hören? Fühle es, fühle seinen Rhythmus.
- Fühle den Rhythmus deiner Lunge, deinen Atem.
- Fühle den Rhythmus des Schädels.
- Fühle nun den Rhythmus deiner Leber, fühle, wie sie atmet.
- Fühle nun den Rhythmus deiner Nieren, ihren Atem.
- Nun bist du bereit, dich neu und ganz zu spüren.
- Nimm die Sinfonie der verschiedensten Rhythmen all deiner Organe, deines ganzen Körpers wahr.
- Atme tief in jeden Bereich deines Körpers ein und aus.
- Von den Haarspitzen bis zu den Fußsohlen.
- Nimm dir Zeit, allen Bereichen den liebevollsten Atem zu spenden, den sie je von dir erhalten haben.

Die Mediation durch den Körper findest du auf der beiliegenden Multimedia-DVD unter: »Reise durch den Körpers.«

Der Perspektivwechsel

Kugelblick

Themen zeigen sich nur in bestimmten Sektoren und Zonen und manchmal auch nur zu bestimmten Zeiten. Wenn du, wie gewohnt, aus deiner Perspektive, deiner Erfahrung, deinen Wertungen heraus schaust, wirst du vieles übersehen. Dein persönlicher Blick ist nicht wichtig. Lasse *es* schauen, und du bist nur noch Instrument des Schauens. Das geht, indem du aus allen Richtungen gleichzeitig schaust und optimalerweise auch noch aus allen Zeiten.

Teste:
Ich sehe.
Es sieht.

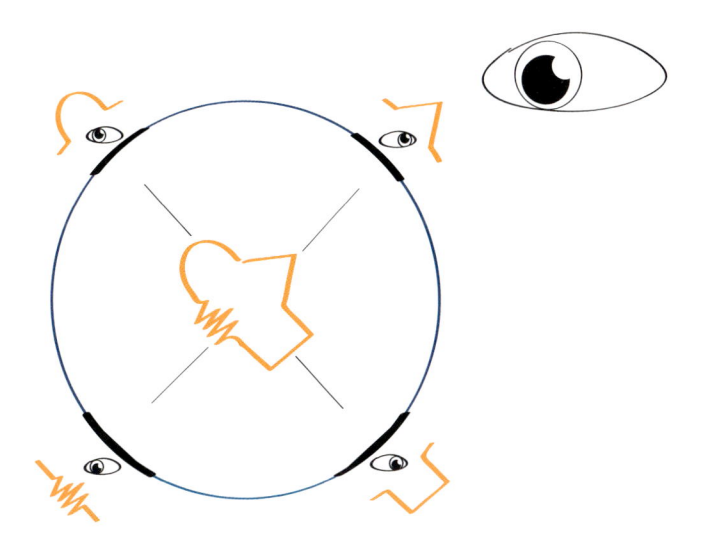

Schaue dir dazu auch das Video »Der Kugelblick« auf der beiliegenden Multimedia-DVD an.

Felddiagnostik mittels Scannen

Du kannst auch mit einer Hand oder einem Finger Fotos oder Menschen auf bestimmte Themen scannen. Dazu gehören Entzündungen, irritierte Organe, Fremdidentitäten, Tumoren, Risse im Seelenfeld und vieles mehr. Wichtig dabei ist deine Bewusstheit, denn mit dieser eichst du dein Instrument beziehungsweise stimmst dich auf das ein, was du durch das Scannen suchst. Alle Irritationen führen zu Veränderungen im Energiefeld, und das ist wahrnehmbar. Es verliert an diesen Stellen seinen natürlichen, gesunden Klang.

Ich verwende die Hand als Scanner folgendermaßen: Bei großflächigen Themen nehme ich den Handteller zum Scannen und streiche damit im Abstand von einigen Zentimetern über den Körper. Wenn ich Themen im ganzen Körper lokalisieren möchte, verwende ich die Handkante am kleinen Finger zum Scannen. Für sehr kleinflächige Bereiche wie zum Beispiel die Zähne scanne ich mit den Fingerkuppen von ein oder zwei Fingern.

Übung
Scanne dich selbst
- zum jetzigen Zeitpunkt,
- vor sieben Jahren,
- vor drei Wochen,
- vor vierzehn Jahren.

Wahrnehmung von anderen

Fernwahrnehmung

Meine Großmutter hat nach dem Zweiten Weltkrieg fünfzehn Jahre lang keinen Kontakt zu meinem Großvater gehabt, da er als Kriegsgefangener in sibirischen Lagern interniert war. Mehrere Todesmeldungen haben sie nicht irritiert, denn sie war die ganze Zeit in der Lage, ihn über Tausende Kilometer Entfernung zu fühlen, und sie wusste so, dass er lebt. Eltern kennen das Phänomen, dass sie ihre Kinder fühlen können, auch wenn sie weit weg sind.

Die inneren Abbilder und energetischen Verbindungen genügen, um andere Menschen fühlen zu können.

Übung Fernwahrnehmung
Stelle dir einen Menschen vor, den du gut kennst, der aber gerade nicht in deiner Nähe ist. Nun stelle dir vor, du würdest eins werden mit diesem Menschen und kannst in dir spüren, wie sich dieser Mensch fühlt. Nimm alle Veränderungen in dir wahr: Atem, Stand, Wirbelsäule, Gefühl, Feld. Nun mache die gleiche Übung mit zwei weiteren Menschen.
Du hast diese Übung schon so oft unbewusst und ungewollt durchgeführt. Jedes Mal, wenn du ein Energiefeld eines anderen Menschen übernommen hast, sind auch dessen Stimmung und Symptome ein Teil von dir geworden.

Straßenübung

Wir alle kennen Kinder, die hinter Menschen herlaufen und sie nachäffen. Sie identifizieren sich mit ihnen und bewegen sich wie sie. Schauspieler werden zu der Rolle, die sie spielen, und können sie dadurch ausdrücken. Das geht mit Veränderungen der Mimik, des Ganges und der Emotionen einher. Oft ist es für die Schauspieler gar nicht so einfach, sich aus der Identifikation zu lösen. Du kannst dich in ein Café setzen und vorüberlaufende Menschen betrachten. Wenn du dann beginnst, dir vorzustellen, sie zu sein, nimmst du in dir wahr, wie sie sich fühlen, wie sie atmen, wie sie laufen ...

Übung Fernwahrnehmung
Setze dich in ein Café oder einfach vor deinen Fernseher und nimm drei Menschen wahr, die du siehst. Wie würdest du dich fühlen, wenn du die Person sein würdest?

Abbilder

Fotos sind Abbilder, die die Realität zu einem bestimmten Zeitpunkt fixieren. Sie sind aber auch Tore zum Abgebildeten. Energetische Tore, die uns eine Verbindung zu den Menschen erleichtern. Immer wenn ich Fernbehandlungen mache und die Patienten sich auf einem anderen Kontinent befinden, lasse ich mir ein aktuelles Foto senden und diagnostiziere und behandele über das Foto.

Wenn du das Foto eines Menschen betrachtest, kannst du dir vorstellen, dieser Mensch zu sein, einzutauchen in sein Feld. Dann nimmst du unmittelbar den Menschen in dir war. Das geht auch ohne Foto, wird jedoch vom Foto erleichtert. Es ist mit etwas Übung kein großer Unterschied mehr, ob du einen Menschen wahrnimmst, der direkt vor dir steht, oder sein Foto. Die Ergebnisse und Eindrücke sind übereinstimmend.

Wenn du an den Fotos in diesem Buch deine Wahrnehmungen übst, wird es dir in der Realität leichter fallen, es anzuwenden, wenn nötig.

> *Übung*
> - Nimm dir fünf Bilder aus deinem Fotoarchiv und fühle dich ein. Was nimmst du wahr?
> - Nimm drei Bilder von Tieren und tue dasselbe.
> - Betrachte zwei Pflanzen oder Bäume und tue dasselbe.

Herausfinden von Störungen anhand eines Fotos

Du kannst mit dem Armlängentest oder Handtest die entsprechenden Themen der Menschen auf den Fotos austesten oder sie durch Scannen herausfinden.

> *Übung*
> Nimm wieder die fünf Bilder aus deinem Fotoarchiv und teste aus auf:
> - Lebensenergie zu dem Zeitpunkt des Fotos (in Prozent);
> - Identität zu dem Zeitpunkt des Fotos (»Ich bin ich.«);
> - Säurestatus zu dem Zeitpunkt des Fotos (in Prozent).

Herausforderungen und Fokussierung

Projektionen

Wenn wir andere Menschen wahrnehmen, besteht immer die Gefahr, dass wir eigene Themen auf sie projizieren, um sie in ihnen zu spüren.

Wir müssen lernen, zwischen Eigenem und Fremden zu differenzieren. Deshalb ist es wichtig, immer erst sich selbst wahrzunehmen, bevor man andere Menschen spürt. Dadurch wissen wir, wie sich unsere Atmung anfühlt, unser Energiefeld, wir nehmen unsere Themen wahr und können besonders wachsam sein, wenn wir ähnliche oder gleiche Wahrnehmungen beim andern Menschen spüren. Das Einzige, was vor Projektionen schützt, ist der Kugelblick.

Testaussagen:
Es ist mein eigenes Thema.
Es ist das Thema des Patienten.

Eigene und getragene Themen

Mindestens dreißig Prozent aller Themen, die wir mit uns herumtragen, sind nicht die eigenen, sondern Themen, die wir für andere Menschen tragen. Das geschieht aus der Kümmererbrille, nach dem Motto: »Getragenes Leid ist halbes Leid.« Oder es ist Teil des sozialen Familienerbes. Die dritte Ursache sind Manipulationen.

Entscheidend ist, dass wir alle Themen nur an ihrer Quelle auflösen können. Also nicht bei dem Träger der Ladung, sondern beim Verursacher. Manchmal sind diese nicht mehr lebendig. Bei energetischen Therapieverfahren ist dies jedoch kein Hindernis, da der Kontakt zur Seele des Menschen immer noch möglich ist. Wichtig ist somit, dass wir bei gefundenen Themen testen: »Eigenes Thema? Oder Thema eines anderen Menschen (getragenes Thema)?«

Nochmals zur Erinnerung an dich als Therapeuten die Grundregel: Wenn ein Thema wiederkehrt, hast du den Falschen behandelt.

Testaussagen
Es ist mein eigenes Thema.
Es ist ein für andere getragenes Thema.

Ebenen, Zeiten, Ursachen

Ebenen herausfinden

Alle Themen beginnen auf einer oder zwei Ebenen und breiten sich dann auf andere aus. Diese Ebenen sind: strukturell-organisch, biochemisch, rhythmisch, mental, emotional, energetisch, seelisch oder unbekannt. Die meisten Themen beginnen energetisch/emotional.

Bei den Organstörungen ist es immer wichtig, einerseits die ursächlich betroffenen und andererseits die mittlerweile betroffenen Ebenen herauszufinden. Denn es ist ein Unterschied, ob Alkohol oder Wut die Leber belastet oder der Alkohol getrunken wird, um die Wut im Griff zu halten. Ob das Herz ein Gefäßproblem hat oder weh tut, weil es initial gebrochen worden ist und sich danach die Gefäße verkrampfen.

Testaussagen:
Das Thema hat auf der ... Ebene begonnen.
Das Thema hat sich mittlerweile auf der ... Ebene manifestiert.

Zeiten festlegen

Zum Herausfinden der Ursache einer Störung ist es am einfachsten, den Entstehungszeitpunkt herauszufinden.
Therapeut: »Deine Leber ist seit drei Jahren emotional belastet.«
Patientin: »Damals war meine Scheidung, und ich hasse den Typ noch immer.«
So schnell können Zusammenhänge und Ursachen herausgefunden werden. Entscheidend ist, das Herausfinden der Entstehungszeit eines Themas zu üben, um in der Anwendung sicher zu werden und sie dann in der Praxis sicher anzuwenden.

Übung:
- Das Thema hat begonnen vor ... Tagen / Monaten / Jahren.
- Wenn du den Zeitpunkt des Beginns identifiziert hast, fühle dich in die Zeit davor hinein und vergleiche sie mit dem Gefühl jetzt.
- Nimm den Patienten wahr und stelle dir vor, in der Zeit Fahrstuhl fahren zu können. Bewege dich durch die Zeit zurück und beobachte deine Wahrnehmungen.

Kernthema finden

Es gibt bei jedem Menschen eine Fülle von Themen, die nicht in Balance sind. Wichtig ist es, sich auf die wichtigen und entscheidenden Themen zu konzentrieren. Das, was sich nach Klärung der Hauptthemen von selbst reguliert, bedarf keinerlei Beachtung.
Wenn also Wut in der Leber zu einer Irritation des Magens führt, dort die Gefäßversorgung drosselt und der Patient Magenschmerz hat, kann es trotzdem sein, dass der Magen im Test keinen Stress anzeigt und mit dem Daumen nach rechts zeigt und sagt: »Ich bin nicht schuld, sondern die wütende Leber dadrüben.«

Daher kann ich dir nur raten, einen inneren Bewusstseinsfilter zu verwenden, der Wichtiges von Unwichtigem trennt. Das machst du, indem du dich nur auf wichtige Themen fokussierst. Es ist alles eine Frage der Bewusstheit. Oder du testest es aus:

Testaussage:
Das ist ein Kernthema.

Symptom suchen – Ursache finden

Um sich nicht im Urwald von Symptomen zu verlaufen, die es nicht wert sind, behandelt zu werden, musst du die Ursachen der Symptome finden, damit du dort gezielt eingreifen und klären kannst. Die Haut kann Zeichen wie Neurodermitis anzeigen, und doch ist die dahinter liegende Ursache eine Allergie auf Nahrungsmittel.

Das Herz tut weh, hat aber kein Problem. Ursache ist ein blockierter Vagusnerv auf der linken Brustkorbseite, also eine Fehlsteuerung des Herzens. Das sind zwei von unendlich vielen Beispielen, die dich sensibilisieren sollen für deine Suche nach den wirklichen Ursachen.

Testaussagen:
Es ist ein Symptom.
Es ist die Ursache.

Weitere Wahrnehmungsübungen

Übung
- Fühle Pflanzen und Bäume.
- Fühle Häuser und Gebäude.
- Fühle Tiere.
- Fühle Menschen, wenn sie allein sind, und vergleiche damit, wie sie sich anfühlen, wenn sie mit ihrem Partner zusammen sind.
- Fühle erwachsene Menschen, wenn sie allein sind und wenn sie bei ihren Eltern zu Besuch sind.

Leben ist fühlen.

Fühlen und Testen

Nun übe den Armlängestest. Hast du gleich lange Arme in der Ausgangssituation? Sage ja und teste. Sage nein und teste. Solltest du beim Ausgangstest oder beim Ja verschieden lange Arme haben, balanciere dich zum Beispiel mit der *innerwise*-Heilapotheke aus. Das Gleiche solltest du tun, wenn du in der Starre bist und die Armlänge sich bei Ja und Nein nicht verändert oder sich die Differenz bei mehrmaligem Testen sogar vergrößert wie bei einer Allergie oder Panik.

Zeit überwinden
Gehe in der Zeit zurück und teste deine Reaktion auf Ja und Nein in einer anderen Zeit.

Teste Ja und Nein, und zwar
- heute,
- gestern,
- vor einer Woche,
- vor einem Monat,
- vor zehn Jahren.

Nahrungsmittel (okay, Stress, Allergie)
Wähle zehn deiner wichtigsten Nahrungsmittel und teste mit dem Armlängentest aus, ob du sie verträgst, nicht verträgst oder du sogar allergisch darauf bist. Achte darauf, dass Weizen-, Kuhmilch- und Hühnerprodukte dabei sind. Stelle dir dazu vor, eines der Nahrungsmittel zu essen, und teste deine Reaktion darauf mit dem Armlängentest. Bringe die Arme mehrfach zusammen beim Test, um allergische Reaktionen zu identifizieren.

Auf der DVD findest du eine Anleitung zum Nahrungsmitteltest

Teste:
- Weizenbrot,
- Milch,
- Käse,
- Obst,
- Eier,
- Hühnerfleisch,
- etc.

Getränke

Wähle fünf deiner wichtigsten Getränke und teste mit dem Armlängentest aus, ob du sie verträgst, nicht verträgst oder du sogar allergisch darauf bist.

Teste:
- Kaffee,
- Tee,
- Wasser,
- Limonade,
- Saft,
- Bier,
- Wein,
- etc.

Wasser trinken

Teste aus, ob du ausreichend Wasser trinkst:
Ich trinke ausreichend stilles Wasser.
Die optimale Menge Wasser pro Tag wären … für mich.

Teste:
- Ausreichend Wasser?
- Optimale Menge pro Tag wären …
- Leitungswasser?
- Sprudelwasser?
- Stilles Wasser?
- etc.

Wasch- und Reinigungsmittel

Teste alle Wasch- und Reinigungsmittel aus, die du verwendest. Dazu gehörten auch die Weichspüler, Shampoo, Geschirrspültabs.

Teste:
- Shampoo,
- Seife,
- Geschirrspülmittel,
- Geschirrspültabs,
- Creme,
- Zahnpasta,
- Waschmittel für Kleidung,
- Weichspüler
- etc.

Fühlen und Testen

Farben fühlen

Schaue jeweils eine Farbe intensiv an und tauche regelrecht in sie ein. Nimm dann wahr, was diese Farbe in dir auslöst.

Schließe deine Augen und nimm folgende Farben vor deinem inneren Auge wahr:
- Gelb,
- Blau,
- Grün,
- Rot,
- Violett,
- Orange,
- Schwarz,
- Braun
- etc.

Länder fühlen

Länder haben entsprechend ihrer Geschichte sehr eigene Energien, und diese beeinflussen die Menschen, die dort leben. Stelle dir vor, du würdest zwei Jahre in einem anderen Land leben. Wie würde sich das auf dich auswirken. Fühle es.

Schließe deine Augen und nimm folgende Länder wahr:
- Deutschland,
- Frankreich,
- Spanien,
- Namibia,
- China,
- Neuseeland,
- USA,
- Mexiko
- etc.

Kontinente fühlen

Auch die Kontinente haben einen eigenen Charakter, einen eigenen Klang. Stelle dir vor, fünf Jahre auf jeweils einem Kontinent zu leben, und fühle, was das in dir bewirkt, wie es dich verändert.

Schließe deine Augen. Wie fühlt es sich an, auf den unterschiedlichen Kontinenten zu leben?
- Europa,
- Asien,
- Nordamerika,
- Südamerika,
- Afrika,
- Australien.

Drei bisherige Wohnungen / Häuser fühlen

Auch Wohnungen und Häuser leben und haben einen eigenen Klang, eine eigene Musik. Gehe in der Zeit zurück und stelle dir vor, wieder in drei deiner bisherigen Wohnungen oder Häusern zu sein. Nimm wahr, was sie in dir bewirken.

Schließe die Augen und denke an:
1. Haus / Wohnung
2. Haus / Wohnung
3. Haus / Wohnung

Kleidung Art, Farbe

Farben sind Frequenzen, sie können eine balancierende oder auch irritierende Wirkung haben. Welche Farbe trägst du heute? Passt sie zu dir, unterstützt sie dich, oder irritiert sie? Welche Farben würden heute optimal für dich passen?

Teste: Trage ich die passende(n) Farbe(n) für den heutigen Tag?

Kleidung gestern

War die Kleidung, die du vor drei Tagen getragen hast, optimal gewählt? Hat es dich den ganzen Tag unterstützt? Fühltest du dich darin wohl und gut gekleidet?

Teste: Wie fühlte sich die Kleidung vor drei Tagen an?

Schlafplatz (Geopathologie, Elektrosmog) fühlen und testen

Stelle dir vor, eine ganze Nacht in deinem Bett zu liegen. Wie fühlst du dich danach? Nun stelle dir vor, dass im ganzen Ort und während der gesamten Nacht der Strom ausfällt. Verändert das etwas in deinem Gefühl am nächsten Morgen? Und wenn das Bett an einer anderen Stelle stehen würde, wie würdest du dich dann am nächsten Morgen fühlen?
Abschließend nimm den Armlängentest dazu und teste alle drei Varianten damit aus.

Fühlen und Testen

Teste:
- eine Nacht im Bett,
- eine Nacht im Bett ohne Strom im Ort,
- eine Nacht im Bett an anderer Stelle.

Anzahl der Kompromisse

Mal ganz ehrlich: Wie viele Kompromisse lebst du derzeit? Dazu gehören die kleinen ebenso wie die großen. Mache eine Liste und teste aus, welchen du zuerst beseitigen solltest, um deine Energie und Lebensfreude wiederzuerlangen.

Schreibe und teste: »Kompromissliste erstellen und den zuerst zu beendenden Kompromiss austesten«

Lebensenergie

Auf einer Skala von null bis hundert, wobei null bedeutet, in der letzten Kiste zu liegen, und hundert, frisch verliebt zu sein: Wie viel Lebensenergie hast du derzeit? Was fühlst du? Welcher Wert kommt dir als Erstes in den Sinn? Und dann teste es mit dem Armlängentest nach.

Teste und fühle deine Lebensenergie:
- Gefühlt _____ in Prozent
- Getestet _____ in Prozent

Energieverlust durch Kompromisse

Und wie viel deiner Lebensenergie geht durch die Kompromisse verloren? Denn du hast immer die Wahl, wie du die hundert Prozent deiner Energie einsetzt: für oder gegen dich. Und Kompromisse sind immer gegen dich, denn sie sind eine Lüge.

Teste: Wie viel Prozent Energieverlust durch Kompromisse?

Wie hoch die Energie sein könnte

Fühle einmal, wie es dir gehen würde, wenn du keine Kompromisse leben würdest. Sei einfach nur komplett ehrlich mit dir selbst und deiner Umwelt.

Teste: Meine Energie in Prozent ohne Kompromisse?

Lebensenergie über die Jahre
Fühle und zeichne, wie sich deine Lebensenergie über die Jahre verändert hat.

Zeichne ein Diagramm (die horizontale Achse markiert den zeitlichen Verlauf in Jahren, die vertikale den Wert der Energie). Wie hat sich deine Lebensenergie in den letzten fünf Jahren entwickelt? Trage genaue Werte ein.

Arbeit, Schule, Beruf
Spüre dich hinein in eine Situation, in der du dich richtig wohl fühlst. Und dann begebe dich in das, was du gerade als deinen Beruf oder deine Arbeit, deine Ausbildung oder Schule bezeichnest, und vergleiche dieses mit dem ersten Gefühl. Am besten machst du die Übung im Stehen.

Stelle dich hin und schließe die Augen. Achte besonders auf deinen Stand, deine Haltung, deine Atmung, deinen Rücken, deine Muskeln und dein Energiefeld. Welches Körpergefühl hast du während des Berufstätigkeit oder der Ausbildung?

Kraftort in der Nähe
Es ist immer gut, einen Kraftort in deiner Nähe zu haben. Einen Ort, der dir Energie gibt, dich nährt und unterstützt. Teste aus, in welcher Entfernung sich ein solcher und für dich erreichbarer Platz befindet. Dann spüre, wie du dich auf diesem Platz fühlen würdest, wenn du dort zwanzig Minuten stehen würdest.

Teste: Wo ist ein Kraftplatz in meiner Nähe?

Wo ziehe ich Energie
Wenn wir energetisch hungrig sind, kommt es vor, dass wir uns bei Menschen und Systemen bedienen, die ausreichend Energie haben und uns davon nähren. Teste aus, bei wie viel Menschen du dich derzeit energetisch bedienst. Schreibe die Vornamen von drei Menschen auf, bei denen du dich in letzter Zeit am meisten genährt hast – bewusst oder auch unbewusst.

Teste: Ich ziehe Energie bei
1. _____
2. _____
3. _____

Fühlen und Testen

Wem erlaube ich, Energie zu ziehen?
Es ist aber auch nicht selten, dass wir anderen Menschen erlauben, sich energetisch von uns zu nähren. Teste aus, wie viele es sind, und schreibe die Vornamen von den dreien auf, die sich am meisten Energie von dir nehmen. Und bedenke: Du hast es ihnen erlaubt, dies zu tun – bewusst und unbewusst.

Teste: Ich erlaube, an mir energetisch zu ziehen
1. _____
2. _____
3. _____

Fünf andere Häuser fühlen (drei Jahre darin leben)
Du kennst sicherlich Häuser, in denen du schon immer leben wolltest. Nun stelle dir vor, in einem von diesem Häusern mindestens drei Jahre zu wohnen. Was verändert das in dir? Wie fühlst du dich in diesem Haus? Welche Gefühle kommen hoch in dir? Was verändert das in deinem Körper, deinem Stand, Atem …? Wiederhole die Übung mit vier weiteren Häusern.

Überlege mit geschlossenen Augen:
Nach drei Jahren in dem Haus fühle ich mich …?

Wer trifft die Entscheidungen in unserem Leben wirklich?
Ist es unser Verstand, Wille?
Teste es aus:

Testthemen:
Machtanteil des Unbewussten an der Erschaffung der Realität in Prozent: _____
Machtanteil des Bewussten an der Erschaffung der Realität in Prozent: _____

Die erste, letzte und alles entscheidene Frage
Zu Beginn einer Behandlung werden diese Aussagen normalerweise alle mit einen Nein aus dem Unbewussten beantwortet. Doch wie soll Heilung eintreten, wenn 95 Prozent der Verantwortlichen unseres Lebens (das Unbewusste) dem nicht zustimmen können? Es wird nicht eintreten, ganz einfach.

- Ich will gesund werden.
- Stelle dir vor, dass alle deine Wünsche wahr werden.
- Stelle dir vor, gesund zu sein.

13. Intuitive Diagnostik live – eine fiktive Behandlung mit Luise

Im Folgenden demonstriere ich dir eine umfangreiche intuitive Diagnostik. Sie ist vergleichbar mit einer homöopathischen Erstanamnese, nur dass sie viel weniger Zeit in Anspruch nimmt. Mit etwas Erfahrung dauert sie zwischen zehn und 45 Minuten (wenn du am Anfang der Anwendung der Methode mehr Zeit benötigst, nimm sie dir und arbeite und entdecke gründlich. Du wirst automatisch schneller). Du kannst viel weniger in der Diagnostik erfassen oder auch noch mehr, je nachdem, was in dem Fall notwendig ist. Kurze Diagnosen sind auch in wenigen Minuten möglich.

Der Ablauf der Diagnostik

Schritt 1: Ich frage als Therapeut: Was kann ich für dich tun?
Seit wann bestehen die Symptome?
Worin glaubst du, liegt die Ursache der Symptome.

Schritt 2: Stelle dich bitte hin, ich möchte dir den Armlängentest zeigen.
Sage bitte: Ja. Spürst du, die Arme sind gleich lang?
Sage bitte: Nein. Hast du das Gefühl, dass ich an beiden Armen gleich leicht ziehe?
Gut. Und nun sind die Arme ungleich lang.
So sagt dein Körper nein.
(Hätte eine Starre oder ein Anfangsstress vorgelegen, hätte ich diese/n therapiert, um mit dem Test überhaupt arbeiten zu können. Dazu reichen oft Visualisierungen oder ganzheitliche Heilmittel aus. Ich verwende die *innerwise*-Heilkarten.)
Lege dich bitte auf die Liege. Nur die Schuhe ausziehen und auf den Rücken legen. Ich zeige dir den Armlängentest nun noch einmal im Liegen.

Schritt 3: Darf ich dich einmal wahrnehmen?
(Ich werde zu Luise und nehme sie in mir wahr, wie sie steht, atmet, kann ihre Blockierungen spüren … und ich kann mich in der Zeit bewegen. Und damit wahrnehmen, wie sie sich zu einer anderen Zeit angefühlt hat.)

Schritt 4: Nun teste ich bei dir folgende Themen mit deinen Armen:
- »Ich bin ich«,
- Lebensenergie,
- biologisches Alter,
- soziale Reife,
- Ladung,
- Bedarf und Notwendigkeit.

(Weitere der vielen möglichen Testparameter interessieren mich in Luises Fall am Anfang nicht.)

Ich bitte dich, dir vorzustellen, dass deine Wünsche, mit denen du zur Behandlung gekommen bist, wahr geworden sind.
(Das erzeugt Stress, und ich erkläre Luise kurz den Einfluss des Unbewussten)

Schritt 5: Nun folgt die Organdiagnostik, beginnend mit dem Bauch:
Leber, Galle, Magen, Bauchspeicheldrüse, Milz, Nieren, Nebennieren, Harnleiter, Harnblase, Harnröhre, Zwölffingerdarm, Dünndarm, Dickdarm, Enddarm, Scheide, Muttermund, Gebärmutter, Eileiter, Eierstöcke.
(Dabei setze ich primär die Impulstechnik ein. Beim Dickdarm und bei den Sexualorganen verwende ich zusätzlich die Lichthand. Bei zwei Organen, die bei Luise gestört waren, habe ich nachgetestet, welche Ebenen betroffen sind beziehungsweise auf welcher es begonnen hat und wann.)

Schritt 6: Dann diagnostiziere ich die Brustorgane:
Zwerchfell, Lungen, Bronchien, Herz, Thymus.
(Luises Herz zeigt Stress an, und mit Hilfe einer Organimago entdecken wir die Tiefen des Themas.)

Schritt 7: Nun kommen Hals- und Brustorgane an die Reihe:
Schilddrüse, Nebenschilddrüsen, Kehlkopf, Zähne, Nasennebenhöhlen, Nase, Ohren, Augen, Gehirn.
(Die Zähne teste ich genauer aus, weil eine Irritation vorliegt. Wir testen zusammen auch die Zahnwerkstoffe.)

Schritt 8: Jetzt interessiert mich dein vegetatives Nervensystem:
Beckenplexus, Sonnengeflecht, Vagusnerven, Halsgeflechte.

Schritt 9: Dann nehme ich deine Rhythmen wahr:
Lungenatem, Schädelatem, Cranio-Sakral-Rhythmus

Schritt 10: Nun erfolgt die Diagnostik der Struktur:
Beinlänge, Fußknochen, Sprunggelenke, Unterschenkel, Knie, Hüften, Becken, Steißbein, Kreuzbein, Wirbelsäule, Brustbein, Rippen, Zungenbein, Unterkiefer, Schädelknochen

Schritt 11: Ich teste deine weiteren Organe:
Blut, Lymphe, Knochen, Knochenmark, Haut, Muskulatur
(Beim Unterschenkel verwende ich die Lichthand zur Diagnostik eines alten Knochenbruchs.)

Schritt 12: Dann teste ich die Umwelteinflüsse auf dich aus:
Nahrungsmittel, Medikamente, Schlafplatz, Arbeitssituation, Familie.

Schritt 13: Und zu guter Letzt scanne ich dein Feld auf:
Entzündungen, Tumoren, Risse, Fremdfelder, Identität.

Das Ergebnis

Wir kommen zu folgendem Ergebnis: Luise, du bist nicht viel kränker als die meisten Menschen. Das ist also der normale Wahnsinn, den wir hier sehen. Die gute Nachricht ist, dass moderne ganzheitliche Therapiesysteme das alles in kurzer Zeit wieder in Balance bringen können.

Wahrnehmung
Verdrehung Becken, Schwere bei der Einatmung seit acht Wochen, Energiefeld zusammengezogen, Angst im rechten Brustkorb.

Parameter
- »Ich bin ich«: Nein (Luise hatte die Identität des Partners);
- Lebensenergie: 43 Prozent;
- biologisches Alter: 58 Jahre, bis vor acht Wochen angestiegen (Luise ist aber erst 38 Jahre alt);
- soziale Reife: vierzehn Jahre;
- Ladung: 76 Prozent.

Das Ergebnis

Bauch
- Galle irritiert auf der emotionalen Ebene seit fünf Monaten;
- linke Niere irritiert auf der energetischen, rhythmischen und biochemischen Ebene;
- Dickdarm: Entzündungsfelder im absteigenden Teil;
- Gebärmutter schwer irritiert, Fremdenergien vorhanden;
- linker Eileiter irritiert.

Brust
- Zwerchfell links irritiert, verspannt (fremdes Feld ist dort seit neun Wochen);
- Bronchien leichte Irritation (bis vor einer Woche Husten);
- Herz irritiert auf der energetischen Ebene seit dem vierzehnten Lebensjahr (Tod des Vaters).

Hals und Kopf
- Stimmlippen irritiert, gereizt;
- Zähne: Irritation bei Zahn 35 und 47, Reaktion auf Zahnfüllung bei Zahn 25;
- Stirnhöhle irritiert;
- Gehirn irritiert (Vitaminmangel).

Vegetatives Nervensystem
Blockiert sind Beckenplexus, Sonnengeflecht, Vagusnerv links, Halsplexus links.

Rhythmen
- Ein- und Ausatmung eingeschränkt;
- Cranio-Sakral-Rhythmus nach unten blockiert.

Struktur
Gestört sind linkes Sprunggelenk, Steißbein, Kreuzbein, Beckenöffnung und Rotation, Rippen fünf und sechs links, Zungenbein (Bewegung nach rechts), linkes Kiefergelenk.

Weitere Organe
- Stress bei Blut und Knochenmark;
- die Bruchzone eines Knochenbruchs vor 24 Jahren ist noch irritiert.

Umwelt
- Schlafplatz: Geopathie;
- Allergie auf Rindereiweiß, Farbstoffe und Geschirrspültabs;

- Stress im Arbeitsbereich (für den Arbeitsbereich machen wir eine gezeichnete Imago, um die Energetik der Situation besser zu verstehen).

Feld
- Riss über Unterleib und Herz;
- Fremdidentitäten in Gebärmutter, Zwerchfell, Kehlkopf;
- Entzündung Dickdarm.

Einschätzung

Dies ist ein durchaus normales Ergebnis. Oft finden wir so viele Irritationen, weil wir auf allen Ebenen schauen. Wenn wir jetzt im Sinne der konventionellen Medizin versuchen würden, jede der Störungen einzeln zu behandeln, würde das sehr lange dauern und wäre nicht sinnvoll.

Wenn wir moderne, ganzheitliche Therapieverfahren wie *innerwise* verwenden, führt uns das auf einem effektiven Weg durch alle Themen, und die Behandlung ist normalerweise inklusive Diagnostik nach einer Stunde beendet. Danach sind alle gestörten Organe, Strukturen und Werte wieder stressfrei. Das bedeutet, therapeutisch wurde alles getan, was nötig und erlaubt war.

Selbstdiagnostik

Sie erfolgt genauso wie die Diagnostik eines Patienten, nur dass du die zusätzliche Herausforderung hast, beide Rollen einzunehmen.

Schaue dir dazu auch das begleitende Video auf der Multimedia-DVD an.
Es zeigt dir die intuitive Diagnostik in der Selbstanwendung.

Checklisten und Webseite

Du findest sie zum Ausdrucken auf www.intuitiveDiagnostik.com. Hier findest du neben den Checklisten auch Übersichten und Dokumentationsvorlagen für die Selbstanwendung sowie für die Praxis. Darüber hinaus gibt es dort auch

- *Kursangebote, um mehr zu lernen:* Zum Beispiel Kurse mit mir oder *innerwise*-Mentoren, die dich in die Welt der intuitiven Diagnostik begleiten und dir Therapiemöglichkeiten eröffnen.
- *die Möglichkeit, dass du deine Entdeckungen anderen zur Verfügung stellen kannst:* Wenn du etwas herausgefunden hast und es teilen, darüber mit andern ins Gespräch kommen und von anderen lernen möchtest und offen bist, von anderen zu lernen, kannst du das auf der Webseite tun. Und dadurch können alle Menschen dieses Buch weiterschreiben.

www.intuitivediagnostik.com:

Checklisten, Videos, Erfahrungsaustausch

Willkommen im 21. Jahrhundert der Medizin!

Ich danke allen Menschen, die zur Entwicklung dieser wundervollen Methode beigetragen haben. Ohne sie wäre es nicht möglich gewesen, denn Wissen will in der Praxis entdeckt werden.

Uwe Albrecht

Register

Abbilder 341
Ablauf der Diagnostik 150, 352
Aktuelle Ladung 136
Allergien 232, 308, 324
Arme 297
Armlängentest 45 ff.
Atmung 200, 202
Augen 226
Autoimmunerkrankungen 308
Babys 303
Bauchorgane 152 ff.
Bauchspeicheldrüse 160
Becken 121, 284 ff.
Beckenplexus 249
Beckenring 284 ff.
Bedarf 71, 139, 310
Beenden der Verbindung 109
Beine 274 ff.
Beinlänge 274
Beobachten 54
Bewusste Anteile 37
Bewusstes 38 ff.
Bindegewebe 237
Biochemische Ebene 91
Biologisches Alter 132
Blockaden 76, 101, 145
Blut 234
Blutgefäße 235
Bronchien 204
Brustbein 291
Brüste 209
Brustkorb 291
Brustorgane 200 ff., 353
Burkhard Heim 99, 96
Checklisten 357
Cranio-Sakral-Rhythmus 272
Cyberhand 24, 121 ff.

Dauer der bestehenden Irritation 143
Defekte 68
Diagnostik der Rhythmen 267 ff.
Diagnostik der Struktur 274 ff.
Diagnostik der ursächlichen und betroffenen Ebenen 143
Diagnostik von Tieren, Gebäuden und anderen Systemen 326 ff.
Diagnostik von Ungeborenen 302
Dickdarm 179
Dimensionen des Seins 94
Disharmonie 67, 137
Dualität 94
Dünndarm 177
Ebenen der Störungen 91 ff.
Eierstöcke 198
Eigene und getragene Themen 342
Eigenes 68, 83
Eileiter 196
Eintunen 22, 111, 329
Elektrobelastungen 315
Elektrosmog 315, 348
Ellenbeugen 298
Emotionale Ebene 92
Empathie 53
Empathische Kompetenz 53
Enddarm 181
Energetik von Systemen 87
Energetische Ebene 92
Energetische Medizin 87
Energetische Sauberkeit der Räume 106
Energetische Sauberkeit des Therapeuten 105
Energieaustausch 108
Erinnerungseffekt von Geweben 84

Ethik der intuitiven Diagnostik   147
Farbstoffe   323
Faszien   259, 299
Fehlerquellen   60
Feld   65
Felddiagnostik   118, 339
Fernwahrnehmung   340
Fluss   66
Fokussierung   59, 341
Fragmentation   71
Fremdes   68, 83
Funktionsdiagnostik   121
Fußknochen   275
Gallenblase   154
Gallengang   156
Ganzsein   71
Gebärmutter   194
Gebäude   326 ff.
Gehirn   230
Geopathien   319 ff.
Gesunde und gestörte Strukturen   335
Getragene Themen   342
Gezeichnete Imago   126
Gluten   323
Hals   211, 294
Halsorgane   211
Halsgeflecht   255
Handknochen   300
Handtest   51
Harmonie   67
Harnblase   167
Harnleiter   169
Harnröhre   173
Haut   232
Herde   263
Herz   205
Herzensenergie   131
Herzrhythmus   269

Hingabe   69
Hochfrequenzbelastungen   318
Hoden   183
Hüftgelenke   282
Hühnereiweiß   323
Humoralpathologie   85
Ich bin ich   129
Ich will leben   133
Identität   34, 129
Imago   25, 123 ff.
Impuls   23, 298
Impulstechnik   116
Innerer Test   52
Inneres Scannen   120
Innerwise-Testsystem   325
Integrität   70
Irritationen aus Räumen   79 ff.
Kehlkopf   211
Kleinkinder   303
Knie   279 ff.
Knochen   245
Knochenmark   239
Komfortzone   41
Konservierungsmittel   323
Konventionelle Medizin   30, 86
Kopf   294 ff
Kopforgane   211
Körperliche Ebene   91
Krankheit   66 ff., 72 ff., 85 ff., 93
Kreuzbein   288
Kugelblick   35, 60, 338
Ladung(en)   67, 78, 136, 137
Lebensenergie   130, 349
Leber   152
Lichthand   25, 120
Liebe   67
Liebesfähigkeit   106
Lokale Ladungen   137
Lügen   70

Lunge 202
Lungenatem 267 ff.
Lymphflüssigkeit 241
Lymphsystem 243
Magen 158
Magnetfelder 317
Mandeln 222
Medikamente 140, 309 ff.
Mentale Ebene 92
Milz 162
Mitgefühl 334
Multiple Realitätsräume 94
Muskulatur 261
Muttermund 193
Narben 266
Nasennebenhöhlen 224
Nebennieren 167
Nebenschilddrüsen 215
Neue Parameter 128
Nieren 164
Notwendigkeit 71, 139
Objektivität der Ergebnisse 59
Ohren 228
Optimale Ladung 137
Organimago 125
Organrhythmen 273
Pankreas 160
Penis 189
Peripheres Nervensystem 257
Perspektive 32 ff.
Perspektivwechsel 338
Phasenmodell 73 ff.
Plexus cervicalis 255
Präsenz 37, 107
Prostata 185
Psychosomatische Medizin 86
Raumluftbelastungen 315
Reaktionen auf den Schlaf- und Arbeitsplatz 141

Reaktionen auf Medikamente 140
Reaktionen auf Getränke 321
Reaktionen auf Nahrungsmittel 139, 306 ff., 329
Regulationsfähigkeit 128
Regulationsmedizin 86
Reise in deinen Körper 336 ff.
Reiz 115
Reizinhalt 115
Resonanz 83
Rhythmen 23, 267 ff.
Rhythmische Ebene 91
Rindereiweiß 322
Rippen 292
Rolle von Therapeuten und Ärzten 332
Rollenwechsel 108
Sakrum 288
Samenwege 187
Säurestatus 140
Scannen 25, 118 ff., 339
Scannen mit den Fingerspitzen 119
Scannen mit der Handfläche 118
Scannen mit der Handkante 119
Schädelatem 270 ff.
Schädelknochen 296
Scheide 191
Schilddrüse 213
Schultern 297
Schutz 107
Seelenenergie 132
Seelische Ebene 92
Sehnen 259
Selbstaufopferung 70
Selbstliebe 70
Selbstwahrnehmung 336
Sexualität 107
Situationsimago 125
Sonnengeflecht 122

Soziale Reife   132
Sprunggelenk   276
Starre   66
Steißbein   122, 286
Sternum   291
Stimme   307
Struktivenergie   131
Süßstoffe   323
Symptombehandlung   100
System der Regulation   62
Systeme   89, 326, 328
Systemische Diagnostik   123
Systemisches Verstehen   88
Testungen   22, 280
Testung von Medikamenten   309 ff.
Therapeuten-Patienten-Beziehung   105 ff.
Thymus   207
Tiere   326
Tonsillen   222
Traditionelle Chinesische Medizin   30, 85
Transplantierte Organe   306
Trialität   94
Tumorfelder   134
Umwelttoxikologie   314 ff.
Unbekannte Ebene   92
Unbewusste Anteile   37

Unbewusste Blockaden   101
Unbewusstes   37 ff.
Unterarmknochen   299
Unterkiefer   295
Unterschenkelknochen   277
Ursachenbehandlung   100
Vagusnerven   253
Vegetatives Nervensystem   247, 355
Vollkommenheit   68
Wahrnehmen   111, 144
Webseite   357
Wechselspannung   316
Werkstoffe im Körper   324
Wertungsfreiheit   106, 110
Wessen Thema ist es?   81, 143
Wille   69
Wirbelsäule   289
Zähne   216 ff.
Zahnfehlstellung   219
Zahnstellung   219
Zahnwerkstoffe   216 ff.
Zeiten festlegen   343
Zungenbein   294
Zustandsdiagnostik   115
Zustandsformen der Organe   103
Zwerchfell   200
Zwölffingerdarm   175

Das große Organforum online

Ich habe in den Buch ein Methode vorgestellt und freue mich, dass diese sich mit der Hilfe der Leser weiterentwickelt.
Dadurch kann sie reifen, meine Begrenzungen können überwunden werden und sie lebt.
Die Leser schreiben somit das Buch im Organ-Forum weiter und teilen ihre Erfahrungen und Beobachtungen miteinander.

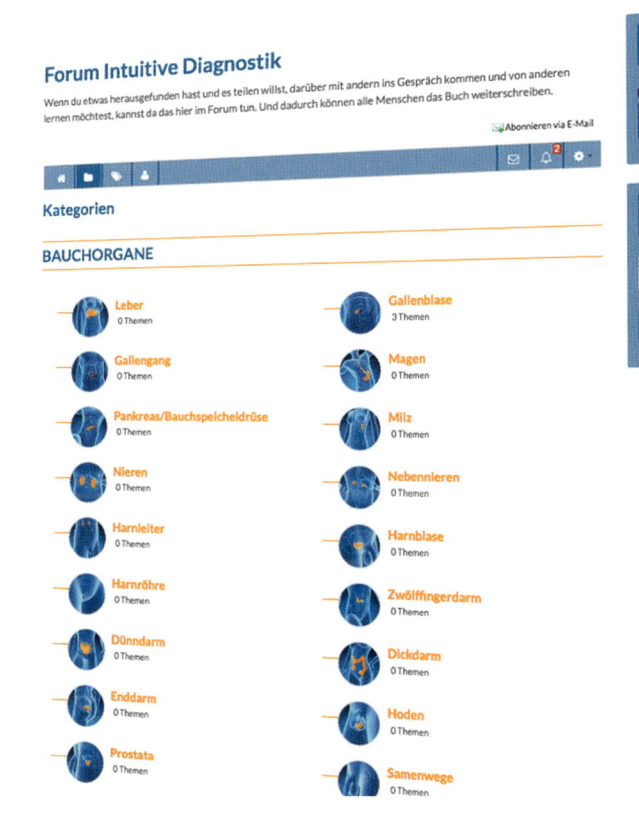

www.intuitivediagnostik.com

Uwe Albrecht

Integrity is my way

Der ehrliche Weg zum Glück

Integrität bedeutet, einen ehrlichen und authentischen Weg zu wählen – im Umgang mit sich selbst, mit anderen und mit der Welt. Und weit mehr, integer zu leben verändert jeden radikal. Der Bestsellerautor Uwe Albrecht ruft eine Bewegung ins Leben, die er *Integrity is my way* nennt. Dafür formuliert er acht Prinzipien für den zukünftigen Homo integer.

In über 70 einzigartigen Erfahrungsgeschichten von ganz unterschiedlichen Menschen wird erlebbar, welche Kraft Integrität in jedem von uns entfalten kann.

Uwe Albrecht

innerwise Heilmeditationen

Der ehrliche Weg zum Glück

Der Heilatem • Mutter Erde • Der Fluss des Lebens • *inner*yoga • make me an instrument • dance fingers dance

Diese sechs Heilmeditationen sind die Basiswerkzeuge des *innerwise*-Heilsystems. Uwe Albrecht hat sie in seiner langjährigen medizinischen und energetischen Heilarbeit entwickelt.
Jeder kann die Heilmeditationen selbst erlernen und anwenden und so Blockaden in Körper, Geist und Seele lösen.

KNAUR
MENSSANA